故　秋元波留夫先生に捧ぐ

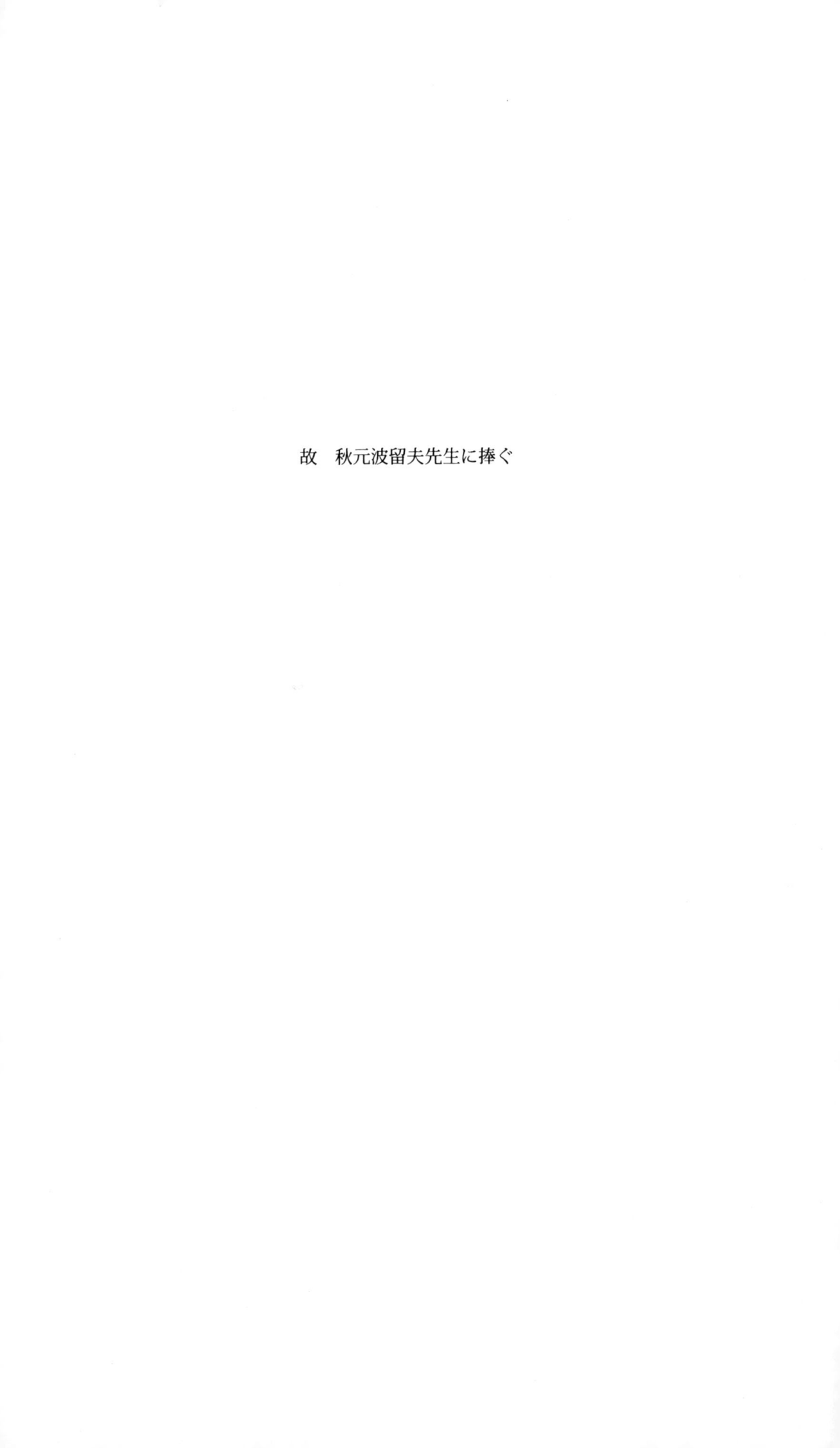

Pierre Marchais

L`ACTIVITÉ PSYCHIQUE

De la psychiatrie
à une théorie de la connaissance

ピエール・マルシェ

精神活動

脳科学と新しい精神医学

藤元登四郎　訳

創造出版

L'ACTIBITÉ PSYCHIQUE:De la psychiatie à une théorie de la connaissance
by Pierre Marchais
©L'Harmattan, 2003

Japanese edition 2010 by Sozo shuppan Ltd., Tokyo
Japanese translation rights arranged
with LES EDITIONS L'HARMATTAN, Paris
through Tuttle-Mori Agency, Inc., Tokyo

日本版序文

　精神医学を変革し，新しい認識理論を提示できるだろうか。これが私たちの毎日の実践を通して生まれてきた疑問である。この疑問に答えたのが本書「精神活動」である。
　藤元登四郎氏が幸運にも本書の翻訳を希望され，序文を依頼された。そこで，読者がさらによく理解されるように，本書全体の梗概と概念を記すことにしよう。
　本書は，思考の正常な機能および病的機能を明らかにしようと，長期にわたって進めてきた私の著作の第十五番目の書である。目的は，思考の記述的，力動的，構造的活動を独自の基本型から明らかにすることである。このことにより，様々な性質を持つ対象，特に様々な環境（解放病棟，閉鎖病棟，外来）で認められる精神障害の，性質の差異についての研究が可能となる。
　-発端となったのは，1951年以来かかわって来た社会文化的な試みの経験である。実際，私たちは，一般病院における最初の精神科の自由診療の創設に参加し，観察されるデータの変化に気づいたのであった。しばしば進行初期に扱われた障害は，様々な形態を取り，不安定で，場合によっては，別のものに変わる。
　このように障害は，もはや古典的精神医学の固定された枠には合致しない。従って，精神障害は，もはや不可侵な特性をもった多少とも神秘的な疾病単位とは考えられない。概念と表現の革新が求められる所以である。
　-従うべき方針は，臨床家にとってはっきりしないことは確かである。なぜならば，経験的古典的精神医学では様々な学派があるし，情報処理を目的とした「精神障害の診断・統計マニュアル」の諸版は，現代の統一的還元主義であるからである。
　この方針に対しては今や，思考の性質そのものを考慮に入れる必要がある。ブレーズ・パスカルが既に述べているように，人間は，「自動機械でありかつ精神でもある」。このことは精神の自動作用の研究を暗示している。自動作用を十分に制御すれば，精神をさらに理解することができる。しかし，思考はまた，感性，感情，情動，信仰，社会文化的などの影響に満たされている。それゆえ，思考には特殊な観察方法と，知的厳密さに感性的類推を加えた新しい思考手段による方法が要請される。
　こうして多要因的で要因相互間の難しい問題が提起される。すなわち，医学的，哲学的，科学的，倫理的，社会的，文化的な次元に関するものである。
　私たちの立場としては，ごく単純な発想から出発している。このような問題を解決するために採るべき観点は，数理的方法の厳密さから着想が得られるが，感性的類推的な着想を排除してはならない。例えばフランス学派の文化的思想傾向は，ピエール・ジャネの客観的精神病理学的方向付け，伝統的デカルト主義的操作法（非個体発生的），ガストン・バシュラールの科学認識論的開示 ouvertures épistémologiques などがある（訳注1）。
　存続する障害は，それゆえ，感性的かつ知的次元に属している。それらの障害を避けるために，とりあえず，臨床家は取り組む様々な対象の性質に適応しなければならない。そのためには，できるだけ広範で確実なデータを集めなければならない。う

日本版序文

まくそれを行うには，患者とできるだけよい人間関係を築かなければならず，共感，信頼，連帯感，相互の自由などの，雰囲気で接する必要がある。それを滞りなく行うために，論理数学的性質の，より科学的な技術的方法に訴えることも可能である。

同一性に基づく論理的な展開は，自動現象の研究に用いられるが，精神的経験のすべてを解釈することはできない。類推について考えると，観察者はより柔軟な進めかたをすべきである。例えば，ポシビリスト possibiliste の論理（訳注2），ファジー論理がそれを実現する。このことは，精神障害についても，固定した現象と考えるのではなく，常に変化するシステムの力動的過程の結果と考えるべきである。その結果は経過動機の確認，調査の正確さによって規定される。

数学的な展開は，その抽象性ゆえに，精神的経験までに盲目的に適用できないだろう。そんなことをすれば精神的経験は貧困なものになるだろう。

しかし，その理論的基本型，特に集合論的，カテゴリー的基本型と過程の厳密さは，観察者の思考方法をよりよく方向付け，導き，明確にするのに有効である。

それゆえ，障害の研究に不可欠な，表現のバーチャル構成は，異なる基本型によって組織化できる。それは全体の位相幾何学的位置決定によって行われ，二次元，三次元（表現の精緻化），さらには四次元（時間性が結合）の位置決定にまで及ぶ。この空間は，障害の身体的，情動的，知的構成要素による表現（集合論や超集合論と一致）をもたらす，異なる領域と層に分割することができる。またさらに細かな枝葉に分けられるのである。そうすると対象の全体的表現は消失し，構成的機能しか残らないが，しかし対象のバーチャルな再構成を可能にする（このことはカテゴリー理論とも一致する）。

- それゆえ，アプローチ方法は，これらの様々な要因を総合したものでなければならない。十分に厳密で順応性があり，発展性のあることを明らかにするのである。この方法は，様々な精神的組織に図式的に対応する多くのレベルを表現するために，ファジー論理やバーチャル空間に頼ることになる。こうして，この方法は個人の精神構造についてのアプローチの階層尺度 échelle を確立するとともに，取り巻く様々な環境を図式化する社会文化的モデルに統合される。このような観察の全体的構成単位が形成され，障害の様々な構成要素が分析され，記録され，場合によっては情報処理にも適用できる。この方法はシステム systémique と区別するために「システマル systémal」（訳注3）と呼ぶ。

効果はすぐに認められた。様々な精神障害について特異的モデルの抽出が可能となり，用いるバーチャル空間の位相幾何学によって，多くの型の表現が可能となった。この方法や発展的構成単位のおかげで，認識過程は，精神医学のあらゆる研究対象や期待される全段階の精度へと常に開かれており，他の専門分野の認識を援用することも可能である。

この全体の再組織化で，私たちは他領域（論理学，数学，物理学，ロボット工学，芸術的創造，倫理など）からの様々なデータに依存し，これらの助けにより臨床を豊かにできる。このような認識の革新によって学際的精神医学が誕生する。

この方法は数多くの研究を生み出す。そして私たちを特に複雑な問題の解決に向かわせる。例えば，新しい著作に示される，難しい認識の問題の解決に対してである。

また他の有名な専門家と共同で，未解決な問題にも向かう。すなわち，情動，直観，論理，言語，様々な精神組織の間の移行，観察者の位置付けなどの問題である。これは，古典的精神医学，精神分析，精神薬理学，診断基準，系統分類，認知論のような，ありふれたアプローチだけでは満足できない好奇心に恵まれた精神のため，新しい型の認識を開示することができる。

　従って，本書は，私たちの精神障害についての仕事の集大成であると同時に，人間思考の様々な領域に関する果てしなき序曲である。関心の向かうところは，個人の知的生活と産物のみに止まらず，情動生活，意識と信仰であり，限りなく刷新される研究へと導くのである。

　翻訳によって，本書の普及と，本書の分析と総合の新しい臨床の普及に力を貸していただいた藤元登四郎氏に深甚なる感謝を捧げたい。本書が異なる文化圏の思考様式の理解に役立ち，すべての個人，―患者であってもなくても―その環境や信念，出身がどうあれ，本書が役立つことを願ってやまない。

ピエール・マルシェ
Docteur Pierre Marchais

目次

日本版序文 iii
緒言 7
謝辞 15
はじめに 17

第 1 章　精神エネルギー

要約 25
総論 25

Ⅰ - 一般的性格 26
1- 性質 26
 a）自然現象としての精神エネルギー 26
 b）認識の源泉となる精神エネルギー 28
 c）構築性要因としての精神エネルギー 30
2- エネルギーの表現様式 31
 a）総合的様式 31
 b）単独様式 32
 c）交換様式 32
3- エネルギーの統一的性格 33
 a）科学認識論的つながりの成り立ち 33
 b）認識のポテンシャルとしてのつながり 33
 c）学際的解放要因としてのつながり 34

Ⅱ - 生まれる力学 35
1- エネルギー振動 35
 a）不変性 35
 b）変動性 36
 c）変容 37
2- 作用領域 38
 a）運動および本能の領域 38
 b）感覚的および情動的領域 38
 c）知的領域 39
3- 作用方式 40
 a）一般的方式 40
 b）特殊な方式 40
 c）統合的方式 41

Ⅲ - 創造されるつながり 41
1- エネルギーの展開 42
2- つながりの形成 42
 a）つながりの意識化 42
 b）科学認識論的価値 44
 c）特性 44
  内在的 44
  外在的 46

1

目次

    3- 学際的つながり ……………………………………… 49
      a) 自然科学の間のつながり ……………………… 49
      b) 生命科学の中のつながり ……………………… 50
      c) 精神医学におけるつながりと他の専門分野とのつながり …… 50
         多数の専門分野にわたる精神医学 ……………… 51
         専門分野の横断的精神医学 ……………………… 52
         学際的精神医学 ……………………………………… 53

第2章　ツール

  要約 ……………………………………………………… 57
  総論 ……………………………………………………… 57

I - エネルギーの分割 ……………………………………… 58
    1- エネルギーの効果 ……………………………………… 59
      a) エネルギーから操作的行為へ ………………… 59
      b) 方向付けおよび結果として現れる原理 ……… 60
      c) 結果的に生じる象徴的活動 …………………… 62
    2- 基本的分割 ……………………………………………… 63
      a) 二分割 …………………………………………… 63
      b) 三分割 …………………………………………… 72
      c) その他の分割 …………………………………… 75
    3- 精神活動の配置 ………………………………………… 76
      a) 一般的地形学 …………………………………… 76
      b) 対称性 …………………………………………… 76
      c) 様々な形成の創発 ……………………………… 78

II - 指導的形成 …………………………………………… 80
    1- 活動の宇宙的軸 ………………………………………… 80
      a) 時空の力学の歴史 ……………………………… 81
      b) 時空の複雑性 …………………………………… 83
      c) 空間 - 時間の再構築 …………………………… 84
    2- 生物精神的振動 ………………………………………… 87
      a) 学際的視野によって得られる利益 …………… 88
      b) 動物行動学がもたらすもの …………………… 89
      c) モデル化 ………………………………………… 92
    3- 作用領域 ………………………………………………… 92
      a) 現実領域とバーチャル領域 …………………… 92
      b) 研究対象の性質に関係する領域 ……………… 97
      c) モデル化 ………………………………………… 98

III - 最初の創発的構造 …………………………………… 99
    1- 刻印と記憶の痕跡 ……………………………………… 99
    2- 創発的基本構造の出現 ……………………………… 100
      a) 感覚 - 感情 - 情動的様式（信頼性） ……… 100
      b) 知的様式（初発論理） ……………………… 102
      c) モデル化 ……………………………………… 104
    3- エネルギーの流れ …………………………………… 105
      a) 門 ……………………………………………… 105
      b) 二分割の作用 ………………………………… 107

  c) モデル化 *107*

第3章　表象

要約 *109*
総論 *110*

Ⅰ - 意味作用 *111*
 1- アプローチの方法 *111*
  a) 構成要因 *111*
  b) 諸々の統合 *112*
  c) 解釈との区別 *113*
 2- 形成様式 *114*
  a) 行動の門における考え方 *114*
  b) 意味作用の発展 *116*
  c) 意味作用の基本型のモデル化 *117*
 3- 意味作用の様々な型 *119*
  a) 時空的座標系の様式の役割 *119*
   二次元的アプローチ *119*
   四次元的アプローチ *120*
  b) 意味作用の変化 *122*
  c) 意味作用の安定性 *123*

Ⅱ - 形態化 *126*
 1- 遭遇する困難 *129*
  a) あらゆる専門分野に関わる一般的な障害 *129*
  b) 専門分野によって異なる障害 *129*
  c) 障害の乗り越え *129*
 2- 精神の調整 *130*
  a) 形の調整 *130*
  b) 機能の調整 *131*
  c) 結果 *135*
 3- 見かけの形の多様性 *136*
  a) アプローチの相対性 *136*
  b) 一見まとまりのある形 *137*
   自然の基本的症状 *138*
   複雑な一般症状 *139*
   複雑な統合形態の構築 *145*
  c) 複雑な表象の組織化：分類法 *148*
   特徴 *148*
   様々な型の分類実現 *152*

Ⅲ - 組織化要因 *160*
 1- 統一性の中の多様性 *160*
  a) 言語 *161*
  b) 進め方 *161*
  c) 推論 *161*
 2- 統一性のある再編成 *162*
  a) 戦略的理由 *162*
  b) 方法論的理由 *164*

目次

  c) 操作的安全保障 …………………………………… 165
 3- 集合概念の基本型 …………………………………………… 165
  a) 古典的集合論 ……………………………………… 165
  b) 超集合論 …………………………………………… 171
  c) カテゴリー理論 …………………………………… 176

第4章　認識

要約 …………………………………………………………………… 179
総論 …………………………………………………………………… 179

I - 認識レベル …………………………………………………… 180
 1- 集合の概念化 ……………………………………………… 180
 2- 連続的レベルの形成 ……………………………………… 181
 3- メタ認識の形成 …………………………………………… 183

II - 最初の統合構造の創発 …………………………………… 184
 1- 形成の統合 ………………………………………………… 185
  a) 統合の多様性 ……………………………………… 185
  b) 感覚 - 情動的負荷 ………………………………… 185
  c) 機能の形成 ………………………………………… 186
 2- 機能の役割 ………………………………………………… 186
  a) 情動的負荷の作用 ………………………………… 187
  b) 情動 - 理性的つながりの可動性 ………………… 187
  c) 中間的制御の構造形成 …………………………… 191
 3- 初発論理の構成 …………………………………………… 192
  a) 中間的構造の統合 ………………………………… 192
  b) 環境と研究対象についての遡及活動 …………… 193
  c) 初発論理の機能的構造 …………………………… 195

III - 第二レベルの思考の創発 ………………………………… 200
                       200
 1- 統合の複雑性 ……………………………………………… 200
  a) 精神的複雑性の段階 ……………………………… 203
  b) 表現様式 …………………………………………… 203
    感性的領域 ………………………………………… 204
    知性的領域 ………………………………………… 204
    倫理的領域 ………………………………………… 205
  c) 精神医学における集合の組織化 ………………… 211
 2- 学際性 ……………………………………………………… 211
  a) 学際的原理 ………………………………………… 211
    1- 全体性の原理 …………………………………… 213
    2- 等質性の原理 …………………………………… 214
    3- 調和または多対称性の原理 …………………… 217
  b) 学際的法則 ………………………………………… 218
    1- 統合の法則 ……………………………………… 219
    2- 構造化の法則 …………………………………… 222
    3- 再統一の法則 …………………………………… 224
  c) 特異的進め方：バランスのとれた類推 ………… 227
 3- メタ認識 …………………………………………………… 227

4

a) 反射性の過程 ………………………… 227
　　　b) 習得された認識の統一的包括 ………… 229
　　　c) 有効な機能の延長 ……………………… 231
　　　　技術的延長 ………………………………… 231
　　　　社会的影響 ………………………………… 232
　　　　地球外への延長 …………………………… 232

IV - 第三レベルの思考の創発 …………………… 233
　1- 性質 …………………………………………… 233
　2- 隠喩的表象 …………………………………… 235
　3- 学際的歩み寄り ……………………………… 236
　4- 表現様式 ……………………………………… 237
　　　a) 本能 - 情動的方法 …………………… 237
　　　b) 知性的方法 ……………………………… 237
　　　c) 審美的方法 ……………………………… 239
　　　d) 倫理的方法 ……………………………… 241

まとめ

要約 …………………………………………………… 243
基礎エネルギー ……………………………………… 244
意識野 ………………………………………………… 245
作用方法 ……………………………………………… 247
集合モデル …………………………………………… 248
メタモデル …………………………………………… 249
精神の働きの様式の恒常性 ………………………… 252

訳注 …………………………………………………… 255
あとがき ……………………………………………… 259
文献 …………………………………………………… 270
索引 …………………………………………………… 277
　人名索引 …………………………………………… 277
　事項索引 …………………………………………… 279

目次

図一覧

図1　精神エネルギーの基本的構成単位　47
図2　精神医学と他の専門分野との関係　55
図3　操作的二分割：同時性と様々な方向付けの原理　61
図4　操作的二分割：基本的適用方法　69
図5　操作的二分割：抽出された要素を起点にした再構築　71
図6　交互の操作的三角測量　74
図7　視覚的対称性：現実からバーチャルへの移行　77
図8　時空性：様々な表象　87
　　　a) 二次元　　b) 四次元　　c) 限定された相対性
図9　行動的自動作用：量的同一行動生成刺激 stigmergique quantitatif 機構　90
図10　行動的自動作用：自動的組み合わせの質的同一行動生成刺激 stigmergique qualitatif 機構　91
図11　現実とバーチャリティー（物質的対象）　95
図12　現実とバーチャリティー（精神システム）　96
図13　操作的二元論：様々な適用様式　98
図14　初発論理的形成の振動　104
図15　恐怖症における操作的二分割　107
図16　意味作用のモデル：記号、意味作用および意味　118
図17　四次元における記録の原理（不変的意味作用）　121
図18　哲学的方向付け（C・J・ブランによる）　127
図19　機能論理　135
図20　幻覚：古典的概念　140
図21　幻覚：覚醒 - 睡眠 veille-sommeil 機能の影響　141
図22　幻覚：力学的概念　142
図23　精神性幻覚および精神感覚性幻覚　144
図24　精神医学の時代　147
図25　分類法：一般的原理（D・ヴォデーヌ図を引用）　149
図26　分類法：作動 - 拮抗パラダイム　151
図27　古典的分類の様式　152
図28　診断基準における分類の様式（DSM Ⅲ）　154
図29　集合論的分類の原理　157
図30　分類法の発達　159
図31　分類法：四つのパラダイムに基づく二元的形成機構　159
図32　精神病理学的ネットワークの形成　163
図33　精神障害へのアプローチ戦略　164
図34　集合および含まれる部分集合：基礎の公理　166
図35　精神システムの集合的構造モデル　167
図36　システマル法による複雑性へのアプローチ　169
図37　精神医学におけるシステマルな考え方　170
図38　精神障害のシステマルな構造　170
図39　ハイパーシステム概念の基本型　174
図40　初発論理の機能的構造の統合モデル　198
図41　四次元的歴史研究の一般的原理（相対的意味作用）　207
図42　精神医学のいろいろな流れのハイパーシステムのモデル化　207
図43　等質性の学際原理　214
図44　専門分野の再編成の学際原理　217
図45　論理 - 類推的構造化の学際的法則　220
図46　特異的構造化の学際的法則　221
図47　集合の構造化の学際的法則　222
図48　再結合の学際的法則　223
図49　思考の三つのレベル　236
図50　精神の働きの四次元的分析法　247
図51　意識的思考の創発　248
図52　精神の働きの隠喩的集合モデル　252

緒言

> 「始めに原初の海ありき。
> 原初の海が
> 天と地からなる宇宙の山をつくり…
> 天と地は合体して空気の神を生み…
> 空気の神は地から天を引き離し…
> 空気と地が一体となり
> 宇宙の形の元となった…」
>
> S・N・クラマー
> （歴史はシュメールに始まる）

　西暦紀元前3千年の楔形文字を翻訳すると，人類が初めて抱いた宇宙開闢説が神話の形式で，表現されているので，現在の思想と比較できる資料となる。
　それは宇宙と人間（90）[1]の表象を編み出している。すなわち，原初の統一性に始まる神格化された宇宙を「対象」とする，人間の系譜の様式である。このように，宇宙と人間の関連が力説され，その時代の思想が投影をされている。この構造化によって，概念形成の二元的な発展，生成された形の多様性，力学的拡大発展が示されている。そこからこの時代の思想のモデル化が可能であろう。
　この太古のモデルと現在の認識から抽出されたモデルとの比較は十分可能であり，特に精神医学の臨床モデルとの比較，また他の専門分野とつながりのあるモデルとの比較も可能である。基本問題は，このように精神活動の偶発的メタモデルを作るために使用できるし，人間思考の変化する様々な面から引き出される力学的構造のモデル抽出にも利用できるのである。

意識思考の出現
　この本質的な問題には二つの基本問題があり，いずれも関連している。どのように宇宙は構成されているのか。人間はいかにして意識思考に到達したのか。こうした疑問に対して誤謬は絶対に許されない。
　もちろんこれは全く解決不可能な謎を明らかにしたいということでもないし，首尾一貫しない振る舞いでもない。ありとあらゆる解決法が試みられたが，宇宙の起源は科学的な仮説と宗教的な神話があるだけである。「意識思考」については，それが喚起する様々な領域，多様なレベル，進化する流動性，「概念の深淵」の規定が不十分で，混沌としたままである。これは，当然，文化的，哲学的，科学的，宗教的，さらには社会政治的などの複雑な問題がある。従って，この問題は，たとえ危険に満ちた類推的方法による大ざっぱな検討しかできないとしても，現在の知見に照らして，私たちの時代から再び取り上げる必要があろう。混沌とした現実の，可能な限りの表

---

[1] シュメールの英雄にしてウルの王，ギルガメシュに捧げられた詩，「ギルガメシュ，エンキドゥ，地獄」よりの抜粋，これは宇宙誕生の表現としては，過去の文明によって書かれた最初の証言の一つであり，5000年前に生きた人間によるものである。

諸言

象を得るためには，集合的アプローチによる解答しか期待できない。

想定される解答

いつの時代にも人間は，それぞれの専門分野から思考の問題に取り組んできた。哲学的思考は古代からあらゆる形で，ある時は神々について，ある時は社会について，ある時は物質の問題についてなされてきた。唯物論が盛んになると，技術や現代的理論（サイバネティクス，情報科学，認知主義，コネクショニズム）は，近年，フォン・ノイマンのセル・オートマトンの研究に続いて，二十世紀中頃から「人工知能」のメカニズムに思考を還元し，そのシミュレーションまで試みた。ある学者はさらに生物学から得られた最新の知見の助けを借りてアプローチし，ヴァレラはオートポイエーシス (192) を切り離し，エーデルマンは身体と神経システムの複雑性を強調した (49)。また別の研究者は，ペンローズ (157) やエスパニャ (53) のように，量子理論による数学的および物理学的観点に助けを求めた。しかし，多くの人たちは，昔，喚起されていた倫理的因子の役割をア・プリオリに避けることはしなかった。このように，常に「永遠の哲学 Perennial philosophy」(171) の理想主義的見地を守っている人々もある。事実，それが特殊なイデオロギーによるものではないとしても，いかなるアプローチも完全に満足いくものではなかった。

また現在の人間科学の発展によりその他の科学にも展望が開け，論争に参加できるようになった。しかし他の諸科学がア・プリオリに，より優れた解決方法を持っているというわけではない。この観点からすると，精神の調節不良や再正常化に関する研究領域には興味深いものがあろう。しかしいくつかのレベルで破綻が起こっても，それらのレベルの間に必ずしも連続性があるわけではない。いずれにしろこの意味で，精神医学には特に豊かな研究領域がある。それゆえ，私たちはこの専門分野から出発して，先行データを補完する新しいデータが得られるように，もっと正確な他の専門分野のデータとの比較を試みることになる。

かくして，いわゆるシステマル systémal な独自の手法によって，精神病理学的成

---

[2] システマル法 méthode systémal とは，分析と総合の方法であり，包括的，機能的，力学的な観点から，システム概念を用いて，システムをその環境に合わせて検討する。精神病理学的過程の研究の問題は，臨床に基づいて，現代の論理数学（集合論およびファジー論理）的進め方を使用し，それらの一般性と厳密さを個人的体験に固有の不確定性と結び付ける。
　この方法は，多くの異なる補足的な性質が目立っている。
- システマル法は，諸々の障害を，体験的かつ客観化可能な様々な時空的次元に位置付ける。
- 障害を表現するために，階層化された精神的組織の異なるレベルを含む観察の一覧表に頼っている。すなわち，身体 - 本能性，被感動性，情動性，精神的表象，観念自動症，精神的総合。また，複数の組み合わせによって，障害の近似的，再構成 - 理論を可能とする。
- 様々なレベルに応じて認められる障害の構成要素は，また，それらの統合，環境とのコミュニケーション，遡及活動，構成される機能的システムの自己調節に有効である。
- 障害の持続的な特性は，それぞれの型の障害について当初から抽出されることが可能である。
- 操作モデルは漸次，統合されていき，精神の機能不全全体の構造モデルに至る，操作モデルの構築に役立つ。
- 構成する様々な部分集合から漸次精錬された分析は，かくして，精神医学の修正を可能とする。精神医学は，従って，新しく得られたデータのおかげで変化をもたらされる。
- この方法は，臨床から直接構成された理論の後で類推性を適用するということが特徴である。従って，システム理論とは異なる。システム理論は，様々な専門分野と技術のデータの結果であり，それらを類推に基づいて臨床に応用する。

果に基づいて精神の働きの流れを段階的に遡り，認識の過程を単離することが可能になったのである（131）。しかし，新しい段階はまだ追い切れてはいない。新しい段階とは，上流に認識の源泉を探ることと発達様式を探ることである。しかし，認識の源泉と発達様式は，多次元的な精神世界のただ中に位置していて，ただ一つの形式論理には当てはまらないし（118），生物的世界と物理的世界のつながりの境目にあり，無数の疑問が生じる[2]。これらの疑問は，多数の理論から生じる下降的方法とともに，表象的モデルによって研究対象の現象を近似的に再現する上昇的方法とも関連する。そこから，無数の困難を伴った複雑性へと導く機能様式と錯綜を検討できるようになる。しかし，明白な障害の彼方に多くの科学的精神があるが，数学などのような最も厳密なものでも，認識の統一性[3]，データの考え得る圧縮[4]と同時に，論理的知識では決して完成されない性質[5]がある。私たちは，これらの概念を使って本書を構成していこう。

遭遇する障害

多くの障害があるが，少なくとも輪郭だけは，はっきりできるものもある。その場合幾つかの疑問が生じる。

いかにして心的生活は生物学的生命から生じるのか。いかにして生物学的生命は物質から生じるのか。それらにはどんな関連があるのか。真の「世界の分岐点」は，ショーペンハウエル（17, 177）によると，主観的経験と客観化可能な出来事との間に位置する。それは一つしかないのか，それとも多数あるのか。物質，生物および思考の世界は，必然的に連続する因果関係を証明する進展の線形的連続性の中に位置するものなのか，あるいは束状またはネットワーク状に平行して構築され，ある種の機能的同形 isomorphismes または機能的異質同形 homéomorphismes または機能的完全形 holomorphismes（訳注4）を示すものなのか。別の言葉で言えば，それらを連続的に検討するべきなのか，それとも多数の前向遡及活動的力学的作用のもとで徐々に作り上げられる統合物として検討するべきなのか。さらに，意識は明確に定義可能であるか，また意識と認識の間には明確な差異が存在するのか[6]。これらの様々な疑問に対して立証可能な事実に基づくことなしに，どのようにして答えられるのか。いずれにせよこのような数限りない難問が控えている。

物理的，生物的および精神的存在としての人間は，思考機能の働いている状態を生きているので，そこから機能低下の研究が可能であることは明らかである。それゆ

---

[3]「人間精神と自然の統一性は，その結果によって正当化されすぎた仮説のようにみえる…」（R・ゴドマン）。
[4]「すべての重要な進歩は，無用となった古い結果の消滅や，関係のない複数の領域の統一化による方法の単純化と関係している」（D・ヒルベルト）。
[5]「多数の公理が，採用される反復可能なやり方で仕上げられて与えられるにせよ，なおも情報の不足するような答えられない，決定不可能な問題は常に存在している」（A・コンヌ，ゲーデルの定理について）（35）。
[6]ハミルトンによれば，「意識を定義することは不可能である。私たちは，自分自身で，意識というものを完璧に知ることができるが，自分自身ではっきり把握しているものの定義を他者に伝えようとすれば，必ず混乱に陥るのである。その理由は単純である。すなわち，意識はあらゆる認識の根にあるからである」（94）。
ボールドウィンによれば，意識と呼ばれるものは「夢を見ないで，次第に眠りに陥っていくときに，私たちに次第に少なくなっていくものであり…物音で，少しずつ覚醒していくときに，私たちに少しずつ増加していくものである」（94）。

諸言

え，人間は特に，自分自身がデータの豊かな源泉となる。この意味において，機能低下の研究は，意識的思考の最初の過程によりよくアプローチし，明らかにするための台座となり得る。たとえ，私たちが個人的な座標系を排除することができず，それによって起こるリスクを伴った解釈が避け難いとしてもである。

事実，精神現象を構成する無限かつ非物質的な世界では，人間はむしろ想像に身を委ねるばかりではなく，創造へと向かい，そこからエネルギーを汲むのである。物質を変換させて生命を与える錬金術師の夢の後にやって来たのは，最も微細な物理的粒子を創造エネルギーに結びつけること，生きた物質を精神に結びつけること，最も初歩的な体験を最も深く複雑な意味作用に結びつけること，多様でたえず揺れ動き，しかも非連続的な面を統一体と想定される起源に結びつけるという夢であった。これらの夢が，常につきまとう自然の制約を前にして，現在に至るまで，ほとんどの場合虚しい幻想にすぎなかったとしても，生産的であり，いくつか実現したこともあった。たとえば，物質の制御，宇宙飛行，宇宙空間に生活する可能性，生物の改変またはクローンなどの進歩である。そこで，人間は自らの夢を追い続ける。ただし，その夢の性質を忘れないことが条件である。想像や想像力は，常に精神を刺激し進展させる。しかしまた，それらの可能性と限界をしっかり理解すべきである。このため，思考の源泉，基本的な形を再発見し，そこから意味や最初の展開へと回帰する必要があると思われる。

しかしながら，この領域における対応は，各人の欲望や信念に左右されることが多い。それらは実在する現実，時に誤ることのあるアプローチ戦略，使用される方法の選択，関連する現象への適応および性質を考慮する必要がある。従って，このような困難を前にすると，次のような原因で起こる反応の差異には驚かざるを得ない。すなわち，個別性，専門分野の間に作られる仕切り，領域の異なる研究者とはしばしば対話が不可能なこと，さらにまた同じ専門分野内で行なわれる固定された言説，そして人間同士で乗り越えられない壁を作ったり，時に厳しい対立にまで至ったりすることなど。こうした障害はどうすれば取り除けるだろうか。

科学認識論的 *épistémologique* 手段

科学認識論的研究によれば，この状況を徐々に変革し，夢をなおも持つことができることがわかる。こうして，J・ピアジェは「発生論的認識論」の存在をはっきり述べ，認識の連続的構築には絶対的な始まりなどあり得ないことを強調した（75, 158）。彼は，発生論的認識論の特徴のひとつが「明確な学際的性質」にあることを喚起した[7]。このような研究は様々な科学を通じて広がり，特に目的に応じて固有の歴史を経てきたのであった（96, 118）。数学，物理学，化学，宇宙論は決定的な差異にもかかわらず，久しく結びついてきている。しかし，精神医学はこのような道を進んでいないようである。この専門分野の未来には，古典臨床的，精神病理学的，精神薬理学的，哲学的，神経-心理学的，社会学的，システム的，情報科学的，集合論的，専門分野の横断的，などの概念が必要である。またこの観点からすると，精神医学は，認識一般の起源と発達によりよくアプローチすることを優先的に試みるべきである。

---

[7] ピアジェは付け加える「重要なことは…それゆえ，正確さに欠ける乏しい認識から，より豊かな知識へと認識を増大させる問題である（内包と外延）」…「認識は，まず，実際の行為から生じ，最終的に非時間性に達し，可能性全体を開くのである」（「発生論的認識論」）（158）。

精神医学は，往年の夢が最低限の信用性しかかなえられなかったところに，学際的方法の促進が期待される。

別の言葉で言えば，統合の実現も夢ではない。つまり感覚的経験と想像力を強化することで，理性的論拠を美的なものと倫理的なものに関連付けるのである。当然，これは仮説に過ぎないが，私たちは，少なくとも納得できる解答の端緒をつかもうと試みることで，この道に進歩をもたらすことができよう。

生命の起源，さらには認識の起源は，この意味でとにかく古代から多くの理論をもたらしてきた。隠喩的表現のみがそれを図式化することができた。たとえばプラトンの洞窟の比喩である（153）。考えられるあらゆる疑問と解釈をそのままにして，性質にア・プリオリな限界を設けないことで，洞窟の比喩は深遠な力学的現実を表現していく。創発の概念が私たちの注意を引いたのはこの意味においてである。思考の深い力学的なアプローチが優れていると，たとえその道が困難で罠があろうとも，よりまとまりのある認識および拡大と偶然の出会いの様式をよりよく認識できるはずである。

しかしながら，精神病理学的な道は，思考作用に関する多数の情報をもたらす。それが，精神の機能障害をよりよく認識するのに寄与したメリットは誰も否定できないだろう。残念ながら，精神病理学は研究対象の複雑さ，厳密さの欠如，根拠不足の解釈によって過ちも犯してきたのである。観念自動症に関する研究の古典的方法は，このことに最初の解明の光をもたらした。精神分析的手法は，もう一つのよく知られた実現化である。現在では，認知論的および神経心理学的研究は，新しい客観化可能なデータによって精神病理学を豊かなものにしている。現在の臨床は人間の精神現象の性質に，さらに当てはまり，集合論概念とファジー論理によって保証されたより厳密な特異的手法に頼ることでも可能である。このように，システムル法（118, 129）は，観察する現象を連続的に分析し一連の長い抽象化をおこなうことによって，精神病理学的基礎にアプローチすることができる。精神病理学に数学的概念を利用することがア・プリオリに驚きであるとしたら，数学的概念が無数の領域と結びついていることについて，予想もされず忘れられているからである。数学的概念は，創造に関わる人間固有のものである（20）。

単純かつ有効な多価の座標系の必要性

人間の認識能力は，無数のデータと拡張し続ける座標系の重みでますます押しひしがれていく。それゆえ，こうした研究では，比較的単純で一貫性があり，様々な領域で十分生産的な余地のある多価の座標系に頼るのがよい。

その中でも特に，至るところに見られる自然の産物のエネルギーと対称性の概念，研究対象を構成する形と力学の概念，あらゆる認識と認識対象に共通する分割と頻度の原理を取り上げたい。確かに，この認識は文化，その人物，関連領域，生きた時代によって変化する。様々な理由で発達もすれば後退もする。認識は人間とともに生まれ，成長し，死ぬ。認識は対象と生きられた体験との出会いを通じて進んだり後戻りしたりする。すなわち，認識を生かすのはあらゆる生命であり，認識上，一致と対立が生まれる。そこで，単純かつ有効な操作的方法を取り入れる必要が生じる。こうして，補完的であると同時に対立的な座標系の作動 - 拮抗的見地は，パラダイムとして有効であり，研究対象を全体としてとらえることが可能となる。

そこで，互いに衝突し補完しあう二つの大きな構成要素が一挙に知覚される。ひ

緒言

とつは人間存在から流れ出し，もうひとつはまた逆に存在を豊かにあるいは貧しくする環境（その反対も言えるが）から生まれる。前者は，人間存在の中にある力，すなわち人間の持つ自然エネルギーに対応し，後者は，共鳴または反応によって力を発達させるのに役立つ環境，あるいは逆に対立し，表出を抑制するのに役立つ環境の力である。図式的には前者は，相互作用によってその絶頂期に創造的認識が出現することに当たる。それは哲学的なものであったり，理性的なものであったり，審美的なものであったり，倫理的なものであったり，社会的なものであったり，文化的なものであったり，その他のものであることもある。後者の構成要素は，マイナー形では，感覚的，情動的，知的または道徳教育や経験の強制によるエネルギーの個別的形成に対応し，主要な形では，瞑想または観照によって包摂して考えることにより，最も洗練された形に対応する。瞑想や観照では，自然や創造的精神さらには霊的世界の発見に耳を傾けることで個人は豊かになる。

認識過程はこのようにエネルギーの二つの面が互いに出会い，対立し，結合することによる結果なのである。それゆえ，この過程が生命の本質的な力，普遍的かつ個人的な質的特徴，量的な不変性から同時に生まれるとしても，驚くには当たらない。なぜならば，それぞれ目立っている差異が何であれ，とにかく，あらゆる生物，あらゆる人間に共通しているからである。

それゆえ，この認識をエネルギーという用語で述べることには，三重の研究が含まれる。すなわち，人間存在と環境に働く相互の力，研究対象と観察者の深い性質に関連する質的な不変性，そして偶然の量的定数に関する研究である。

研究対象

このように表現された認識は，研究対象の性質を検討することと同じである。三つの方向を研究することができる。人間の認識は，そこにうまく侵入し，所有し，よりよく働きかけるために，人間の外にある大自然 Nature を対象とするのであろうか。それとも反対に人間中心的観点でひたすら人間存在のみに関心を持つべきなのだろうか。そうなると認識は突然の創発であって人間存在に還元できないのだろうか。それとも，むしろ個人と，個人の構成要素と，人間と大自然を表わすバーチャルな全体との関連を研究対象に据えるべきであろうか。

非人間中心の第一の場合は，認識は科学的観点の対象であって，単なる精神世界だけに甘んじているわけにはいかない。認識は物理学的世界に送り返され，必然的に二十世紀の多くの重要な理論（特殊相対性理論，一般的相対性理論，量子論，特定分野の量子論やそれらの定数）や生物学的・神経生理学的・分子論的世界を想定させる。認識は，精神現象とそれらの理論の類推的相関と論理的共分散を見出そうとする。

二番目の人間中心の場合は，認識は，環境に対して生物が利用できる個としてのエネルギーだけでなく，創造面と超越面をも考慮したエネルギーの作用であることは明らかである。ところで，この創造的・超越的な面はア・プリオリに，物理学的および生物学的存在へと還元することは不可能だし，形式論理学的説明にも還元することはできない。それはゲーデルが不完全性定理で述べている通りである(151)。従って，そこには人間の性質に特有の内的目的論的な意味がある。そこで，認識は，巨大な生態系の自己-組織化として把握することができる。それは複数の対称性の効果とそれらの破綻が組合わさった進行に意味を与え (32)，思考機能全体の巨大な力学的理論を形成するに至る。さらに，それらの無意識的基盤は，人間の欲動のみに関係する個

人的様式とか，創造エネルギーに直接結びつく普遍的な集合様式とか，さらにはまた様々に連絡する無意識現象または前意識現象などが考えられるであろう。従って，「無意識」は，もはや，単なる欲動やリビドーに還元することはできない（65）。この場合は，むしろ前例を含む力動と意味を持つ創造的エネルギーに基づく発見的「無意識」であり，部分的に再結合することはできても，そこに還元されることはあり得ない。

最後に三番目の相互関係仮説では，もはや認識の問題に予め定められた限界はない。恒久的に未知のものに対して開いているのである。この未知のものは様々に構成される力学とそれらの統合を連続的に分析する方法，あるいは時間の経過とともに現れる現象の連続的な運動の構造化の研究に基づいて，始めてアプローチできるのである。

採用する全体的研究の方針

この最後の方針は，当然ながら，開かれた環境における患者の観察に基づく長い歩みへと導く。ほぼ40年にわたる臨床経験を経て，それらの成果はシステマルという独自の新しい集合論的アプローチ法を磨き上げ発展させて，私は，徐々に一方から他方へ統合していく十五の連続した著作を刊行したのである。

思い起こしてみると，私たちは，精神医学の認識の大きな流れから離れ，そこで使用される言語（104），様々な方法（105, 106），思考の様式と進め方（107），それに科学認識論的障害（108, 110）をまず明らかにした。その後，集合論概念とファジー論理（112, 118）を軸とする新しい方法を練り上げることができたのであった。この方法により，患者，観察者および環境を含めた力学的観点から，精神障害を再編成することができたのである。こうして，精神システムの重要な一般的機能を示すことが可能となった。すなわち，組織化のさまざまなレベル（112），統合（113），コミュニケーション（114），自己調節および他動調節（116）などであり，それらは最後に巨大な開かれた力学系と融合した後に，他の専門分野とのつながりが確立される（118）。こうして，私たちの専門分野のデータをもとに，操作機能的三脚台上に築かれた「認識過程」を明らかにしようと試みた（129）。この三脚台は，主体の行動形式に示される運動（123, p.46），大自然の本質的な機構である二分割（126, p.51），および頻度から構成される。この頻度は，運動が必ずしも連続的とは限らないという事実に由来している。そして，その断絶の痕跡は一定のリズムによって構成され（126, p.51），その役割は特に数の形成に関わることであり（126, p.52），基本的な表象的価値となる（123, p.54）。この三脚台は自動症，知覚，記憶という特性を伴っており，象徴と記号の練り上げを可能にし，イメージ，数，隠喩といった思考の基本的な構造を生み出す。その後，最初の機能的回路（信頼性 créditivité，初発論理 protologique，抽象化 abstraction）および直観的，論理的，言語的に重要な心的過程が形成される。（訳注：信頼性 créditivité については訳注5を参照のこと）。それらは複雑な展開によって，無数の意味作用を生じさせ，様々な型の超越に包摂される。従って，これらの土台の性質は，さらに基本的なエネルギーの概念から検討されるべきものである。

従って，この最新の研究は，臨床で許容される近似的レベルで，精神の働きの集合の巨大な理論を練り上げ，認識理論への拡大を可能にする。思弁的であるにもかかわらず，この理論は K・ポッパー（166）が要求するように反駁可能 réfutable である。なぜならば，それは客観化可能な体験的現象の観察に基づいて生まれ，ある点まで立証可能性が証明されているからである。こうして，それは論理 - 論証的な抽出方式に

よって部分的に具象化され，精神の調節障害の領域ばかりではなく，他の思考活動の領域についても新たなデータをもたらすことができる。

　しかしながら，それは全体に当てはまるものではあり得ないだろう。目的はあくまでも，精神の働きの実際の様式についてある程度の表象を構築することである。私たちの内外に実在する現実に十分に適合するものならば，このモデルは現実に対して働きかけ，他のモデルとの比較が可能である。

　こうした問題への数え切れない疑問に直面して，また従来の教条主義的立場や一般的技術を超えたところで，精神医学の臨床データについて考慮すれば，他の専門分野のもたらすものと関連付けられる。すなわち，人間の精神現象の自然的，社会的・文化的な広い個別的な領域のただ中で，本能‐情動的生活，論理的理性，美学と倫理などとの統合や調和の可能性をさらによく感じ取れるのである。

　最後に，このきわめて操作的な考察は，新しい認識の出現によって確実に影響されることも確認しておこう。古典哲学や現代哲学は，よく知られているように，もはや近年達成された現在の科学的知見に必ずしも適合するものでない（31, 53）。操作的な前進は，それらを新しい扉へとひたすら導くだけである。しかもこのことは現在，科学認識論ではきわめて活動的な研究所の業績が示している通りである[8]。過去から未来にわたって得られる知見はこうして，常に進行する生成に統合され，関連するレベルすなわち言い換えると「現実と異なる地平」（F・ゴンセト）について考慮されることになる（68, 69, 70, 71）。すでに意識的思考の創発に関する現在の研究はそれを裏付けている。それは，論理学がどのように倫理学と美学につながるか，また，倫理学と美学がどのように論理を方向付けるかを示している。この論理学は，精神を真実に留めておくことに役立っている。同様に，システムの平衡は，非生物系と生物系とでは異なっているようにみえる。それは，非生物系ではエントロピーに支配される力学的状態に関するものであるとすれば，生物系ではエントロピーを包括するより上のレベルでの発達を意味する。この場合，モデル化はもはや思考活動の結果についてのみなされるわけではない。それはまた，活動性の力学的構造と関連し，構成的様式と超越的歩みへと広がることを可能にし，そこから概念の起源および認識の合目的性にさらにアプローチすることになる。

　本書全体の目的はこのようなものであり，精神医学のような人間的専門分野と他の専門分野との間に生まれるつながり lien を，十分に把握し理解することを目的にしている。

---

[8] 例を挙げると，パリでは，ウルム通りのエコール・ノルマル・シュペリウールにおける「科学的思考 Pensée des Science」研究所（アリュニ主任）である。フランスはもちろん外国の，数学，物理学，宇宙論，情報科学などの有名な研究者が定期的に参加している。

謝辞

　精神活動を学際的にとらえるには当然，様々な研究領域，多数の臨床的現象，異なる観察者のデータの知識が前提である。そのことによって，観察の対象と観察する主体が密接に接触し，様々な専門分野に精通する専門家と多くの意見を交換することになる。

　それゆえ，苦しみを通して，多くの重要なデータや私たちの活動にさらに確かな意味を与えていただいた患者の皆様に対して，まず感謝申し上げる。患者の皆様の信頼がなかったら，それらの現象に達することができなかっただろう。それらの現象は，部分的には患者の皆様の思考機能を支配していると思われ，精神病理的力学と再正常化によって具体化されなければ，それらの機能を明らかにすることもできなかったであろう。

　私たちの謝意はもちろん，シュルヌ・フォッシュ病院 Hôpital Foch de Suresnes の昔の同僚たちに捧げられる。進んで，私たちに診療科の門戸を開き，精神医学部門の設備を優先し，ともに働き，医学知識に精神病理学的知見を組み入れるのを援助していただいたのであった。モーリス・バシェ博士の指揮の下に，1951年，一般病院の中に完全に自由な診療科が開設されたが，当時としては順調に進んだというわけではなかった。創設に当たっては，身体医学の同僚と管理に関わる責任者の支えを欠かすことはできなかった。特に，このセンターの今は亡き共同設立者たちのことが懐かしく思い起こされる。すなわち，外科部長で医療委員会の責任者であったポール・パドヴァニ教授，パリ病院の内科医で一般内科長であったマルセル・モラン博士，そしてセンターの総務部長であったジョルジュ・シュヴァリエ氏，また，ここには全員の名前を記載できないがその他の同僚の方々である。特に，私たちの診療科の協力者たち，とりわけ，モーリス・ジャソン博士にお礼を申し上げる。精神医学が現在のようではなかった時代の困難の多い状況のなかで，三十年以上にわたって誠実に補佐していただいたのである。

　同じく，この専門分野の連携の研究を進める上で，有用な資料収集を助けていただいたすべての人々に感謝申し上げる。異なる精神医学的視野を開いていただいたメディコ・プシコロジック学会 Société Médico-Psychologique の精神科医師の仲間，および様々な専門分野の学会（論理学，数学，物理学，生物学，動物行動学，社会学，哲学，科学史，科学認識論，など）で出会った，研究者や教授の方々に感謝しあげる。特に，数学に関する貴重な情報を提供してくださったR・ギタール，J・-J・スチェシニアルツ，D・フラマンの諸氏，そして方法論と科学認識論の扉を開いていただいた E・ベルナール - ワイル教授に感謝申し上げる。また，数年前から，友人である，カール・ポッパー協会のクロード - ジャック・ブラン博士とジャック・ビルンバウム博士と共に科学認識論に関して行った会議では，掘り下げた討論のおかげで，私たちは認識を高め，観点を確認することができたのであった。ここでお二人が，定期的意見交換の成果を見出されることを願っている。

　同じく，長年にわたり共同研究と科学的議論を続けている，生化学者，デンマークのSCTハンス・ホスピタル・ド・ロスキルド SCT Hans Hospital de Roskilde の生物学的精神医学研究所の元所長，精神医学学際研究国際センター Centre International de Recherche Interdisciplinaire en Psychiatrie の創設者でもある，友

謝辞

人のアクセル・ランドラップに御礼申し上げる。私たちの研究に何度も参加され，学際的視野を広げる手助けをしていただいた。特に生命科学，動物行動学および集団意識の現象への扉を開いていただいた。

最後に私たちは友人，ジャン‐ブレズ・グリゼ教授に深甚なる感謝を捧げたい。一見，教授の研究領域は私たちの領域とはかけ離れているようであるが，その動機は深いところでは非常に近いものがある。こういう次第で，定期的かつ実質的な意見交換を通じて，本研究の実現に多大の貢献をしていただいたのである。教授は，論理学者，数学者，ジャン・ピアジェの古い共同研究者，そしてスイスのノイシャーテル大学 Université de Neuchâtel の学長，論理学および言語に関する貴重な著作の作者である。私たちの最近の研究を積極的に支えていただき，その上，私たちの以前の著作にも参加していただいた。さらにこの最新の著作を再読し，いくつかのデータを明らかにしていただき，適切な意見を通じて励ましていただいた。教授の批判的助言がなかったら，こうした形で本著を仕上げることはできなかったであろう。かくして，教授の友情あふれる有意義かつ客観的なご支援のおかげで，精神医学を「厳密」科学で得られたデータと統合するという計画を実現し，この専門分野により科学的な地位を提案することが可能になった。これはずっと以前から企てていたものである。私たちは深甚なる謝意とともに，ここに教授が，学際的精神医学とこの専門分野の一般的科学認識論的考察という思いがけない貢献に対する，建設的な援助のあかしを見出されることを祈ってやまない。

はじめに

　精神活動の提起する問題はきわめて壮大かつ複雑であるので，完全な解明は難しいだろう。すでに述べたように，私たちのアプローチは，精神医学という専門分野から出発する。この精神医学の分野は，学際的認識のおおよその輪郭を描きだすために他の専門分野に助けを借りて強固になるだろう。

　さらに新たな直観的な入り口を提唱する必要がある（訳注 6）。それは，精神医学における認識の歴史，および複数の専門分野に共通する変化を考慮に入れたバランスのとれた類推に基づいている。事実，様々な科学を基にした精神活動の明確な分析は，それぞれの科学についての深い認識が必要であるが，現在ではほとんど不可能である。それゆえ当然，本書の目的は限定されたものとなる。本書の目的は，エネルギーの源泉，形成と発達の様式を想起しながら，精神活動全体の力学と構造化をおおまかに説明することだけである。

　当初は困難であったが，今日学際的認識は広がりつつあり[9]，それ自体についての検討も始まっている。現在の限界がどうであれ，たとえその解釈のために選択肢が個人的なものにならざるを得ないとしても，多くの精神活動の創発とレベルの説明は可能である。

　しかしながら，数多くの障害がある。特に諸科学の区分に関係する障害であり，時に「群島症候群」と呼ばれている。思考が環境とその人自身に対する生物精神的システムの表現であるにしても，それだけでは思考の性質を十分説明できないことは明らかである。それが人間に特異的なものとする考え方はごく当たり前の概念であるが，この特性は，生物の発達の異なるレベルと現実の様々なレベルを考慮すると，ア・プリオリな確証があるわけではない。それらの表象が変化に富んだものであり得るということは，直接的な結論なのである。

　それゆえ，物理学的，生物学的，精神的，社会的および文化的世界のただ中で，表象の創発を検討するには，できるだけ広い見地が必要である。しかし，まさにそれが故に，この見地は始めから気づいてしかるべき，多くの先行する疑問を喚起するのである。なぜなら，これらの疑問が，採択される以前の一般的アプローチの様式を条件付けているからである。これらの疑問は，思考の遥かな起源，提起される謎，従うべき研究全体の道筋，押さえるべき思考上の留意点，一般的戦略，選択される分析領域および思考の構成単位に関するものである。これらによって，それらの構成要素に接近して統合することが可能となる。

---

[9] 学際的認識は，世界中の国々で発達している（フランス，デンマーク，アメリカ，日本など）。フランスでは，様々な国立協会や国際協会が設立された。アルファベット順に挙げよう。AEIS（科学学際的ヨーロッパ・アカデミー Académie Européenne Interdisciplinaire des Sciences），AEMCX（J.-L. モワニュの複雑性のモデル化プログラムのヨーロッパ協会 Association Européenne du Programme Modélisation de la Complexité de J.-L.Moigne），AFSCET（サイバネティクス・認知・技術システム科学フランス協会 Association Française de Sciences des Systèmes Cybernétiques, Cognitifs et Techniques），le CIRIP（精神医学学際的研究センター Centre de Recherche Interdisciplinaire en Psychiatrie）(142)，l' UIP（パリ学際的大学 Université Interdisciplinaire de Paris）など。CNRSには，最近，一つの単位が創設され，この分野に取り組む，科学認識論の研究所や様々な学会も設けられている。

はじめに

　思考の起源の問題は人間にも環境にも関連する。はるか昔から組織化された物質として生まれ，人間は生きたエネルギーによって活気付けられている。人間が他から区別されるのは意識の目覚めが起こったからであり，意識は環境，他者および自分自身に近づく認識の階段を徐々に超えることを可能にしている。したがって，分析が困難であるのは，この進展にまつわる世界の性質の差異，多くの移行の形，および意識の無数の側面に起因する (42)。

　しかし，一つの仮説によって統括的なアプローチを方向付けることができる。それは，大宇宙は不確定な機能的等質性 éventuelle homogénéité fonctionnelle があるという仮説である。物質，生物および精神現象を支配する法則は，完全形の様式 mode holomorphe と類似した仕方で形成され統合されているのではないのか。そのことが意識の創発によりよくアプローチすることを可能とするのではないのか。

　この起源についての謎はとても解くことはできない。しかし，起源はエネルギーの中に一つの解答を見つけることができる。エネルギーは拡散し，物質と脳と精神を結びつけるつながりを創造する。事実，エネルギーは，思考や認識の力学の組織化の源泉のようにみえる。エネルギーをよりよく知るには，関連する問題の性質，問題解決の助けになる要因，およびそのことを確認できる臨床的，科学的論拠を明らかにするべきである。それゆえ，問題は，これからの戦略に固有の開かれた変更可能な座標系の問題である。もはや，根拠の代わりに使える偶発的な硬直した座標系や，認識を扱えない今日の不確かな概念は問題にならない。

　それゆえ，この必要なエネルギーは，機能的に最も重要な座標系を構成する。ただし，それを確認できる根拠は，現象的現実についての経験に照らし合わせて，思考とその源泉および産物の力学的組織化に一貫性があることである。

　絶えず広がっていく精神の世界を前にして，人間はあらゆるところから襲ってくる新しいデータで押しつぶされそうになる。何らかの確証を得るには理性的な方法によるしかないし，新しい開放に導くには非理性的な方法によるしかない。新しい認識領域は驚くほど広い。自然科学から生物学や宇宙生物学まで，さらには様々な人間に関する専門分野にまで至る。このことにより，理性的観点から多次元的世界を理解し，多次元的世界をいくつかの異なる面から分析することができる。こうして，自らを位置付け直すことができるような世界を再構成し，多形の世界の深い力学的性質によりよくアプローチし，個人の軌道をさらにはっきり確かめることができる。

　今日までは，世界の切り分けは，関連する現象の物理学的，生物学的または精神的性質によって行なわれてきた。こうして，いささか恣意的な境界が打ち立てられてきたが，これらの世界は実際には，それらを人間の精神に統合する大きな統一性の中で共存している。しかし，あるものから他のものへの移行はきわめて不確実で，研究領域では常に起こっていることである。そのために，姿を現わしてくる問題は，現実との照合を必要とする仮説を生み，見返りに確実な結果をもたらす[10]。

　このように全体として検討すると，進化は，最初の物理的エネルギー——物質の世界ではいまだに論争の続いているビッグバンの理論によって表現される——から無機質

---

[10] このことについては，F・ゴンセト (70) の言及した研究の自動的基礎固めの段階が続く。それは，「知識を伴う，可逆性，二元性あるいは構造性，統合性あるいは連帯性，技術性などの操作的理論と既得データの保存」を意味している。

の世界の形成へ，前生物学的スープから生体へ，地衣類から植物界へ，真菌界から動物界へ，最後には類人猿そして人間へと移り変わっていくものである。類人猿から人間への移り変わりは，古生物学者は類人猿の一つの分岐に属すると考えている。この分岐が起源と思われるものの連続的な研究の対象であり，これらの研究によって，次第に時代を遡って行くことになる。今日知られているヒト科の最古の標本は，五百〜七百万年前に遡る[11]。長い進化は，異なる文化の神話的な説明の中に，天地創造の様々な物語として見出される。事実，特に超越的無限といった自由な表現にみられる，この生命サイクルの至高なものの出現は，常に多くの仮説を生んでやまない。

集合的研究の路線は，物質の世界，脳の世界，精神の世界などに還元できない，あるシステムの全体的機能と関係がある。それはしばしば，唯物論や唯心論の立場で考えられてきたのである。ある時は，物質の放射や脳の産物になぞらえられ，また，ある時はためらいもなく「偶然の」役割，さらには創造主に反する人類の歩みとされ(7)，ある時は生きた神のイメージにあわせた人間の偉大な想像力にかかわるとされた。しかし，特に操作的な全体論的観点は，開かれて不完全であるので，集合的研究の境界線を物質的，生物学的および霊的世界の境界に，ある意味でそれらの交差点に位置付けることができる。

そのため，この研究は，ある世界から別の世界へ移るような直線的な形成にはかかわらず，場合によっては創造主の精神へとさかのぼる。これは，同じ宇宙でも無限小と無限大が内的統合によって結びつくような研究であり，物理的な要素と条件，生物学的構成要素，人間の思考の自然の霊的な超越性を同時に考察する。だからといって，その性質の問題が解決されるわけではないが，経験に即した情報源の新しい方向付けが，その問題へのさらなるアプローチに役立つだろう。

いくつかの明確な要請がこの研究のもやい綱として役立つ。脳のない思考も，物質のない脳も，これらの三つの実体が統合されない人間の創造もあり得ないことは当然である。全体論的観点が不可欠なのである。思考の表われ方は非物質的ではあるが，生物学的土台がなくてよいわけではなく，身体的基盤がないと存在することは不可能である。物理的，生物学的基盤がないと，思考は構造も意味も欠いた現象となってしまう。従って，これらの源泉が一つでも欠けることは，思考を物質や生物だけに，あるいはまたは精神だけに還元するのと同様にありえないことである。それゆえ，構造の類似性，さらには機能の類似性は，新しい統合から生じ得るレベルの変化によって調整されるので，ア・プリオリに排除すべきではない[12]。

部分や，考え得る様々な観点に対する全体の優先性がそれらの相補性を示している。心的生活は多くの日常生活の例を通じてそれを裏付けている。芸術作品はひとつの例証である。芸術作品は，物質的なツール，生理学的な手法を借りて，グラフィッ

---

[11] ミシェル・ブリュネのチームが行った最近の研究では，1995年にチャド地方において，アフリカ大陸の分枝の一つである標本（「アベル Abel」）を発見することができた。この地方は，東アフリカのリフ大断層から西のおよそ2,500kmのところに位置するところから，次のような仮説が提唱された。サルは熱帯の森林の西部に出現し，ヒトはサバンナの東部に出現した可能性があるのではないか。フランスとチャドのチームによる最新の発見（「トゥマイToumaï」）によれば，さらに起源は古いのではないかという。
[12] H・ポアンカレはこの分野で次のように書いた：「素材の違うこれらの物も，形が似ていれば，同じ世界にまぎれ込むと考えた方がよい」（科学と方法 Science et méthode, Flammarion, Paris, 1908, rééd. Flammarion, 1947）(165)。

はじめに

クな，絵画的な，音楽的な形などをとるのであり，創造する芸術家の知的，審美的さらには倫理的，精神機能によってしか存在することはできない。この三つの領域は相補的で，密接なつながりがあり統合されている。どんな場合でも，物質的，生理学的または知的な方法のどれか一つだけでは，十分な創造には至らないだろう。

生物の諸科学はそれぞれの立場で，システムを特徴付ける身体 - 本能的，感情 - 情動的，知能的レベルなどの機能の完全形 holomorphisme fonctionnel を示している。そもそも，今日の考え方はそれに近づくことができる。エーデルマンとトノニ(49)は，生物学的世界との関連から精神の働きの問題と取り組んでいる。彼らは，多くの点で精神的領域におけるシステマル仮説に近い仮説に達している。レベル，統合，コミュニケーション，遡及，自己調節の大きな機能的方向性は類似しており，生物的，精神的レベルの驚くべき機能の同形性を示しているようである。また，彼らは，精神的レベルは生物的レベルから直接出てくるものではなく，生物的レベルは機能については精神的レベルを前提としていると書いている。これは，同様な概念が，精神および感情 - 情動的表象のレベルの機能的関連，または精神的総合と観念自動症のレベルの機能的関連に認められるからである。それゆえ，ここで問題になるのはやはり生物システムの一般機能の法則であると考えられる。

自然科学は，それとは違って，記号（点，数，字句）を使用して人間を抽象化する傾向がある。こうして，人間はまた隠喩的に，多次元の空間 - 時間の中の一点として現われる。この隠喩は確かにあまりにも単純化したイメージであり，元来いくつかの規定を含んでいるが，すでにいくつかの意味作用がある。それによって，本来的に可能な意味作用に含めることのできる，様々な意味作用を類推的に考えることが可能となる。言い換えると，様々な特性をもつ物理的，生物的，精神的世界が純粋に抽象的かつ潜在的な形で示されるのである。従って，類推的に，人間の思考はこれらの世界の合流点に位置し，いわば想像上の接線あるいは多次元の空間 - 時間における遭遇点を表わしている[13]。いずれにせよ，これらの世界が立ち現れ，意識されるのは思考を通してである。

全体的戦略は平行して定義されなければならない。なぜならばこのような問題に取り組むには多くの方法があるからである。

存在する多様な認識を前にして，ある理論的観点から，組み合わせの方法でそれらを近付けたり，集めたりすることができることは確かである。場合によっては，ある選択の後に，さらにそれらを統合したりすることもある。第一の態度は，データが異なる観点，原理，理論，方法，進め方から生まれることから，混合主義へと通ずる。

---

[13] 点のイメージは，二本の直線の交点であると同時に連続的に限りなく狭まっていく円でもある虚構の場所である（R・ギタール）(78)。また数学では，さらに複雑な空間でもある。それに近い観点から考察する学者（グロテンディク）もあるし，フォヤージュ feuilletage の観点から考察する学者（A・コンヌ）もある。それゆえ，潜在的には，点のイメージは直線，曲線に属するかもしれないが，また，複数の曲線を含む多少とも複雑な，まったく異なる起源にも属するのである。情報科学が示すように，点のイメージを具象化して重ねると，複数の直線，複数の曲線，様々な形を構成するのに役立ち，続いて，空間を構成するのに役立つ。それゆえ，アルゴリズムと同等の階層尺度であることは明白である。それは，空間全体がアルゴリズム的に特別なやり方で作り上げる場所である。点のイメージはまた，接線の様相によって，その属する表示される世界の特性を多数有している。こうして点のイメージは，それらの機能の特性を潜在的に所有しながら，異なる空間の境界線を記入するのである。

ある見方の由来が唯物的であれ，生物学的であれ，心理学的であれ，さらには観念論や宗教的なものであれ，これらの態度が新しい一貫性ある総合へと至るチャンスはほとんどない。第二の統合的な態度は一貫性を目指しているので，より適切なように思われる。全体的な同じ操作的観点を守り，研究領域に応じて広げ，確かめながら徐々に深化させてゆくのである。このため，二つの相補的で一点に集中する作用原理を結びつけるのに適している。

　一方では，同じ理論的，方法論的進め方では，存在する現象全体を考慮に入れながら，持続的な概念の開放の原理を守る必要がある。こうしてシステマル法と開かれたシステムの概念は維持することができる。ただしその進め方は，新しい研究対象のそれぞれについて，一つの座標系から他の座標系へと交互に移行する必要がある。そうすると，新しい研究対象である現象のデータに合わせて対応し自在に適応することができる。他方では，同じ研究対象を多面化する原理は，例えば，より一般的なものからより特殊なものへと向かうことであり，多少とも類似している性質の異なる他の現象とのつながりを検討することである。そうすると，それらの統合をよりよく評価することができる。こうして統合の新たな認識に達することができれば，その後に同じ方法で得られた他のデータとの統合が可能になるだろう。これがJ.-B.グリゼに従って進める，私たちの理性的過程に関する研究の道筋である。

　この二重の対応により，私たちは推論に介入する論理-類推門 phylum logico-analogique や，物質，生物学的生命に根付いている門 phylum や，感情-情動的，社会的および文化的生命へと統合する門を明らかにすることができた。ところで，論理的に通用することはまた，他の研究対象の論理にも当てはまるのである。特に感性的，本能的進め方と感情-情動的進め方の場合がそうである。このことから，私たちは，ただちに，現実の認識からの超越がどのようにして，逐次構成されていくかを理解する。逆に，この超越によって，見たところは不調和な現象にも一貫性のあることが明らかになる。このように，メタ認識は検討することができるし，より統合され深められた認識へと導くのである。そこでは物質，生命，精神の世界が全体的な機能的統一性の中に融合する。その意味作用は，新しい神話的実体の認識ではないが，単純な操作的誘引となり，一時的に，私たちの理解や能力を超える，新しい認識の世界に立ち向かわせる。

　いずれにせよ，この集合的戦略は，たとえ意識が完全に定義できないように見えても，意識的思考の源泉と創発に近づくことができる。しかし，そのためには私たちが精神の働きの様式を明らかにできるような，しっかり定義された研究領域に頼るべきである。

分析領域が精神機能不全の臨床に関わる。この利点は思考の機能状態の理解を容易にすることである。精神の働きを生物的・身体的世界に関連させて類推することは実際にできると考えられる。少なくとも部分的には前述の仮説を裏付ける。そこで，私たちは意識的思考の創発についてさらに理解できるように検討を加えることができるし，あるいは少なくとも事実に照らしてほぼ満足のいく「図式的な適合」(70)に取り組むことができる。

　たとえこうしたアプローチが解決不可能にみえる問題に対しては限定されたものであるにしても，提起された問題解決に役立つ，操作的機能の三脚台を出現させることにはなるだろう。

はじめに

構成単位の機能的三要素はこのようにして確認できる。これは運動,分割,頻度から成り,思考と組織的エネルギーとの関連付けを意味する。この機能の三脚台は,精神障害の比較と鑑別分析によって抽出され,直観,論理,言語の構造に現れ,また正常および病理的な精神への影響 (129) および生物学的・物理学的思考手段によっても現れる。このきわめて一般的な三元的形態の前提として,暗黙のうちにエネルギーの概念が認められる。エネルギー概念がなければ思考できないし,分割がなければエネルギーは異なる形で表現できないし,新しい総合を行う能力がなければ認識の拡大は幻想にすぎなくなるだろう。

この統合された集合についての全体的操作的観点からすると,組織的エネルギー,エネルギーの中でエネルギーによって作り出される区別,引き続いて生ずる表象,ならびに種々の進展レベルに由来する全体組織も明確にすることができる。

本書の**全体計画**ではきわめて明確な観点を採用している。読者が迷いこまないように,各章は,線形的方法で構成された集合的進め方に従っている。しかし,思考のネットワークの自然な環は,前の発展の段階に後戻りすることを意味しており,従って,反復は避けられないところである。この少々複雑な状況をはっきりさせるため,それぞれの考慮される段階とそれらの主な構成要素の理解を容易にさせるような図を使用した。

このように,精神活動は自然なエネルギーの延長,そして物質の制約からの解放および身体の重力からの解放として理解される。心的活動は拡散するエネルギーによって表現されるが,関連のはっきりしないあまり意味の明白ではない記号による無秩序な方法によったり,逆に,多少とも意味のある関係や形を生む方法によったりする。

ここで,私たちは精神活動を精神医学や他の様々な専門分野の歴史的発展の中で解釈したが,すべての科学認識論的研究では,前世紀初頭にF・アンリックがすでに指摘しているように,諸科学の歴史,数学的理論や理論物理学についての考察は不可欠である[14]。このため,読者はこれらの理論とかなり頻繁に遭遇することになろう。こうして私たちは,精神エネルギー,それらのツールを生む自然発生的な形,意味を持つ形あるいは表象,認識(反射性 réflexivité を意味するメタ認識の,様々な思考のレベルとともに生ずる)について順を追って説明することになる(訳注7)。それゆえ,全体的観点に立って提起された謎を解こうとする試みが必要である。

これらの学際的関連付けは重要である。学際的関連付けは,精神世界が生物的現象と物理的現象に支えられているだけではなく,また明らかに発展する環境との共鳴であるということと関係している。従って,かなり以前から人間は,数学には物質的現実と似た特性があること,数学には驚くべき豊かな力と深い一貫性があること (33) に注目してきた。たとえ数学が明らかに人間の他のすべての種類の認識のように誤りやすいとしても(プットマン)(154),数学は脳と精神の働きを介して表現される。まして,心的生活に直接触れる他の学問分野のデータについても同様である。それゆえ,これらの関連付けは新たな情報の尽きせぬ源泉となるだろう。これらのすべてのデータの集合から,思考機能の表象が創発し,認識の新しい理論が構成されるのである。しかし,参照する専門分野については,ほとんどの場合注釈を付けた。

---

[14] F・アンリック:「科学の基本概念 I Problemi della sciensa」,1906。フランス語「科学の基本概念」,1919(引用:M・カステラナ,conf.Éc. Norm. Sup., Paris, 22 mai 2003)。

本書では，環境のただ中での思考過程のあり方にも言及する。従って操作的な方法によって，物質，生物および精神現象の間を遮っていた従来の壁を取り払い，集合的観点からそれらを統合した。そのため，精神システムの機能を支配する自然エネルギーとその変化にも言及することとなった。

　この精神システムの複雑性について述べる前に，各章の冒頭で簡単な要約を記したので，読者は，内容や，精神活動の様々な段階や位置を理解されるはずである。

　第一章は，**精神エネルギー**に関するものである。一般的な特徴を記し，潜在的・動力学的側面を説明し，そこから生じる諸々のつながり liens に言及する。これらのつながりは，精神医学における認識の歴史が示すように，特にこの専門分野の様々な方向付けについての，特別な科学認識論的関心をもたらす。

　第二章は，主体の外の力との接触における初期エネルギーの分割を通じて，自然発生的に生じる**ツール**に関するものである。特に二元的および三元的な分割様式は，空間的・時間的に普遍的な座標軸，生物精神的振動，および作用領域の自然な差異化の形成に寄与する。こうして，徐々に変容しながら進展する，形，機能および総合の様々な全体的基本型が構成される。

　第三章は，**表象**，すなわち，主体が周囲の世界に対して，これらの手段を用いて構築する記号表現の諸形を説明する。それらの調整は外面形態に多様化をもたらし，思考のネットワークを構成する。それらを証明する例を，最も基礎的形から最も複雑な形まで精神医学の臨床から取り入れる。次いで，組織化の活性化要因を明確にし，これまでの様々な知見を再分類する。統一性の中に見出される形の多様性，それらの再編成の必要性は，システマル的 systémal およびハイパーシステム的 hypersystémique（訳注8）観点への関心が呼び起こすだろう。

　最終章は精神活動の発展，すなわち**認識**とその反射性 réflexivité から生まれる**メタ認識**との関連について述べる。様々な思考レベルと統合を前にして，それはエネルギーの本能的欲動と信頼性への移行，さらに初発論理 protologique を介しての合理性への移行について述べる。そこから，第二の思考レベルの創発について，すなわちすでに獲得した認識の集合論的遡及前向活動の反射性の結果に言及する。それと関連する複雑性を強調してから，それらの原理と法則を使って学際的認識への入り口を明確にし，最終的にメタ認識へと到達する。この自然の反射性が持続して第三の思考レベルを出現させ，個人をその人自身の拘束から解放する。そこで，個人は直接的な感性的・理性的経験の領域から離れる。最初のエネルギーと直接のつながりを保ち，予め定められた目的なしに創造性を発揮させながら究極の潜在的形態に発展する。

　最後の多くの観点に関する**まとめ**は，意識的思考の性質を定義できず，単なる理性だけに還元できないにしても，いくつかの自然な様式がそれらの概略を描き出している。特に，これらの様式は，従うべき機能の核から次第に生産的になる反射性に向かう存在や，無数の部分認識のただ中に存在する深い相関関係を立証している。かくして無数の部分認識は，最初のエネルギーの源泉の周囲に広がっている全体性と合流するであろう。

第1章

精神エネルギー

　要約－エネルギーは精神システムの活動の仕組みの重要な要素である。エネルギーは人間のあらゆるレベルに存在する。運動や欲動，感性や情動，知性，さらに精神にも存在する。エネルギーは運動を介してある仕事を達成するための力である。従って，エネルギーは，精神システムの構成要素の統合や様々な形の生産に関わる力学的流れ，記号，形，また，つながり lien を生じさせる。このように，エネルギーは十九世紀末以来，生命科学の**基本パラダイム**と考えられ，物質の概念と密接に結びついている。ここではエネルギーの本質の問題を解決しようとするのではなく，一般的な特徴，生み出す力学，全体を構成するつながりを改めて述べることにする。

　エネルギーの一般的性格は，自然的側面，**構成する認識の源泉**，および意識の構成に関与するバーチャルな表象による構築性などを想起させる。また，それらは，全体的，特異的，交替的表現様式として現われる。それらは，科学認識論的つながり，認識の可能性，学際的開放能力などの存在を同時に喚起する**統合的な面**を示している。

　生成される諸々の力学は活動ポテンシャルと結びついている。これらの力学は，振動，恒久性，変化や変形の中で考察される。さらに活動領域は運動や本能，感覚や情動，知性などの種々の形で，また自然や生命の科学，および人間科学の中で簡潔に想起される。これらの力学は一般的な，特殊な，統合的様式においても明確にされる。

　諸々の創造的つながりが最終的に規定される。エネルギー活動の結果，すなわち創造的結合の形成が，それらの存在に気づかせ，科学認識論的な価値評価，内因的な特性（バーチャルな空間化，認識ポテンシャルの力，力学的な流れの方向付け），および外因的な特性（アプローチ方法の統一，作用場および学際的方向付けの可能性）の価値を評価させる。さらにこの学際的形は，自然科学，生命科学，そして最後には他の諸科学で次々に検討される。こうして，これらの関係により，古典的な諸専門分野にわたる精神医学，システム工学による専門分野を横断する精神医学，さらに**システマルな見地からの学際的精神医学**の間に存在する差異をより明確にすることが可能となる。

総論

　一般的な用語の意味で，エネルギーは，容易に賛同の得られそうな便利で平凡な概念のように思われるが，直接的効能は表面的なものにすぎない。しかし，諸々の問題提起に対する解答は人それぞれであり，さらに体験に照らし合わせて検討することが可能であり，操作的な興味を残している。

　十九世紀末，物理学上の諸発見に続いて，エネルギー論と呼ばれるエネルギー学の新しい教義が生まれた。エネルギーは，「静的または動的，身体的または行動・感情的，物質的または精神的といったあらゆる現象のつながり」を確立する[15]。その時から，エネルギー概念は生命科学，次には人間科学のパラダイムとして使われることになる[16]。現在，物理学者は物質とはエネルギーの産物であるとさえ考えており，

第1章　精神エネルギー

「空っぽのエネルギー」（E・グンジグ）（77）にまで言及している。

　このように，エネルギーは精神活動，その意識化と創造性を活気付ける源泉として検討することができるだろう。エネルギーは，人間存在の深みとエネルギーが大自然とともに維持しているつながりから噴出するのである。その存在を否定することはできないし，完全な本質を定義することもできない。エネルギーは精神世界の性質というきわめて微妙な問題に関わるからである。

　それゆえ本稿では，その問題を解決するのではなく，エネルギーを意識的思考に基づいて照明を当てることの出来る表象として考察する。それゆえこのパラダイムの選択は，何よりも操作的であって，思考の個別化を目指して本質と行為とを区別し，そこから不変性と変化の関連を評価し，そして生み出される形をよりよく把握するためである。

Ⅰ - 一般的性格

　精神エネルギーは人間の思考の力と豊かさの源泉である。私たちは，たまたま類推的に一致したにすぎないと指摘されるのを覚悟の上で，物理的な観点ではなく臨床的な観点から検討しよう。これを指摘するには，その効果を具体的に述べる前に，まず，その性質，表現の方法，潜在的統一性を設定しておく必要がある。

1- 性質

a）　自然現象としての精神エネルギー

　精神エネルギーは，その他のあらゆる形のエネルギーと同じく（物質的，機械的，熱力学的，電気的，化学的または原子内エネルギーなど），「仕事を生み出すシステムの力は観察できる状態の変化に見られる…そして機能するには力が必要である…しかし，とりわけエネルギーは運動という方法によって空間 - 時間で行使される仕事である」（J・-B・グリゼ）。別の言葉で言えば，エネルギー，仕事および力は密接に結びついており，心的体験にみられる。このつながりは力学的システムの諸々の要素の統合にみられ，あらゆる生産形態における精神現象の構成に寄与している[17]。

　エネルギーをよりよく把握するには，その力学的可能性，思考ツールの出現との関連，対象と後天的に獲得した知識とのつながり，偶発的な合目的性の有無を前もって知っておくとよい。さらに，精神エネルギーから出発して，多様な現われ方を通じて作用のプロトコールの恒常性を理解して，かつ人間が新しい世界に到達することを可能にする諸々の発展的思考レベルをよりよく理解することである。そして，観察さ

---

[15] E・ニッセン：エネルギー論：統合的エネルギーシステム：自然と世界の批判的解釈，1908, Paris, Rousset, XVII。2003年4月3日から5日にわたるベルギー，ルーヴェン - ラ - ヌーヴでのシェスヴィーのシンポジウムでD・ゲスキエが十九世紀から二十世紀にかけての生命の力学理論の構築の中に引用している。
[16] W・オスワルト「私たちが生きている世界は様々な形で完全にエネルギーの影響下にある。私たちの行為のすべて，精神作用のすべてはエネルギーの変化と変換に基づいている」（**科学と文明のエネルギー的基礎**，Paris:Girard et Brière, 1010, 25）D・ゲスキエから引用。
[17] 統合によって提起されるこの問題は非常に古くからあることが分かる。これは18世紀のラグランジュの遊星運動の変化の研究に遡る。遊星運動の変化には6つの不変因があることを示した（1775-1779）。

れる事象とぴったり合ったデータの集合が現れるとすれば，このパラダイムがある程度，確かな有効性があると推測することができよう。事実，その有用性を疑うことはできないだろう。なぜならば，これらの問題はすべて，人間の思考によって吟味されてきた様々な専門分野に見出されるからである。

　この複雑な目標を前にして，まずはその性質と作業の様式について精通する必要がある。ところで，この概念は多義性から逃れられない。たとえそれが，自然の力に反応する統一的現象として隠喩的に認められるとしても，異なった，さらには部分的な座標系に差し向ける。しかしながら，この概念は，多数の結果に活動の可能性と集合論的力学を与える。

　このように心理学では，精神エネルギーは興奮と自己抑制の源泉である。この自己抑制はまずフロイトによって快楽の源泉であると考えられ，彼にとって，ニューロンの慣性理論に合うものであった。後に，フロイトは，この考え方が特にトラウマの精神現象に相当するものであり，他の快楽の源泉もまた，特に精神エネルギーがもたらす開放感によって，存在する可能性があることを認めた。

　事実，当然考えられることは，ある現象を起こすエネルギーは，他の部分的ないしは隣接するエネルギーと出会うときに発生するということである。芸術では，このエネルギーは個々の身振りやそれに伴う記号で表現できるし，多くの記号から自然に出てくる組み合わせに結びつく二次的意味作用を作るような印象があり[18]，その場合エネルギーはその環境と結びついた創造活動を表しているのである（72）。

　類推的には，ポテンシャル・エネルギーと動的なエネルギーの存在を説明する物理学の図式を認めることもできる。この二つのエネルギーを合わせたものが総合エネルギーである。しかし，浮かんでくる疑問のひとつは，この物理的エネルギーがそれ自体最初のものであるか否かということである[19]。この物理的エネルギーは，特にミトコンドリアを介して伝達され細胞生物学的エネルギーを生み出し，最終的に精神エネルギーとなって現れるのに十分なのだろうか。この精神エネルギーを表すに足る図式は部分的にではあれ，それらの性質と特異的統合のために，さらに複雑な様相を備えているのだろうか。こうした疑問に対して正確な方法でア・プリオリに答えることは不可能であるので，とにかく，精神エネルギーについて正確な性質についてはさておいて，なるべく大まかな方法で述べるにとどめ，エネルギーを起点にして精神の働きに関する疑問を検討したい。いずれにせよ，そこにある作用がもたらされ，思考発生のきっかけとなる。十分正確にこのエネルギーを定義できないにしても，仮定的表現なら試みることができる。これは，思考機能の研究に一つの操作的な一歩を進めるためのモデルをもたらすだろう。

　このように，精神エネルギーの本質と源泉がただひとつの理由に帰せられるものではなく，創造の神秘に属するとすれば，このエネルギーについては，物理学的，生物学的および生理学的な秩序に単純化できる構成要素を学ぶことになるだろう。そこから，純粋な言語のように，精神エネルギーは，人間存在をその世界内で生かし，世

---

[18] たとえばこの考え方は，二十世紀中葉頃現れた絵画の「叙情的抽象化」の運動の基礎にあった。ジョルジュ・マチューの絵画作品とその宣言を参照のこと（L. Harambourg著，Georges Mathieu, Ides et Calendes 社刊, Neuchâtel, スイス, 2002年）。
[19] 物理学では結合エネルギー分子，集合エネルギー分子，電磁場のエネルギー分子，マイナスエネルギー分子などについても語られているが，これは私たちの研究領域を超えている。

第1章　精神エネルギー

界と人間をよりよく結び付け，さらに世界を理解させ，世界に通じさせる本質的な因子であろう。

それゆえ，精神エネルギーの存在についてはできるだけ概括的な方法で検討することにしたい。すなわち，生物学的機能に従って物理的因子によって行使される能力，そして精神的様式に則って表現される能力として検討するということである。確かに，種々の説明可能な仮説はあるが，これらの仮説はそれぞれの専門分野に特有な操作的言語手段によって立てられるものである。たとえばこの主題については，物理学的には重なり合う波動の機能（活動量），生物学的には細胞の分極および脱分極機能，ニューロンの活性化および非活性化機能，イオンチャンネル，大脳の領域，心理学的には活性化機能または抑制的機能などが挙げられる。それ故，このような関係の容認には質と量がきわめて密接に関係しており，そのすべてを知ることはまず不可能であろう。

他方，ア・プリオリに精神エネルギーをこうした精神的または生物学的仮説の一つに還元したいと考え，他の偶発的因子を除外するのは危険な賭けということになろう。たとえば，神経細胞の生理学的構成要素は物理‐化学的エネルギーに依存している。これらは動物界でも人類にもみられるものであるが，それらの表現様式が同じだからといって必ずしも同じとは限らない。ある種の操作が大胆に行われ，動物の脳に人間の神経細胞を人為的に植え込んだとしても，その動物の脳の機能が人間の何らかの精神的特性を獲得するものではなく，動物種の機能のままにとどまる。それゆえ，人間の脳の機能的構造には特殊性があり，コミュニケーションの手段を介して明示することに役立っている状況について言及するまでもなく，機能的統合能力には動物の脳とは区別される人間固有の飛躍があるのである。特に，言語の出現，コミュニケーションの技術の創出，予測能力が，人間に特有の目的論を特徴付けるのに寄与している。

つまり精神エネルギーについて語ることは，自然エネルギーについて語ることである。ところが，物理学的世界，生物学的世界，精神世界の三つの関連付けが必要であり，関連付けによって質的要因—それらの源泉はさておいて—および計算によって量的要因に近付けるにしても，人間存在を説明することはできないだろう。それゆえ，精神エネルギー概念を用いる場合には，こうした知識の限界をまず心得ていることが肝要である。

その一つの例として運動，形，色に関係する視覚細胞機能がある（196）。精神活動全体がこれらを統合して，物体それぞれの感覚的ヴィジョンが可能になるが，それを意識することはここでは知覚の初歩の現象にしか過ぎない。このことは対象の認識を助ける他の多くの段階の一つに過ぎない。これは意識的思考領域の単に現象面だけに限られた覚醒に過ぎない。関連する形，対象および注意喚起の認識を含むすべてについての何らかの視覚の全体的な現象学的説明ではない。いくつかの生物学的および／または精神的要因が冒されると，意識が歪められ，部分盲，半盲，色覚欠損，複視などを引き起こすことが知られているが，単にそれだけで精神活動が乱されるほどのことはない。

b) 認識の源泉となる精神エネルギー

最も初歩的な認識には個々に最低限のエネルギーが必要なことは原理として示すことはできるが，それを物理学的・生物学的構成要素のみに還元することはできない。

また，人間存在の周囲をも等しく巻き込む完全性原理も考慮に入れる必要がある。この環境は観察可能な様々な物の集合体に還元することは容易であるが，個々の特異的経験の相互作用が働き，再活性化に介入し，こうして形成された力学全体が最初のエネルギーに一つの方向性を与える。それゆえ，この方向性は人間存在の最初のポテンシャル・エネルギーと密接に関係しており，人間存在にとってこの方向性はある意味で不可分であり，環境との相互作用によって明示されるものである。環境との相互作用により，エネルギーは，それが現れる環境に応じて異なる側面を見せる。事実，精神の活動が別の精神システムによって観察されると，見るという活動によって二重の活動になる結果，一人だけの人間存在（これが被観察者であれ，観察者であれ）の精神エネルギー効果と同じではありえないはずである。このことから，この認識のかけらにはそれ自体の中に定義しなければならない質的側面と量的側面が含まれる。

しかしながら，たとえそのエネルギー素材から生物的生活や心的生活への移行の深い性質が未だに不明で，憶測すらできないとしても，エネルギーの認知可能で自然的側面から精神的力学について類推的に明らかにすることはできるだろう。これらの限界をわきまえた上で問題に取り組んでみよう。

実際明らかに，精神エネルギーの構造化と発展は連続的であると同時に不連続的である。これらは，量子論の示す人間の精神に関する最新の発見を見ると，定量化可能な閾値とレベルを備えている。こうして人間は思考によってエネルギーをデジタル化することで（量子数）世界を再構成して，そこから古いピタゴラスの夢を新たな形で再発見することができる。量子数は幾何学と深い関係があり，対称性によって秩序付けられていることがわかっている[20]。また，量子数と直接関連するエネルギーのレベルは，「連続的力を受け継ぐ」波動と関係があることも強調しよう。これらの波動は，重ねあわせによって，いわゆる素粒子を形成し，空間を占め，諸々の形を生み出す。以上のことは，主体の外の世界でも自分自身が思い描く内的世界でも同様に起こるのである（151）。かくしてこれらの形は外的世界の遠近がわかるように配置され，さらにそれらの物理学的，生物学的および精神的な特徴を発見することが可能であり，意味が付与されるのである。

このエネルギーの力は，思考の構築作用をもたらし，いわゆる「認識」の現象に至る。この用語は，**人間存在の誕生との同時性**，形成される**過程**，この過程が最後に到達する**所与**を同時に喚起させる。かくして，エネルギーの力は**意味**をもたらすものとなる。それらの源泉を知れば知るほど，それらの意味作用，意味，発達および創造性の向上を期待できる。

この問題に近づくもう一つの方法は，不条理を通じて一つの推論を呼び起こすような否定形で問題を提起することである。そうすればもっとわかりやすい解答が出るだろう。たとえば人間にとって何の意味もない現象とはどのようなものであろうか。そんな場合，この主体は原初的な自動現象のみに委ねられていて，虚ろな形に還元される世界の前にいること，いわば精神的空虚の前にいることに気づくはずである。

そこで，ある現象が最低限の意味をもつには，人間は自分自身が知覚する他の現象および自分を取り巻く宇宙と関係を結ぶ必要がある。つまり，これらの現象の間で作動できること，次にそれらの現象を発見するために精神力学的反射性を働かせなけ

---

[20] たとえば，実数から虚数へ移行する場合，シンプレクティック symplectique な計算からシンプレクティック幾何学 géométries symplectique へ移行する場合。

第1章　精神エネルギー

ればならない。このことは，またしてもエネルギー活動の存在を認めることに通じるが，この反射において新たな一歩を歩みだすのである。なぜなら作動することが，ここでは意味の建設的方向に向けられるからである。目的のない反射は，目標がないということで，存在しない目標を探し求めるレーダーのように，空虚へ向かうことではないだろうか。このため，人間は与えられた目標をもつか，自分自身で目標を持つべきものである。言い換えると，自分の持つエネルギーを決められた方向へ集中させ，方向付けることが可能なはずである。人生が彼にとって意味があるというのはこの価値があるからである。目標は当然変わったり，変えられたりする。エネルギーのパラダイムの操作的性格に訴える利益がこのとき明らかになる。

従って，認識は二重の方向に適用可能なエネルギーの出口となるだろう。すなわち部分と全体との出会い，存在の内部であると同時に外部との出会い，他のエネルギーの諸源泉との出会いを求める方向に適用される。こうして思考は認識する者にとって，特殊な意味を持つ**単一**なものになると同時に，自身の外部とのつながりを求める者にとって，変化に富んだ形とクラスの差異を生む**普遍的**なものになる。言い換えると，この能力は人間に固有の原初的なエネルギーが，環境に固有なエネルギーと出会うことによって働くのである。この出会いは分割と断片化から生じる対立を生む一方で，強化と固定を生じさせる。

c)　構築性要因としての精神エネルギー

エネルギーが精神領域のより複雑な現象の仕上げにも介入することは疑いない。しばしば多くの仮説が，不十分な心理主義や独断的なイデオロギーや部分的現象の一般化の試みに基づいて発表されている。それゆえ，十分な構成を保証するには，より強力な統合を試みる必要がある。このように，グローバルな見地ときわめて類推的な様式こそが，私たちの研究を高い視野に立つ機能に基づいて位置付けるのである。このように前述のエネルギーは，運動，生成される抽象的な形，集合論的意味を生じさせ，広範な進展をもたらすのである。

意識的思考は統一的であると同時に高度に差異化されたものであるという事実は，もともと神経生理学者にはよく知られている（49）[21]。あらゆる思考は人間存在のポテンシャル・エネルギーを前提とする。ポテンシャル・エネルギーは，集結し，自己自身と向き合いかつ自己が属する世界のただ中で，精神と呼ばれる生の原理を包摂する。しかしながら，この本質的な力は作用，すなわち環境作用と結びついていることは明らかであり，そのことが，はっきり生きた形を示すことに役立っている。

ある事を意識するということは，この自由に使えるすべてのエネルギー作用である認識レベルの活性化，反射性および獲得を意味する。ハミルトンが述べたように，意識はあらゆる認識の根底にある。この意識がいかにして最初のエネルギーから取り出されるのかを見て行こう。自由エネルギーと関連エネルギーについて，ブロイラーとフロイトがとった立場があるが，本書では言及しない（97）。

---

[21] 「意識は高度に統合され統一されている…と同時に，高度に分化的ないしは情報的である。意識的経験の土台になっている分散するニューロンの過程もこれと同じ性質を備えている。神経生物学と現象学の間のこの収束は単純な偶然の一致とは異なる」（エーデルマンとトノニ）（49）。

2- エネルギーの表現様式

　精神エネルギーは人間存在の物理的および生物学的な深い基礎構造から生まれる。精神エネルギーは，環境やそれを取り囲む人間存在のエネルギーの力との共鳴の振幅によって強化されたり抑制されたりする。こうしてエネルギーは人間存在とのつながりを示し，常に拡張し続ける巨大な統一を実現する。

a) 総合的様式

　精神エネルギーは人格およびその環境のあらゆるレベルで表現され，自らをよりよく知り，取り巻く世界を知ることを可能にする。隠喩的には，人間に新たな認識が芽生えて思考の流動化が起こると，精神エネルギーはいわば人間の精神にあふれ出る輝く光となる。この力は，行動を促し認識対象を闇から浮かび上がらせ，人間存在と環境を結びつけて全体の中に対象をよりよく位置付け，輪郭と性状を観察させ，把握し捉えさせる。そのことから様々な型の物理的エネルギーとの類似性が，類推に基づいて認識される。その類似性は，たとえ一方から他方への移行は説明できないとしても，身体と精神に裂け目があるという証拠を浮かび上らせる。

　しかし，さしあたっての問題がある。ある対象に適用され，把握を可能にするこの力は観察者だけに由来するものではない。この力は，存在と環境と認識対象のエネルギー間にある相互作用によってもたらされる。これらの認識対象は環境に属し，生物 - 文化的概念である。それゆえ，これらは「混合的であり，システム的であり，発展的であり強制的である」（P・ルグラン）。人間存在とこれらの対象の多様性を前にすると，直ちに，認識の源泉の把握が難しいことがわかる。

　ポテンシャル・エネルギーは発展し，欲動や振動に従って表現される。それらの広がりは人間存在と知るべき認識対象を含む巨大な集合システムの自己調節に依存する。ポテンシャル・エネルギーは，認識現象に向かい合う力の方向に発展すればするほど，有効であることが明らかになる。それとは逆の力によって弱められるほど，その有効性は限られたものになる。これはすべての専門分野について言える。

　人間存在の精神活動は，努力によってそれを起す固有の解放によって刺激を受ける。また，一般に精神活動は逆境や重大な妨害と出会うと抑制される。精神活動がいつものように安定していると感じるのは，これらの二つの振幅の差による。

　巨視的な物理学の例として気象学的な生態系がある。熱帯性低気圧や高気圧は複数のパラメータと関連して動き，衝突することによって，天気，温度，日照，湿度を変化させ，生態系のバランスをめぐって揺れ動いている。

　同様に，量子の階層尺度では，調和振動子の概念が重要である。それは量子の概念[22]とすべての新しい物理学へと導く。ともあれ，このことがア・プリオリに現れるのは驚くべきことであり，この概念は認識の精神的領域においても機能的には類似していることを見ていこう。

　人間は確かに，それぞれの個性，教育と経験と結びついた異なる認識能力を持っているが，それでもこれらの能力は，明らかに，その存在に固有の力学と直接結びつ

---

[22] 作用量子は放射の頻度 n に依存し，hn である。h はプランク定数で普遍的である。

いた能力から生じる。従って，たとえ認識自体が個人毎に極端に異なっているとしても，またその領域が千差万別であるとしても，少なくとも大筋では生きているすべての存在には共通の認識ポテンシャルが存在する。

それゆえ，あらゆる認識は，物理学的，生物学的，心理学的科学領域で研究されている自然エネルギーの活動のポテンシャルと結びついている。このことは，おそらく物理学的世界，生物学的世界および精神世界の間の異質同形 homéomorphismes を物語っており，そこから特徴や原則や共通原理を引き出すことができるので学際的精神医学の根拠となる。

b) 単独様式

すべての人間は生まれながらにして意識をもっている。意識は感覚，理性，想像力が加わって創発し認識を可能にする。意識の検討対象はその人の外の近くや遠くの環境にあるだけでなく，その人の中に，身体と精神についての表象として，またそれらの確立された関係としてある。それゆえ，これらの対象はより単純なものからより複雑なものまで，様々な性質と多形の認識を生む。事実，人間の外部にあって人間によって種々の物理学的形式（重力場,電磁場,強弱の作用場）に翻訳されるエネルギーは，その人自身の中で種々の感覚的形式（視覚，聴覚，臭覚，触覚…）によって知覚されるか,知的形式（カントの用語による,もの自体または現象）によって知覚される。

この意味で，物理的および生物的体験から心的体験に至るには，表現の方法が必要になる。この方法は，個人の自然な成熟に応じて構造化され，周囲と関連して明らかになる。それは言語であり，C・S・ペイルスのいうイコン的思考である。すなわち，言語は人間存在に深く刻み込まれている基礎構造，象徴，言葉，意味作用，隠喩および完成ないし未完成の言語構造とともに，全指向的コミュニケーションを表現する。これは重要な方法であり，これがなければエネルギーのコミュニケーションは不可能である。従ってこれは，ある人々には，認識全体の重要な要因として，生得的ではないにしても，少なくともすべての認識に到達するために選択すべき手段に見えたのであった。もっとも，今日では言語なしの思考の存在を指摘する者もいる(98)。無意識,すなわち，思考の基礎構造が言語のように構造化されるとする，有名なラカンの法則がこの見地に属する。事実，言語は，きわめて一般的なコミュニケーションの手段であり，人間存在のあらゆるレベルに関係する様々な形式をとる（運動的，感覚的，本能的，情動的，想像的知性的，自動的，理性的，精神的，文化的…）。そして言語は，このエネルギーがもたらしたものを伝達する，より正確に言えばエネルギーと不可分であることの証拠である。

c) 交換様式

精神的領域では，エネルギー交換ないし振幅の表現様式は観察者にはっきりと感知される。患者と観察者のどちらも相互にエネルギーを放出して対立するか強めあうという事実は言うに及ばず，エネルギー放出は時と環境によってより個別的な変化する形で表現される。これらが交換される場合，ほとんどが運動的，感受的，情動的，イメージに富んだ，自動的，あるいは知的などの側面をみせる。当事者は一時的にそれらを放棄するが，その後に単独または統合した別の形で再び取り上げる。

生物精神的領域では，現代の記録技術，特に定位置のカメラにより，学習した脳の領域やそうではない脳領域の機能について種々の結果が明らかになっている。この

機能は，まず一般化され，よく検討される課題が繰り返されると自動化されて弱まり，そして同じ刺激活動が繰り返されると特有の領域の活動に置き換えられる。

3- エネルギーの統一的性格

それゆえ，ある人が自由に使えるエネルギーは，多くの異なる面に効果をもたらす機能的統一性を示す。その理由はいくつかある。あるものはバーチャルで，あるものは現実であるが，間接的で，直接観察できるものではない。

a) 科学認識論的つながりの成り立ち

精神エネルギーの単一性と表現様式の多様性に関する主たる論拠は，おそらく人間一人一人の根底にある深いつながりの認識の差異，従ってそれらの相互作用にあると思われる。エーデルマンとトノニ (49) は述べている。「意識の状態は…強く結び付けられた意識間の関係の集合であり，それを個別の構成要素に区分することはできない」。これは統一され統合され，全体は部分の総和よりも大きいという観念に通じる。このつながりは認識の発展時に現れ，無数に存在する言語となる前に表われる。それはある同じ専門分野内で，さらには様々な専門分野間で，認識の比較研究と差異研究によって明らかにすることができる。かくして**科学認識論的つながり**の価値を付与することができるだろう (132)。事実，ここではまだ隠喩的イメージにすぎない。このイメージは，決定論的原則が支配する世界において巨視的レベルでしかそのすべての価値を保持できない。なぜなら，たとえば，非決定論が支配する顕微鏡的さらにはナノの世界（量子的世界のような）では，こうしたイメージは種々のレベルの通路に介在する閾値という概念と衝突することは確実であるからである。

b) 認識のポテンシャルとしてのつながり

以上の条件で，言語の深い起源は人間精神の諸々の能力と直接関連があり，その能力が**認識の操作的ポテンシャル**とみなされ得ることをみていこう。自然のものであるとはいえこの能力は，自然環境，教育的または文化的環境に結びついているが，認識する存在の準備がなければ現れることはない。この能力は個人形成の途上で徐々に磨かれる。それは内在するエネルギーを持っていて，物理学的・生物学的基礎構造からはっきり切り離されることはあり得ないし，人間の精神に統合されている他の構成要素からも切り離されることもあり得ない。他の構成要素とは，情動や感情，精神的表象ないし思考の自動現象のことであるが，社会的・文化的環境由来の力学的役割をおろそかにすることはない。私たちは，すでに臨床において，人間の思考に備わっている自己調節および自己組織化の重要な役割を広範にわたって見て来た (116, 118, 129)。

さらに間接的な他の理由も考慮する必要がある。これらは何よりもまず，すべての人間に認められる増大する認識能力の集中と関係している。私たちは，とりもなおさず既に「認識過程」(129) で検討したそこに内在する可能性を追求しよう。このためには，科学認識論的つながりの存在に基づいた，まさに学際的諸概念に訴えることになろう。

第1章　精神エネルギー

c)　学際的解放要因としてのつながり

　ア・プリオリに明らかであるとはいうものの，エネルギー概念は他の専門分野との関連を考慮するとさらに補強される。事実，ある総合的認識について想起するとき，認識の違った側面，すなわち現象的現実，概念のバーチャルな領域，形と力学，量的および質的次元などが次々に呼び起こされる。そうすると，生物学的現象の観察が，均質な総合において，現象と観察者の操作的概念とがいかに緊密に結びついているかを知ることができる。

　その例として細胞の一生のように基本的な自然現象と，初歩的代数的操作のような抽象的現象との関連付けを取り上げてみよう。

　細胞は変化を繰り返す段階で二つに分裂する。電子顕微鏡で見ると染色体，マイクロチューブルおよびケラチンフィラメントが分裂し，新しい2個の細胞になるのが観察される。この過程は自然の形式に課せられた制限の中で規則的に繰り返される。

　量的認識の様式で現れるこの質的な生物的現象に迫ろうとすれば，あるつながりが直ちにわかるはずである。四大演算記号（足し算，引き算，掛け算，割り算）は，初歩的な量的認識の中心に位置する。細胞分裂というはっきりした例では，割り算が観察され，細胞が属している器官から一つの細胞を孤立させることで，バーチャルに認識される。すなわち，構成された細胞の集合を割り算し，それを引き算するのである。同時に，得られたデータを確認するため，観察者は観察の反復によって理解しようとする。すなわち，最初のバーチャルな操作を加えたり，重ねたりすることにより，同じ特性を再び見出すことができる。それゆえ，現象の観察はもはや集合からバーチャルに引き出された細胞についての事象だけではない。これは反復の追加行為と共に進行するものであり，そこで最終的に観察者である操作者は，器官を組織している細胞の集合ないし予めプログラムされたそのシステムを，最終的にバーチャルに再構成することができるはずである。

　言い換えると，操作者たちは操作者同士と，またその対象である生物学的現象の観察に緊密に結びつけられている。それゆえ，細胞分裂の認識は同じポテンシャル・エネルギーの面も明らかになる。ポテンシャル・エネルギーは，観察者同士の連携した操作を通じて認識の対象と観察者の精神に同時に現れる。しかしながら，このポテンシャル・エネルギーは，観察された現実と用いられバーチャルとの和だけに還元できるものではない。これは，適切な，しかも，観察される現象に対する操作者の正しい秩序だった適用と結びついた複雑な統合であり，この複雑な統合は物象化された存在を前にして感知される現象的現実を回想することによって行われる。しかも不十分な，あるいは現象とは隔たった認識を極力避けなければならない。

　それゆえ，こうしたアプローチの結果は決しておろそかにすべきものではない。自然現象を認識するには，操作者のバーチャルな結果を盲目的に適用するだけでは不十分である。また，それらの総合は，さらには決められた秩序で差異化し，数字の単なる組み合わせになったり，不適応な概念論に堕したりしてはならない。

　この極めて単純な例は，すでに最もわかりやすいやり方で認識全体の複雑性を示しているし，とりわけ，人間に起こる現象では，人間の本性と相互関係が加わるので分析はさらに困難になる。

II - 生まれる力学

　潜在的で同時に動的なエネルギーは，物理学者がよく示しているように力学から生じる。エネルギーの潜在性は恒久的なことがはっきりしている。すなわち，その力学的な面はある時はエネルギーを増幅し，またある時は弱める。事実，この特性は同じ力の異なる状態と関係する。すなわち人間存在，患者，観察者，環境，それらの相互作用やそれらが働く種々の場などの性質と関係する。それゆえ，エネルギーは，歴史的な次元であれ，生物学的基礎に関わるものであれ，情動的または知的，社会的，体制的，文化的さらには地球物理学的なものであれ，思考の異なる領域において評価すべきものである。

　ともかく，エネルギーは意識のあらゆる状態と切り離せない。この状態は受動的でも，能動的でもあり得る。受動的状態は，特に注意を払うことなく知覚したり見たり聞いたりしているだけの時でも，一定のエネルギーの臨界値にある状態である。能動的状態は，警戒，熟考，決定などを行う時であり，エネルギーの動員を意味している。エネルギーの動員はおそらく認識過程の最も重要な現象であり，意味作用と形の発現に重大な役割を負っている。

1- エネルギー振動

　精神エネルギーは，神経生理学的土台の明らかな変動によって現われる，不変性および可動性を通じて現われる。

a） 不変性

　エネルギーはどう変動しようと，活性化する生命と密接に関係している。エネルギーは一見無意識の状態でも働き，正常な状態でも病的な状態でも同様に働いている。活発な意識のない生理的な睡眠においても，エネルギーは，経験するイメージの流れによって現れる夢の活動に介入する。それは，脳波などの補足的検査でさらに客体化される。しかも，夢の活動は，人間の精神の奥底に潜む意識の精神分析に有効であることはよく知られている。夢の内容を想起させ再構成する作業の際に，目覚めた状態で観察者と語り合うことによって意識化するのである。前夜眠りにつく前に解決できなかった問題が覚醒 réveil すると解決していることがあり，意識下の認識活動があることを想起させる。確かに夢がにわかには信じ難い前兆を語っていることもある。

　同様に，精神障害でも精神エネルギーは消失するわけではなく，何らかの病理を考えさせる。ただ正常な流れから逸脱し，何らかの領域に集中し，そこで何らかの病理的形態をとり，身体的不安 angoisse physique や精神的不安 anxiété psychique として目に見えるようになるのである。

　運動性および精神的な病的不活発の局面では，カタトニーの大発作が一見したところ死を思わせるようでも，患者の意識は実際には部分的に目覚めたままであり，少なくとも患者は，その発作の間に起こったことを後になって周囲の人に語ることができたりする。同様に，昏迷性のメランコリーうつ病の時期でも，活動は緩慢であったり抑制されたりしてはいても，常に存在しており，妄想的思考（無価値，罪業感，死刑，器官の否定，さらには空間 - 時間の否定，など）を惹起する。精神錯乱の場合，活動

第1章 精神エネルギー

は弱まっているように見え，患者は治癒した時には何が起こったかを覚えていないが，活動は錯乱期の間，きわめて緩慢であっても夢幻的活動に表われている。

それゆえ，こうした種々の事実は，人間存在のエネルギー活動の不変性をはっきり示しており，昼も夜も，正常であれ病的であれ認識に関与しているのである。

b) 変動性

精神の働きは永続しているように見えるが，多少とも様々な形の特異的機能，さらには「停止位置」または「静的状態」があることが注目され，より短い生起の過程において不連続な進展も認められる。このことは，おそらく根底で振動していることを示している。

事実，このエネルギーはその主体の存在の経過において不安定であり，精神現象の正常な生理学的力学的変化があると変動する。ほぼ自動的な植物的受動的生活から熟考や行動を行う活動的生活に移行する場合や，正常な意識に関係する態度の自然発生的な差異の生じるときがこの例に当たる。ホルモン因子の影響もよく知られている。すなわち月経周期で気分変動，産褥期や閉経後の抑うつ状態，エンドルフィンの作用などである。

こうした変動は，疲労，感情的ショック，情動に強い影響を受けたときの心理的葛藤による病的時期，特に，意識が抑制されている反応性小うつ病，さらには現実的拘束から意識が混乱するといった大うつ病，また解釈妄想的メランコリー型などで認められる。また，軽躁病的異常亢進や気分高揚の時期，さらには躁病的興奮の時期も同様である。この場合，エネルギーは，単純な加速を受けるだけで，依然として小規模な形で一貫性と創造性を保っている，あるいは反対に完全に無秩序状態となり検討の対象とはならず，幻覚や妄想の形をとることもある。また留意しておくべきこととして，こうしたエネルギーの変動は，創造される構造全体にかかわり，観察者が採用する座標系で言うと，いわゆる「疾病単位 entité」，「症候群」または「過程」といった病的混乱の様相で表われる。エネルギーの動力学的周期性のゆえに，こうした病的変動は周期的または循環的な様式，いわゆる「躁うつ」の様式で現れることがあることは容易に理解できるだろう。こうした変動は，また患者によっては，種々の様式の組織レベルでしか現れず他の様式で現れることはないが，いわゆる「混合状態」と呼ばれるものを起こすこともある。また自動症は，うつ病のあるいは興奮の過程にあるとき強迫的メカニズムの発現で現れることがあるように，基底にある制御作用の相対的減弱により突然現れることもある。その際，患者は基底にある自動症の奔流に囚われてしまう。

これらの変化では，その現われ方，すなわち抑うつや興奮あるいは解離などが精神障害の検討の対象になるよりも，その進展様式の方が重要である。進展様式は事実，精神エネルギーと病的形成とのつながりの持続の有無を示している。また，この形成機構はそれ自体で変化することもあり，まずもって精神システムの構造化にみられる非決定論をも示している。胸腺の変化とそれに続く基底エネルギーの変化の経過中に妄想確信の増強が見られるという証拠が上がっている。

この自由エネルギーの変動は，**精神システム内での再配分**とも関係している。精神エネルギーは，受動的存在に拡散すると，受動状態つまりほとんど自動化された状態に維持され，さらにそれを取りまく対象に直接感じられる意味作用をもたらすこと

もある。逆に，意思的な覚醒状態にある精神システムのこれこれのレベルに集中した場合，このエネルギーは同じ対象をよりよく把握できるので，エネルギーは構成と活性化に有効な操作的手法を介して思考を活性化させる。

このように精神エネルギーとその多様な現われ方は，ある種の背景音と堆積層を作り，その上に形と意味作用の共鳴を定着させ，認識過程の筋道を作る。この背景音と共鳴は，それらが現れる精神システムの組織レベルによって，異なる外観を呈することになる。

それゆえ，精神エネルギーはそれ自体固定された能力ではない。つまり，表出レベルによって変化するだけである。精神エネルギーは，知的生活に介入する**振動**に従っており，その特異的性質，律動的表出によって，関係する空間と時間の中で変化する連続性や偶発的不連続性，配分の臨界値，流動的な意味作用にエネルギーを同調させる。それは予め決まっている振動と無関係ではない。従って，それは目に見える機能性に変化をもたらし，個人によって異なる意味を持たせるのである。このことはR・ギタールが数学で語っている。すなわち振動が正確さと曖昧さを結びつけるのである[23]。

そもそも，この不連続的で限局的なエネルギーの流れが，一見連続的で安定した同じエネルギーの拡散全体の中心にあるというのは，自然の中ではかなり一般的な現象のようである。事実，精神レベルで観察されるものと，最も基礎的な物理学的レベルで認められるものとの間に類推的関連付けを行わざるを得ない[24]。

c) 変容

それ自身エネルギーを有する別の現象と出会った時，みかけは受動的であっても，そのエネルギーは多方向かつ多領域に現れることになる。事実，エネルギーがある一つの方向あるいは一つの領域に適用された場合，遭遇した現象の側からのエネルギー反応を等しくひき起こし，これがまた別の方向や別の形で現れる。これは一般に認められるありふれた現象である。話し相手が取る態度に対する反応によって，思考が途中で変わる例は，精神的な正常または異常を問わず枚挙にいとまがない。物理学的世界にも同じことが言える[25]。

この現象は多くの実践的な応用を含んでおり，精神システムの多くの重要な機能に認められる。たとえば，遡及活動に基づいて前向活動を補完し，自己調節または他動調節によって精神の働きの明確な形を築くのに寄与している。それがなければ，こ

---

[23] その一例として数学の知的表現法がある。すなわち，振動の存在であるが，R・ギタールが言うように，振動のポテンシャル・エネルギーと切り離しては考えられない。振動は，「厳密さと曖昧さという矛盾した作用を結びつける…意味と無意味の間の常に明白な事実において無限に働く能力であり，提起されることを完全に提示はするが，時に変更することもある」(78)。なぜなら明証性は，直観的エクリチュールの堆積，すなわち，事実を疑うこと自体存在しないデカルトの明証性であるからである。
[24] 量子物理学ではまた，光は小さな粒子あるいは「エネルギー・パック paquets d'énergie」からなっていて，拡散過程で電子と衝突する事を明らかにしている。(ニールス・ボーアとウェルナー・ハイゼンベルクのゲッチンゲンにおける討論のテーマ) (83, p 63, 98)
[25] この現象はまた，物理学で古典的な作用-反作用概念としてごく普通に見られる。エネルギーをある方向に加えると，物体はその反対方向にエネルギーを生じ推進する（ジェットエンジンの原理）。あるいはエネルギーが屈折すると，いろいろな方向に放射する（光の放射の場合）。これはまたたとえば，機械的・電気的エネルギーが熱エネルギーに（相互的に），あるいは音に変換される場合にも言える。さらに気圧の形があり，最も一般的な現代技術，家庭でも用いる変換サイクルである。

第1章　精神エネルギー

のエネルギーは，表現するすべを知らず，異なる形に集中して変容する非常に強い反応を引き起こす。類推的に言えば，反応を引き起こす精神的トラウマで起こる。その反応が抑制された不安 angoisse へと変容するのである。ところで，周知のとおりしばしば激烈になることのある情緒的なカタルシスは，ある意味でこの抑制されたポテンシャル・エネルギーを空にし，結びついている不安そのものを開放する。これは心理療法で広く用いられている現象である。

2- 作用領域

エネルギーは，個人の内側や外側で，特にコミュニケーションのいろいろな様式で作用し，様々な形で表現される。図式的に言えば，運動，感覚および知能領域で，さらには超越的領域で検討できる。

a) 運動および本能の領域

利用可能なエネルギーは，物理学的レベルで**運動**を生み，本能的行動のレベルでは**欲動**を生む。欲動の力学は，精神分析理論で顕著に発展した欲望ばかりではなく，防衛，攻撃性，飢え，乾き，宗教性など，様々な本能を呼び起こす。これらの欲動は，継続的に活性化されたりされなかったりする対象との関連によって，両者のつながりが緊密になったりならなかったりするばかりではなく，このエネルギーが生まれる過程との関連によっても現れる。特に，このエネルギーは環をなしている遡及活動から生まれ，それによって観察者は自らその人固有の行動の仕方と固有のデータを分析できる。言い換えると，この運動と欲動は，後天的現象の集合体の拡大の基礎となり，認識となり，同時に反射性によって知識になる。この知識は継起する認識の段階を記述し，より批判的理性的進め方と関連してそれらを位置付けることができる。

b) 感覚的および情動的領域

エネルギーはまた，感覚的・情動的共鳴によって伝播する。これらの共鳴は，主体が経験した様々な出来事と直接コミュニケーションを行うことから生まれる。様々な出来事は，物質であろうと生物であろうと，様々な構成要素を持つ環境と関連している。感覚的・情動的負荷は実際の出会いによって構成され，欲動によって強化され，体験した出来事によって強い緊密なコミュニケーションを生むことになり，さらに重要度を加える。こうして感覚的・情動的負荷は，個人の精神構造の中で進行しているある種の初期ポテンシャルを強化する。

しかしながら，最も本能的なレベル（人類の精神発達の段階では最も太古的レベル）で，子どもは自分の感覚で学んだ対象を同化し環境と結びつける。ひとたび周囲やそれらの要素のひとつと関係を築くと，子どもは自発的にこの関係に自己を投影し，生命を吹き込む傾向がある。このように，その進め方は隣接関係によって広がり，その理由と対象に対する力（彼のものに「なった」）は本能的に外部に投影される。これは，呪術的行為を示す特性のひとつであり，主体が投影される外部現象に対してできる総合的決定のひとつであり，強迫的自動行動にみられる特性である。集合の情動的組織化のレベルで，このエネルギー拡散は信頼性 créditivité の現象の根底にあり，情動的動機を信じる能力である。そこに本能-情動的領域から知的領域への移行に介入する要因のひとつがある。

c) 知的領域

　エネルギーは本能 - 情動的形では総合的に世界に投影されるが，その他の現象によるエネルギーと衝突する。それゆえ，エネルギーは適切な方向に反射され，最初の力学との相互作用に入ることになる。こうして反射性 réflexivité の力学が構成され，自動化構成の源泉になり，言語の本質的機能の源泉となり，最終的には個人のより抽象的な制御された知能訓練の源泉になる。

　言語レベルで，人間にとって重要な認識とコミュニケーションの手段である，これらの基本的機能は幅広く研究されている。これらの研究で特に A・フェルナンデ - ゾイラ (58) が注目される。彼は，媒介言語機能，感じとり情動を担うその土地固有の言語機能と，呪術 - 神聖性を担う機能，科学的機能，技術的機能を区別した。これによって主体の内的言語を理解することができる。彼によれば，この内的言語は容易に修復可能で明白な相当句機能 fonction locutoire ないし相当句交換機能 fonction interlocutoire を備え，「言葉そのものの中に深く食い込んでいる」二つのはっきりしない機能のようなものである（訳注9）。相当句機能や相当句交換は，「発話内的機能 fonction illocutoire であり，他者または自分自身に語られる発話行為を通じて，力や強度の変化を生み出す」のであり，そして「発話媒介的効果 effets perlocutoires…であり，情動の具象化像として示され，エネルギーの形態または人間味を感じさせ変換的な形態面として表れる」のである (58)（訳注10）。このようにこのエネルギーには様々な機能的面があるので，言葉が時に脳障害の結果不足することはあっても，これらの機能とともに，またこれらの機能によって，これらの機能を働かせることで，思考は少しずつ形成される（D・ラプラン）(98)。

　精密科学や自然科学では，問題はより複雑であり，不完全性と非決定論の原理が介入してくる。たとえば，歴史的にみると数学の世界では，算術と幾何学だけでは不十分な時期があった。それらを繋ぎ合わせる必要があった。なぜなら，数学者は昔から整数だけでは自然現象を説明することができないことに気づいていたからである。そのために数学者はいわゆる複素数を発明したのである[26]。

　生命科学では，観察者からの刺激に対する「対象」の反応は常により不確かである。特に観察者の情動的負荷がかかる場合はそうである。それゆえ，器官や生体システムについての認識は線形的方法では不十分である。認識はそれらを統合的な方法で，時空の構築と併せて進めることを必要とする。そこで検討される現象は，異なった反応をして，観察者の目を逃れることがある。事実，それは，関与する観察者とともに構成されるシステム全体における，現象の状況や，検討される生体システムの動きの特殊性に左右される。

　人間科学では，特殊性および相互作用はさらに数多くなるため，この領域での認識は曖昧さに満ちていることが多く不確定要素が生じる。これからみていくように，このポテンシャル・エネルギーはさらに，二つの方法でその人の知的構造を活気付けることがある。つまり，刺激 - 反応の様式が著しく自動化されて二次的に組織されることがあったり，感覚的 - 情動的エネルギーの負荷による類推的な様式で，認識に役立つ複雑な機能的構造がつくられたりすることもある。

---

[26] 数学の歴史は，アーガンド，コーシー，ガウス，ハミルトン，リーマン，その他多くの人々の研究によって，整数から複素数への移行と共に現れる (99)。

第1章　精神エネルギー

3- 作用方式

　物理学的および生物学的エネルギーの動員はまた精神的なものにもなり，それ自身についての反射性によって意味を持ち，自己と関連する土台を築き，後になって意識の芽生えの根源となる。その意味は，ある種の運動感覚を介して漠然としているだけでなく，未だにはっきり感じられておらず，定型化もされず形式化もされていない。その出会いの性質からしても特殊であり，時に分析困難な複雑性に従って部分的な形を次々に統合することを怠らない。後の章で形成の詳細を考察するので，ここでは簡潔に触れるにとどめよう。

a) 一般的方式

　しかしながら，曖昧で，定まらない総合感覚というものはよくあるが，はかないものである場合が多い。それは現れると同時に突然消えることがある。これがより統合されている場合，この感覚はまだ形成されていない，つかの間の予感の兆しであることもあるが，本人は深い意味の力動の現われるのを感じる。それは確かに突然現れるものではあるが，それが形を成してより詳細な形で現われるのは，後になってからにすぎず，時には長い沈黙期間を経てからのこともある。

　生成過程の説明は，確かめることのできる事実よりも解釈が先行する。ある仮説をたてるとすれば，個人体験ないしその重要性を理解している第三者による証拠をさらに照合すべきである。事実，この現象は，まだ形成されていない曖昧な想念を感じるときに起こるもので，その前形成を示唆するものである。これもまた突然に消えうせることもあり，何か別の刺激の影響で，おそらくは類推的な共鳴によって記憶がよみがえるときまで，さらにはっきり再現はしても，理由ははっきりしない。このことは，ある精神が，わからない問題について，主体の意識が表面的にはそれから外れている半睡相を経て，半ば目覚めたときに突然解決を見出すといった事実に相当し，外部刺激はまだこの出現を妨げるほど含みの多いものではない。このような例は数多くあり，随想録を書いたH・ポアンカレのように有名な数学者によっても指摘されている。

　こうして私たちは，仮説として，このエネルギーの動員が，隠れた半意識的な心的力域の集中ないし拡散によって生じることを予測できる。それは自発的なこともあれば，他のエネルギー源泉との出会いのときのこともあるが，エネルギーの種々相の共鳴ないし対立を介して生じるのを予測できる。もとよりこのことは，無意識の過程の機能に関して，すでにフロイトが指摘した圧縮と置き換えの過程とつながる（64, 65）。

　最後に，もう一つ重要な事実を強調しなければならない。この最初の基本的意味作用は，現れる際に，同時に多少とも明らかにすることが可能な形にはめ込まれているので，その時理性は多少ともその輪郭を定めることに専念する。最初の意味付けは，後に述べるように二分割から生じるという印象がある。つまり意味と形という二つの現象を作り，それがペアを組み，形の輪郭がエネルギーの集中と拡散の間に現われる境界の外縁に当たるのではないか。言い換えると一種の「操作的囲い込み」が行われるのではないか（ヴァレラ）（191, 192）。

b) 特殊な方式

　精神システムのエネルギーはどんな状況でもひとりでに現れる。状況に応じてエ

ネルギーは意味作用をもち，新しく操作的に形成された状態のそれぞれに応じてより特有な意味作用を持つようになる。この意味作用はシステムが拡張するにつれ堆積するが，状況が変化したときに新しい意味作用のための余地を残している。後の章で，その兆しから「記号の対象」に至る途中で意味作用が出現する，この現象の重要性に触れよう。

乳児は母親の胸でほとんど反射的な方法で乳を吸う。母親がいないときに自分の親指を見つけると，感覚的な類推で本能的に同じ行動をとるが，すでにその意味作用は，新しい状況に応じて変化している。たとえその同じ機能が常に危険に曝されていても，である。新たな現実の対象（親指）もバーチャルなものになり，実際の元の対象（乳房）に取って代わったのである。食事行動が常に背後に存在するとしても，別の機能，特に快楽機能を導入する。なぜなら，授乳は，接触による触覚的快楽はもちろん，飢えが充足されることによる快楽を生むからである。

c) 統合的方式

意味作用は必ずしも個別化されていないし，並列的方法で結びつけられているわけでもない。意味作用は大抵，人間存在のエネルギーの働きに応じて，また新たな状況を作り出す環境に触れることで意味作用同士で徐々に統合され，識別的な方法で分析するにはほとんど不可能なほど複雑に溶け合っている。それはむしろひとつの面，他のいくつもの意味作用を持つ多面体の中の意味作用の一面であり，特定の観点の中での動きを分析するときに現われてくる。しかもこの行為は大抵，多少とも自動化されている以前の行動の統合に応じている。たとえ，それらのひとつが検討中の特異的な状況によって再活性化され優位であるとしても。これが，心理分析の結果もたらされる解釈には慎重でなければならない理由である。なぜなら最も明らかな意味作用の手前または向こう側にこそ，いまだ形成されていない意味作用の統合，さらに言えば，すべての予測が隠れているからである。事実，意味作用とはすべて多かれ少なかれ構造化された世界である。かくして，すべての理論はその発端となった意味作用を容易に見出すことができる。しかし，巻き込まれている意味作用の世界の全体性を説明するわけではない。

精神分析が常に欲望や本能-情動的欲動の作用を発見できるとしても，驚くにはあたらない。その固有の理論的座標系によって患者とセラピストとの間に作り出されるのは同語反復である。この意味作用はまったく正しいが，特殊な意味作用でもあり，検討される現象の生成に必ずしも常に大きな役割を果たすとはいえない。その現象はその人に内在する他の現象，場合によっては外的現象とも有意な関係にある。このため，患者についての解釈には観察する前の慎重さが必要で，この手法はしばしば偶然に左右される。

III - 創造されるつながり

永続するエネルギーは拡散し変容し，意識や認識を起こさせる。それらのあらゆる構成要素間に或るつながりが形成されるが，たとえその正しい性質を認識し損なっても，それがはっきりわかるわけではない。

第1章　精神エネルギー

　この概念はもとより歴史的なものである。J.-L.ル・モワニュが指摘しているように，十八世紀初頭からG・ヴィーコがすでに，「アンジェニウム ingenium」と名付けた精神の能力の重要性を指摘していた。G・ヴィーコは1708年に次のように述べている。「関係付けるという精神能力は…理解するため，つまり作りだすために人間に与えられたものである」[27]。これは別々のものを結びつけ発明や創造を容易にする。この学者は思考に工夫を凝らす能力，常に二次的な分離にかかる前に結びつける能力があると考えた。

　十九世紀初頭，このつながりという概念は，種の変容という命題に取り組んだ博物学者ジェオフロイ・サン - イレールによって守られた。彼は，外に現れている形の複雑性は，最初の形がたびたび折り曲げられることから現れ，広げることで元の形を発見することができると考えた。

1- エネルギーの展開

　エネルギーは拡散すると，そのあらゆる現れの間におのずからつながりを作り出す。そのときから，その主題について得られた認識が結合されることがある。さらに，エネルギーは周囲の世界に影響し，そのポテンシャルの配分が示される。このようにエネルギーは，適切なツールの分割によって生得的な表象を入念に作り上げ，より複雑化された認識の素材を表象形態に練り上げる。**データの指数関数的大きさはこのようにして形成され，それらの間の連続的な無数の橋渡しは操作的な観点から見分けることができる。**

　思考はこうして絶え間なく発展し手直しされていく。従って，これらのデータは検討対象が同じでも一見不調和なことがある。ましてや，異なる性質の研究対象，さらには様々な専門分野に対して不調和である。しかしながら，この見かけの現実の向こう側とこちら側で，様々な認識の間で，まず，かなりゆるやかで部分的な形で合流が生じ，続いて反応し合ってより緊密となり，次第に数を増していく。こうして，ポテンシャル・エネルギーから生じたつながりが形成される。

2- つながりの形成

　最初のエネルギーの拡散は，特定のつながりの枠組みを作って行き，観察者はそれを意識し，科学認識論的重要性と内在的および外在的特性とを理解する。

a)　つながりの意識化

　このつながりは，すでに脳の神経心理学的働きで突き止められている。それは「同じ領域または同じ部分様式でニューロンの様々なグループ」を関連付けている（エーデルマンとトノニ）(49)。精神的領域でも同様に認識にかかわる現象として，認識はその過程の様式をよりよく理解するために注意を引くことがある。

　エネルギーの変動と変容は，抽象的・知能的視野から生じるつながりを同様に立証しているが，研究へと導く臨床的事実の土台になっている。

---

[27] ヴィーコ・ジアンバティスタの「新しい科学」。各国共通の自然に関する新科学の原理，1744，Fayard，パリ，2001。

臨床例としてよくあるのは，恐怖症が強迫観念に変容する例である。私たちは何例もみているが，適切な治療によって解消される前に，それが後に妄想観念になる場合がある。このことは，精神病理学的形態が流動し変容する可能性を示しているのみならず（113），一見異なっている形態のすべての間を結び付けているつながりと関連すると思われる，病理的緊張が続いていることも示している。精神システムの構成要素の正常な自己調節が，自然に，あるいは治療によって後になって働き，またこのつながりの存在を裏付けている。

　物理学的には，これはエネルギー保存の法則に従っている前述のエネルギー変容のケースである。

　こうした事実から，アナクサゴラス[28]の表現のように，あらゆる「もの」が全体として存在し，それぞれのものが全体の一部を含む，と断言するわけにはいかない。なぜなら，それぞれの「事象」は偶発的であり，そのすべてを一挙に獲得できるとは限らないからである。より識別的な方法では，このすべては部分的統合からなる全体的統合として現れる。そして部分的統合は，それぞれが関連するレベルや全体には還元できない漠然とした複雑性のただ中でそれぞれの事象を明示している。言い換えると，それは，異なるレベルを貫いて存在する増大する複雑性であるが，それ自体で定義可能な「事象」ではありえない。「事象」それぞれが全体という形であるとしても，それは見せかけの姿でしかなく，少なくとも特異的に見えても，それらの部分の中のあるものは一過性で不完全なものにすぎない。

　かなり静的な最初の概念は，このようにしてより動的な概念へと変容するが，それにもかかわらずこの概念は最初の概念と共存できる。もとより，それを神話的な表現で飾りたてても，固定して他のすべてを排除するようであれば，現実的解釈としては不十分であろう。事実，これら二つの概念は開かれた広いネットワークの二つの面でしかなく，現実的な本質は理性的に忘れられている。つまり，これらはある状態から別の状態への振動を表わしているに過ぎない。しかしながら，それらの組み合わせが，記述的，力学的および構造的要因が相関モデルによって表現されると，メタ認識 métaconnaissance の原始の構成単位にまで広げるのに役立ち，限りなく大きなものと限りなく小さいものに向かって常に開かれたものになる。これについては後述しよう。

　このつながりの影響は，理性的行動の変化から倫理的構成の方向性の変化まで数多い。倫理的構成は，精神システムの突発的あるいは漸進的な目的論的変容によって混乱するのである。こうして，精神病理学的見地から言えば，精神の一定レベルの突発的または漸進的なエネルギーの強化あるいは衰弱によって，それらに結びついている階層と価値が乱され，元になっている座標系も乱されることがわかる。これはモラルの逸脱と倒錯を起こす可能性のあるメカニズムの一つである。社会文化的拘束の多いことから，不当に開放された階層のポテンシャル・エネルギーの影響下にさらされている現代では，頻繁に起こり得る。

---

[28]「すべてのものが，すべてに見出される。それらを区別する事は不可能であるが，それぞれが全体の一部を含んでいる」（アナクサゴラス，紀元前五世紀）。

第1章　精神エネルギー

b)　科学認識論的 epistémologique 価値

　ミルチャ・エリアーデ (51) のように神話的思考に興味を示した研究者や，J.-P・ヴェルナン (193) のように合理的思考の歴史に興味を示した研究者は，このつながりの重要性を指摘した。

　しかしながら，この関係はそれ自体としては直接把握できない。それは精神を通じて観察を重ねることで得られた，生きた言語によって表現される。このことから，それは本質的にバーチャルなものであり，一般的には科学認識論的なものである。さらに，この科学認識論 epistémologie という用語を理解する必要がある。この用語にはさまざまな意味が与えられている。アングロサクソンの考え方は，一般に認識の起源と本質の研究を指している。フランスの考え方ではむしろ認識の批判的座標系の研究に重点が置かれている。しかしながら，このつながりが科学の歴史に現れた時点から，それは諸認識の起源と本質と同じく認識のデータの合理的価値の研究を指している。従って統合的方法で語ることが可能になる。

　さて，古典的科学認識論ではこのつながりがいかなる位置またいかなる価値を有しているのであろうか。G・バシュラールによって，私たちは科学認識論的障害や切断という概念になじんでいる。これらの概念によって，常に存在する障害から出発して，認識の限界や誤りの理解が容易になり，同様にパラダイムの破綻による，同じ専門分野内でのまたは異なる専門分野間の種々の認識の形の差異を容易に理解できる。しかしながら，今日では，これらの概念は，もはや認識全体の層状の統一性を認めるには不十分なようである。もとより，バシュラールは一般的科学認識論の法則を指摘しつつそれを暗黙のうちに認めていた。それによれば，種々の現象に対する認識を深めれば深めるほど，種々の要素をあらかた含んだ一般的認識にますます近づく。しかしながら，やがて学際的統一が徐々に現れて，他の概念を巻き込む。私たちの認識の深みから引き出されるのは深遠な**科学認識論的つながり**である。もとより，そのこと自体は何も驚きに値しない。なぜなら，人間存在の統一性は多くの場合，歴史的には合理的発見に先立って，神話の形で直観的に想像された現象であることを暗示しているからである。ある取り組みとそれ以外の取り組みのデータの差異は，人間のバーチャルな認識の統一性を反映している。

　このつながりをはっきりさせるには，統合的作用の開花全体を検討する前に，いくつかのよく知られた概念を想起する必要がある。そうすると，後に触れるように，基本的なアプローチ法とそれぞれの人が容易に利用できる自然な操作ツールを起点にして，思考の巨大なシステムを把握することが可能になるだろう。

c)　特性

　つながりの特性は内在的かつ外在的である。

　内在的な特性はつながりのポテンシャルの強さ，空間化，その力学的方向付けに関わる。

　このつながりの**ポテンシャルの強さ**は，現実とその構成要素のバーチャルな面のそれぞれに徐々に当てはまるようにできている。こうして，バーチャル世界には，ほとんど限りのない，基本的な意味作用の組み合わせが出現する。一歩ごとに，このつながりは複数の意味作用の領域を出現させる。それらの領域は徐々に複雑な様式の巨大な構築物へと統合される。さらに，最大限の情報を得て誤った無用な分析に迷い込まないためには，部分をどのように見分け，どのような方向に分けるか，当然知らな

ければならない。

　いずれにせよ，観察者の識別と結びついている精神エネルギーの変動と変容によって，思考の一見正常な働きは，興奮という形の最も派手な異常と区別されたのであった。すなわち，「狂気 folie」であり，これは後に「マニー manie」になった。それから，様々な種を区別する場合も同様であった。これは，総合的な表現に関わる諸々の形で始まり，身体的エネルギーの構成する基本的なつながりに及んだのであった。これらの形はまず精神病という用語で示された。もっともより表面的な表現形態のものは神経症と名付けられたのであるが。

　エネルギーの**バーチャルな空間化**は観察される現象と関係する。一般的概念として，エネルギーははっきりと局在化はできない。これは，用語の厳格な意味において「無形 incorporel」である。エネルギーは，それらの間に連動的性質を見せる様々な要素または要因によって認められ，この連動的性質は意味作用を伴っている。しかしながら，これらの意味作用は局在化が可能な物質的現実の意味作用とは同一ではない。なぜならば，バーチャル世界での移行は，バーチャルゆえにエネルギーの喪失も起るので，時には現実と関連して意味の変化を起こすことがあるからだろう。

　その文脈の中で考えられる障害は，空間化の概念に関して，二重の意味作用を浮かび上がらせる。ひとつは患者とその歴史に関するものであり，もうひとつは観察者と環境によって認められた病理の型に関するものである。それゆえ，ある障害の現実的性質の意味作用は，個別化された部分的意味の総和でもなければ並列でもない。すなわち意味作用は，それらの区別に由来しているので，理想は，それらを現実的事実にふさわしいひとつの統合概念へと，それぞれに統合することである。この概念は精神医学において重要である。なぜなら，この概念は，問題に内在する二つの面を見分けること，およびこの障害に環境がもたらした不十分な意味作用を認めることで，明らかに都合がよいからである。不幸なことに，問題に内在する二つの面を見分けなかったり，障害に環境がもたらした不十分な意味作用を認めなかったりすることはあまりにも多い。たとえば，便利なために乱用されている概念がいくつか挙げられる。

　事実，エネルギー的つながりの破綻は，精神システムの構成要素の様々な統合に打撃を与え，あらゆるレベルで出現し，運動，情動，知性さらに倫理などの様々な組織化相互の結び付きに表れたり，あるいは，組織化そのものの中にまで表われたりすることがある。この問題性は重大な結果をもたらしている。たとえば，精神医学では統合失調症がそれを示している。

　このつながりの破綻は実際に障害のある型によく対応している。この型の障害は歴史的に様々に呼ばれていた。「**破瓜病**」，「**早発性痴呆**」，「**精神解離**」，「**不調和**」などで，その後一般的な名称，すなわち「**精神分裂病 schizophrénie**」と呼ばれている（ギリシア語で schizo とは裂く，phrénie は精神を意味する）。その多数の亜形は，障害を受けた構造に応じて様々な名前で記載されてきた多くの臨床型に対応する。これらの障害は，人格，様々な精神的組織の統合またはその内部の構造化にかかわる破綻を含んでおり，情動的組織（「シゾイド」，「無感情症」），いろいろな形での知的組織（「パラノイド妄想」，「パラフレニー妄想」），さらには口頭言語または筆記言語の組織（「**分裂言語症**」）または精神運動性の統合（「カタトニー」）となる。不幸なことに，精神分裂病という用語は，意味があまりに拡張されすぎて，エネルギー的つながりの深い分裂を意味しない一時的な見かけの破綻を意味しているにすぎない。これは，一時的

第1章　精神エネルギー

な構造解体の場合にも言えることである。それらはさまざまな病理の型で観察できる。**「精神錯乱」**，躁病またはうつ病の**「非定型」**，**「混合型」**，**「多形性急性錯乱」**などであり，その実体は深いエネルギーの解体，精神的組織の解離した構造の基礎とはまったく異なっている。

事実，あらゆるレベルに影響する精神の働きの最深部を冒す深い構造解体と，よりいっそう局所的な機能低下と結びついている一時的な表層的構造解体とを区別する必要がある。後者は最も深いレベルに必ずしも影響を与えるとは限らない。前者のみが精神の真の深い解離を起こし，統合失調症の性質を備えており，力学的なアプローチを必要とする。それゆえ，はっきりした基準だけで正確な診断ができるわけではなく，よく起こる誤りの原因となっている。

これらの二つの型のあいだにどれだけ多くの移行が起こり得るかということはまた別問題である。そこには生物学的，特異的，環境的因子全体が精神構造の進展的統合様式に影響するという問題が介入する。しかし，始めから，様々な記述的形式をひとつの統合形式に当てはめてしまうことは，見かけと実体，現象の外見と核，表面の力学とその奥深くの性質とを混同してしまうことである。ところで，このような状態の構造化，経過および治療は，当然すべての症例で同一とは限らず，未分化の語彙のもとにすべてを並べることは許されない。これらは区別が前提であり，少なくともある重層的形態をなしているので，もとよりそれらの構造化の本質的な差異を解決するものではない。それゆえ，精神医学をもっと科学的なものにしたいならば，この統合失調症の問題の解決に取り組まなければならない。

力学的流れの方向をはっきりさせることが重要である。なぜなら，力学的流れの方向は物理学的に細かく刻まれた時間の矢に対応し，かつ心的体験のおおよその方向に対応しているからである。たとえ過去を振り返って，残っている記憶痕跡から出発して，回路の新しい入り口や新しい構造化という条件で成し遂げられるとしても。

諸々の区別を深く追えば追うほど，開拓領域は広がる。こうして，区別を追うことで，極端な場合には，無限に小さいものも無限に大きいものと同様に検討することができる。それゆえ，この進め方は閉じられた世界で行われるのではなく，限りなく開かれた世界で行われるので，進行するにつれて現れる新しい領域に適応しなければならない。そのためには，集合的目的論に沿って進めていくとよい。集合的目的論は，検討すべき対象を文脈全体の中に位置付けなおすことを目指し，また前提となるホメオスタシスに従いつつ，陰性あるいは陽性の前向活動や遡及活動の助けを借りて徐々に広がっていく。従って，力学的流れの方向は，連続的な分析からできるだけ統合的発展を確実にし，二次性ポテンシャルの総合が起こり，それによってあらゆる可能性が得られる。

それらの**外在的特性**は，アプローチの方法，作用領域および学際的方向付けを一体化する能力と関係する。

力学的性質により，このつながりはバーチャル的にその人だけではなく周囲にも広がり，続いて，他のシステムのエネルギーとそれによって構成された対象のエネルギーとの出会いを生じる。そこから，必然的に，認識の原理そのものだけではなく様々に可能な適用にも介入する結果となる。ア・プリオリには見えないが，このつながりはこうして固有の活動的な作用を明らかにし，認識過程を刺激し，その有効性を絶えず増大させる。

それゆえ，そのことを考慮すれば，異なる性質の要素をうまく関連付けることができることは明らかであるし，たとえそれがア・プリオリにすべての現象的現実を説明することができないとしても，それがなければ考えられないだろう。

これらのいくつかの一般的概念から，精神のポテンシャル・エネルギーは，基本的構成単位を構成する三つの機能的側面で明らかになる。基本的構成単位は，果てしない多次元的な宇宙で，精神の「樹形図」と心的生命に沿っていろいろと異なる形で反射する。基本的構成単位は，分割によって生み出されるつながり，および表象を生む反射性によって構成される（図1）。これは逆エネルギーの影響のもとで互いに維持しあい，徐々に広く複雑になる表現とシステムを構成する。ア・プリオリには見えないが，このつながりはこうして特異的に活発となり，認識過程を刺激し，絶え間なく有効性を増大させる。それが意味作用の過程に果たす基本的役割については後で検討しよう。

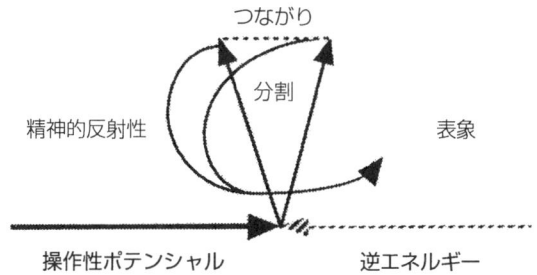

精神エネルギーの基本的構成単位
図1

アプローチ方法の統合は明らかに可能であり，このつながりの影響で必然的でさえある。創造は無数のあらゆる性質の現象の起源であり暗々裏に様々な方向に起こる多種多様な分割の起源であったのだが，あたかも創造が，座標系の再統合を含む深いつながりを介して，逆方向に，部分的に再発見されるかのように起こる。この区別と再構成の概念が操作的二分割の進め方に重要な役割を果たしていることを見ていこう。いずれにせよ，この概念が観察者の出発点である日常の領域とは別の性質の現象を，徐々に一歩一歩再構成することを可能にする。このことは，そもそも，マックス・プランクの概念に通じている。すなわち，「実りのある仮説はすべて，性質が違って感じられる二つの表象の組み合わせである」（20, 161）。

理想的にこれは，人間の精神が，認識できる対象の本当らしい全部の構成要素中で，それらのすべてに立ち向かって，活用できることを前提とするだろう。問題の大きさと困難さを前にすると，この計画は決して達成されることのない，絶対的にバーチャルなものであることは確かである。しかしながら，この時代に，おおよそ納得できる設計図を得る目的で，この計画は遂行できるだろう。これは，科学認識論的つながりが，あるシステムの自由に使えるエネルギーの統一であることを物語っており，また少なくとも論理的な見地に立てば，認識過程の一般的な基礎にほぼ近いものであることと関係している。

その目的のために，分析と総合の全体的な統合方法を入念に作り上げると同時に，認識可能な様々な対象に関わる統一された作用場で認識過程を再発見すべきである。

第1章　精神エネルギー

この計画がうまくいけば，認識過程の研究は，精神障害についても他の専門分野の対象と同様に行えるようになるが，これは夢ではない。

それゆえ，この目標は，人間にできる分析と総合のあらゆる方法を用いること，またできるだけ巨大な座標系に組み入れることである。従って，まず，時空の座標系全体を考え，それから様々な部分的指向対象を位置付けるために組織化するべきである。そのことによって病理的か否かを問わず，精神現象の集合へのアプローチ法を練り上げることができる。ところで，周知のごとく空間と時間は常に密接に依存し合っており，宇宙に存在するすべてに共通し，更に認識全体に共通する大きな座標系となっている。それゆえ，認識は原則的に，性質はどうあれ，まず一般的時空に位置付ける必要がある。ただし，専門分野によっては，観点の違いや研究対象の性質の違いによって，これらの次元の優先順位に差があることを心得ておくべきである。

バーチャルな空間的次元においては，ある専門分野が任意の対象間の関係や，実施される操作に関わり，また直接の対象でないものと関わって抽象的となればなるほど，ますます普遍性に近づき，感覚的な影響から解放されるが，それでも直観的側面を失うことはない。数学がそのことを証明している。逆に，時間的次元においては，ある専門分野が感覚的および情動的対象に向かうほど，研究対象の特徴と個人的な歴史に彩られる。

このように座標系の異なる様々な研究分野が存在し，多少とも普遍的であったり，特殊であったり，統合的であったりする。それは研究対象の性質によるものである。それらは，種々の空間的および時間的指向対象を含んでいるが，それにもかかわらず，最も一般的な時空の指向対象に属する。しかしながら，現象によってはこれら二つの座標系では同時には定義できない場合もある[29]。

それゆえ，図式的には，各専門分野およびそれぞれの専門分野の領域は同じ一般座標系に位置付けられていると言えるが，より特殊な方法で研究対象の性質に従う。

精神医学には個人を対象とする個別的性格と，認識を対象とする一般的な性格があり，時間と空間においては特に変化に富み，座標系を患者の経験の内にも外にも設定できる。こうして精神医学は体験の認識（現象の客体化，精神分析，現象学，実存主義…）に向かうこともあれば，感覚的な経験から一歩はなれた座標系（生物学的，反射学的，行動学的…精神医学的）に向かうこともあるが，理想的には当然この二つをまとめることである。そうなると当然，身体的，生物学的，精神的機能の土台のみならず，環境要因あるいはまた超越要因（社会精神医学，道徳精神医学のように）の斬新的研究ということになる。それゆえ，このことはすべて，科学認識論的研究の重要性を強調しており，これから見るように，時空の多次元的座標系の検討に向かうのである。

最後に，このようなアプローチ方法を統一するには，認識の線形的方法だけに頼ってはならない。そのアプローチ法として内部の指向対象から外部の指向対象へ，さらに相互間にわたる遡及をよりよく認識するには，循環的である必要もある。このことから，認識はらせん状により合わさったものにたとえられる。未知の世界の探求は，メビウスの輪を思わせるものがあり，精神機能不全の深い根源に踏み込むだけでなく，

---

[29] 例えば，物理学の相対性原理では，分子の位置は空間または時間で規定できるが，これら二つの次元で同時には規定できない事が知られている。

同じ機能低下に関与している環境における精神現象の自己調節全体にまで踏み込むべきである。

　この一般原理がわかれば，一般化は比較的簡単になる。様々な精神医学的流れの中での日常的使用以外にも，そのシステム化は精神障害へのアプローチの仕方の面でも，システム化による一般的認識領域でもきわめて有効であることがわかるだろう。

　一方，**作用領域の統合**を検討する必要がある。これは仮定的な統一性を再構成することなので，性質の異なった領域に関する既知あるいは未知のデータを統合できるような，できるだけ大規模な作用手段を用いるのがよい。この意味で，開かれた**機能システム**のモデルは有効に使用されるだろうし拡張もできる。しかしながら，そこから比較的シンプルな表象を作ることは困難である。後に，この問題が集合的で超集合的な論理数学的概念からどのように検討できるかをみていこう（40）。そこから，直ちに思い浮かぶのは，このようなシステムによって，精神医学およびその様々な流れを統一した形で歴史的に検討できるだけではなく，無限の宇宙におけるあらゆる専門分野全体を想像的な仕方で示すことができるということである。

　問題は，観察者がどのようにしてこのような歴史的ビジョンを徐々に作り上げていけるか，はっきり知ることである。私たちにとって大きな驚きは次のことが判明したことである。すなわち，認識の基本的手段を十分厳密に単独に取り扱うこと，および自由に使えるエネルギーの結果がこの目的への接近を可能にし，そこから新たに，また間接的に科学認識論的つながりの重要性が浮かび出たことである。

　学際的方向付けはその直接の結果でもある。事実，アプローチ方法の段階的統一と研究領域の統一は，必然的に認識を全体的統一へと導くものである。この統一が，より掘り下げたかつ関連専門分野のより抽象的な認識を同時にもたらすことから，認識はまず多数の専門分野 pluridisciplinarité の方向に向かい，更に専門分野の横断 transdisciplinarité の方向に向かい，最後は学際性の interdisciplinarité 方向に向かい，そのことによって，検討領域全体を構成している各専門分野のそれぞれの問題が徐々に明らかにされる。

3- 学際的つながり

　学際的つながりは精密科学や生命科学だけに止まらず精神医学のような人間科学にも関係する。

a）　自然科学の間のつながり

　このつながりの可能な例は認識が進歩するほど多くなるが，その程度は研究対象の性質によって様々である。

　この進展は精密科学の領域で明らかである。それは，数学，物理学，化学，宇宙論など，それぞれ異なる専門分野についても言える。これらは徐々に相互につながるのである。こうして，これらの専門分野は，おそらく量子物理学が示すように，統一的概念化に向かう傾向がある。たとえ，この統合が特に重力への統合欠如によって完全には実現しないとしても。

　同様に，一つの専門分野内でも，数学領域のように総合を試みようとすると存在していた差異がぼやけてしまう。この典型的な例としては，十九世紀中期に算術と幾何学とを複雑な変数関数の一般理論にまとめあげたリーマンが挙げられる（102）。

第1章　精神エネルギー

b)　生命科学の中のつながり

　この収束は，最近生命科学の領域において明らかに類似した例があった。これまで明らかになり客観的に裏付けられた生理現象は，知覚可能な世界像をもたらす視覚領域の機能原理に関するものである。しかるに，知覚可能な世界像は，すでに述べたように，大脳皮質の機能局在と相互作用のネットワークによる，形，色，運動に対する，特異的差異化機能だけではなく，切り離せない意識的思考も統合されて生ずる（38, 196）。

c)　精神医学におけるつながりと他の専門分野とのつながり

　このようなつながりは，様々な流れが裏付けているように，精神医学の内部にも同様に現れる。すなわち，古典，反射学，新行動学派，精神分析，現象学，実存主義，社会精神医学，民族精神医学，反精神医学，精神薬理学，システム理論，システムル法など，それぞれ甚だしく異なっている。確かに，これらは見かけ上相違し，それぞれの立場を取りがちで，時には衝突することもある。それにもかかわらず，偏見のない観察者なら，これらの間に時おり生じる諸々の関連を理解できないということはまずあり得ないし，場合によっては結びつけることもできる。

　これらのつながりは性質の異なる対象を持つ他の専門分野にも同様に見られる。精神医学の歴史の大まかな特徴を各時代の認識に置き直してみればよく分かる。それらを照合してわかることは，最も明確なものから最も隠されたものまで，三つの段階に位置付けられることである。すなわち，多数の専門分野のつながり，専門分野の横断的つながり，学際的つながりである。

　残念ながら，三つの主な陥穽をまず提起しておかなければならない。それは用語法，指示概念の使用および認識の過度の開放と関係がある。これらは混乱を引き起こすおそれがあり，明らかに厄介で困難な領域をさらに分かりにくくする危険がある。

　最初の陥穽は単に語彙の問題である。なぜなら，学際性を支持するいろいろな人々は—この新しい方向にどのような名称をつけようと—多くの点で出会い，未だにまかり通っている，昔の細分化された概念を断ち切りたいという点では一致している。このように，学際性という用語は専門分野の横断性と混同されることが多い。その他にも，この新しい道の評価と普及に努めている人々の間でさえも，多数の専門分野的面または専門分野の横断的面に関係すると意味を取り違えている。事実，その立場を明確にするには，使用されている接頭語の正確な意味に従えばよいのである。「pluri」とは複数の専門分野から生じた現象へのアプローチを意味する。「trans」は「向こうへ，を横切って，そして移行または変化を記すこと」すなわち，ある専門分野から別の専門分野へと移行するものの意味である。「inter」は，「間に位置すること，間隔をとることであったり，配分であったり，関係であったり，相互のつながりを表現すること」を意味し，そこから異なる専門分野の間に共通する特性，構造または法則の有無を喚起している。これらの区別は重要であろう。なぜなら，これらの用語を混同すると，研究の方向をとりちがえて，異なる目標に到達してしまう危険があるからである。

　二つ目のより深刻な陥穽は，このようにより多くの入り口に向かう集合的考え方にふさわしくない過度の概念的寛容主義にある。それゆえにこそ，集合的考え方は可能な限り厳密でなければならない。事実，その公然たる信奉者の多くは，あまりにもしばしば，検討されている状況に全く相応しくない，誤った概念を取り上げる方向に走っている。従って，採用した関連付けには現実的な意味作用のすべてが消失し，空

しい結果しか得られない。たとえば，論理的な方向では規定されない多少とも平凡な単純行為にすぎないのに，厳密な数学的，物理的，哲学的な概念に結び付けて，道徳的ないし倫理的論理,社会的ないし政治的論理について語るのをしばしば聞かされる。適切な語彙に頼ったとしても，使用者がその専門分野に精通していないのでは十分でない。これらの意味を表わす言葉や概念に，不十分または偏った意味を与えて，推論の脈絡を歪曲したり，きわめて限られた興味から不毛な唯名論に堕したりするおそれがある。

　最後に三つ目の陥穽は，きわめて包括的な入り口を求めるあまり，認識に不都合なあらゆる細分化だけでなく，数十年間培われてきた専門分野に固有の全境界線まで締め出す結果となることである。これはまた，生物変移説に偏るあまり，多かれ少なかれ環境と時代に固定されている，一つの専門分野の特殊性全体を消し去る危険を犯すことになる。生物変異説に熱狂するあまり，環境と獲得した固有の性質の遡及的効果，すなわち最も確かなデータに出会うはずの観点をほとんどわきまえていないのである。

　それゆえ，学際性においては，使用する概念の言語的説明はできるだけ的確であると同時に，意味を尊重し，使用者が慣れていない概念を使用する場合には慎重を期すことが肝要である。この慎重さはあらゆる専門分野について必要である。ましてや，三つの一般的な形に区別されることになる精神医学のように，複雑な専門分野では当然である。

多数の専門分野にわたる精神医学 Psychiatrie pluridisciplinaire

　精神医学の人間中心の伝統形式は，空間と時間に分散したデータで形成されている。これらのデータは座標系の差異に由来するもので（観点，原理，方法，技術，進め方，理論），もとより様々な専門分野に固有のものであり，その研究対象に適用されている。こうして，この形式は精神障害の千変万化する様相の見方に役立ち，こうした障害の補完的な認識とより完全な再構築を期待させるものである。この見方はこの時代では常に有効である。私たちは,たとえばMRIやポジトロン・カメラなどといった，化学や物理学での発見に基づいた最も先進的な現代の技術を使用している。科学認識論的つながりは図式化されていないが暗に推測される。

　きわめて人間中心的な精神医学は，ピネルに始まり二十世紀末に至るまで巨大な流れとなっていた。この精神医学は，外的な社会・文化要因を結びつけるまでは，原因 - 結果の原則に基づく多数のデータをまとめるといった線形的思考に依存していることがほとんどであった。こうしてこの精神医学は医学のようなモデルを構築するのである。すなわち，精神力学的見地を採用した場合でさえも，たとえば，P・ジャネ（87）が区別した精神衰弱や，S・フロイト（64）が区別した不安神経症 névrose angoisse，恐怖症または強迫神経症のように，疾病，症候群，疾病単位である。

　この専門分野は，きわめて早くから他の専門分野からの寄与に対して開かれていたが，その方法はあまりにも種々雑多であった。

　たとえば，1848年にアナル・メディコ - プシコロジックを設立するにあたって，セリーズは統計の必要性を強調した。1880年，モロー・ド・トゥールは大麻の服用と特定の精神障害とのつながりを明らかにした。パヴロフの神経生理学的研究を受け継ぎ，精神医学は反射学，条件付けの方向へ進みだした。精神医学は心理学，神経生

第1章　精神エネルギー

理学，哲学，物理学，民族学，生化学などとのつながりを受け継いだ。

　この複数の専門分野にわたる観点は，創始以来，特に生産的であることを示していることをなおざりにすべきではない。生産的であることは，人間主義的領域でも科学的領域でも同じであった。医学的基礎に基づきながら，複数の視野が初めてパラダイムの革新をもたらし，「狂気」を疾患として，疾患に囚われた「狂人」は医学的環境で治療できたことである。それに続いて，患者は身体的，道徳的および社会制度的拘束を経て段階的に解放される。それはまだ存続している。こうして人間主義的および科学的領域に対して門戸を広げ，「狂気」の神話は精神疾患という医学概念に置き換わり，精神病理学的過程の概念では，精神障害の力学や構造化をいつもさらに深く知ることが可能となった。

専門分野の横断的精神医学 *Psychiatrie transdisciplinaires*
　ごく最近始まったもう一つの流れは，最初から精神医学とその他の科学とを統合しようとする試みで，いくつかの科学，特に精密科学の概念を精神医学の研究対象に直接移し変えようとするものである。ここでは科学認識論的つながりが直接受け入れられるが，必ずしも，それぞれの専門分野に固有の研究対象の異なる性質を呼び起こすような，根拠のある問いかけに変えようというわけではない。言い換えれば，以前の古典的時代のようにデータの組み合わせに取り組むよりも，観察者がある専門分野のデータを別の専門分野に直接に移そうとする。確かに，これは調整を誤るリスクを犯さないと達成できないので，偏向を避けられない危険がある。しかしながら，この態度が，たとえば分類法の記載のような精神医学内だけに限られているのであれば，リスクは少なくてすむ。なぜならば，障害の性質それ自体は変えられるわけではないし，論議はきわめてバーチャルに整理されるからである。
　この新しい時代はおそらく二十世紀後半から始まったものと思われる。道徳や制度の革新は完成途上にあり，新しい科学的革新が姿を見せ始めていた。化学療法の出現がその素地を準備した。化学療法は，観察者が精神障害の性質について抱いていた考えを変えた。化学療法は，精神障害の生物学的基礎構造を明らかにして，精神疾患へのアプローチの条件を変更させるのに寄与した。さらに，精神医学は，これも1950年代に現れたサイバネティクス理論から借りたいわゆる「循環」という新たな思考法を獲得したことで，アプローチの条件が変わり，様々な環境状況に応じて障害を研究することが可能になった。また，認識の様々な進め方が，現代の論理学や数学が現代および現在の重要な理論（熱力学，相対性，カタストロフィー，非決定論的カオス，量子論）の出現をもたらし，新技術（サイバネティクス，情報科学）が出現したことも不思議ではない。これらは，しばしば未だに不確実なままに，精神医学の研究に使用されてきたのだった。
　その上，さらに一般的に，社会文化的領域においても同様な現象が起こった[30]。それが何であれ，精神科医はこれらの変化を確認する以外にない。精神科医が多少とも意図的に変化に関与し，ある特定の障害を別種の機能不全に移し変えて説明したり，

---

[30] 例えば，昔の美学的分野では，次第にはっきりした形を取る芸術分野の進歩が特徴であった。「素朴派」リアリズムでは，芸術家はより意味のあるものを求めて，より自由な形の世界に踏み込んでいる。社会組織や政治の領域でも，また別の議論があってもいいのではないだろうか。

特定の症候群の力学を他のものに見出したりして，驚かされることがある。このように精神医学では新しい理論が出現し，他の専門分野のデータを適用しようと試みているが，必ずしも境界線が明確なわけではない。

　システム理論の例はこの専門分野の横断性を説明するものである(103)。たとえば，このシステムに固有の概念を「家族療法」に移そうとした。同様に，特定の症候群の症状を他の症候群へ移行する研究も現れた。しかし残念ながら，研究の多くは依然として言葉の単なるすり替えに甘んじており，対象となる概念の個別の特殊性を考慮していない。

　しかしながら，この観点の非常に不便な点は，ある専門分野において確立された理論を，性質の異なる別の専門分野に押し付けることから，当初の理論の特徴に必ずしも呼応しない危険があることである。

学際的精神医学 Psychiatrie interdisciplinaire
　この学際的次元にははっきりと別の性質がある。これらのデータは第一の多数の専門分野にわたる場合のように分散してもいないし，第二の専門分野の横断性の場合のように移し変えられもしない。これらのデータは，異なる専門分野のデータ同士で生じた類推によって徐々に着想を得るもので，精神障害の批判的研究を起点とし，できるだけ厳密な思考の進め方と別の専門分野の基礎的データの助けを借りるのである。精神医学で新しい概念を導き出せる恒久的な特質の抽出はこのように行われる。機能的法則は現れるが，その機能レベルは様々である。その場合には，それらの機能的法則を臨床的に観察される現象に当てはめてみるとよい。

　ここでは科学認識論的つながりは，もはや単に想像されるものでもなければ，すぐに受け入れられるものでもない。一歩一歩確認することで，徐々に明らかになり，時に観察者を驚かせるように現れる。古典的時代に暗黙裡に示唆され，専門分野の横断性によって認められていた最初のバーチャル性は，ここでは具象化されて認識されることになる。

　従って，これらの深い研究により，他の専門分野の特定のデータないし思考様式に，力学的機能の類似性および構造的類似性を見出すことができた。そうすると，新たな理論が精神医学に芽生えることになった。こうして，学際的関係の研究センターが，フランスや外国や世界中で設立されたのである。これらの学際的研究は，事前の観点の再統一と進め方の統合によって，可能なことが明らかになった。

　個人的には，私たちが30年にわたって，臨床，現代ファジー論理学および集合論的数学に基づいて築かれた，認識の進め方の内的総合を試みてきたことを想起していただきたい。このことにより，私たちは新たなシステマルと呼ばれる手法を築くことができたのであり，特に有効であることが明らかになった。

　次に私たちは人間科学，生命科学および自然科学に関する様々な専門分野を起点にして，認識過程をモデル化することができた。私たちは次に機能上の新しい構造を定義し，それを情動的および理性的現象の関連付けの中心に据え，それを初発論理 protologique と名付けた。

　次に種々の専門分野のデータの連結を試みるため，私たちは分析および総合の新

第1章　精神エネルギー

たな操作的概念を定義しようとさえ試みた。それをハイパーシステムと命名し，論理-数学の超集合 hyperensembles で確認された。最後に，障害の翻訳をさらに練り上げるため，私たちはカテゴリーの数学的理論 théorie mathématique des catégories に頼る可能性を研究した。これらの全体的進め方についての興味は，精神医学と他のより確実な専門分野との接点における相互関係にある。

　この精神医学の姿はいささか時代を先取りしたものに見えるし，さらに，いくつかの保留がつくことは容易に理解できる。しかし，異なったり，さらには対立したりする精神医学理論の関連付けの可能性を意識することは—精神分析と近年の論理-数学のモデル化のように—欲動の作用と知性の不変的要素によって，確立されたシステマルなアプローチ法に基づくことになる。これはメタ認識の仮説へ向かうことであり，人間のあらゆる認識に現れ得るということになるだろう。
　それゆえ，私たちは観察者の歴史の過程で，この科学認識論的つながりによって次々に呼び起こされる異なる対応と，少しずつはっきりした形を取りながら現れる様々な面を観察する。この専門分野の歴史の過程で現れた相のそれぞれは，他のものを排除するのではなく，補完し，豊かにし，最終的には私たちの認識におけるこのつながりの本質的性格をはっきり示す。
　こうして認識の分散，同じ専門分野内でのデータの相互移動，さらに複数の専門分野の中にあるこれらデータの存在の歴史的過程は，今後規定される基礎的な科学認識論的つながりに基づく認識の統合の新たな時期に向かっている。これらは図2のようにまとめられる。

　この図は，精神医学と他の専門分野の次々と起こる相互関係を示している。得られた認識を手がかりに，最も納得のいく解釈により，異なるエネルギーとの対決を起こすことが可能になる。
　これらの対決は反応の最初の段階で起こり，その反応が最初の流れの連続性にぶつかり，操作的な分割によって機能的分裂を生じさせる。こうしてこの分割は力学を形成し，連続的な往復運動で混じり合い，出会い，交換し，さらにはそれらの要素が新たな形の下で触媒作用を起こす渦巻きを引き起こす。こうして，徐々にこれらのエネルギーや形は融合して，つながりの集合を創出し，学際的基盤となる。
　ところで，このような進展は諸々の連続的力学モデルを予測させる可能性がある。これらのモデルは以前に検討した精神エネルギーの基本的構成単位の直接作用である（図1）。これらは，エネルギーの分割，新しい流れと形の創造的流れや認識の最初の流れに連続的に回帰して，結合するのである。これらがこの働きの骨格を構成する。
　最後に，様々な科学を横断して創造エネルギーを考察すると，精神エネルギーの拡散と緊密に結びつく科学認識論的つながりの存在がわかり，いくつかの特性の説明ができる。美的領域や倫理的領域までは及ばないが，後に述べるように，条件の比較はできないにしても，これらの研究対象の性質によってはっきり異なる段階がある[31]。

---

[31] 例えば，芸術分野では，おそらく個人的なものではあろうが，絵画と音楽を結びつける試みがある。それは，異なる感覚領域，それぞれがはっきり異なった世界を近付けようとする試みであることは，明らかである。これは二十世紀初頭から始まっている。カンディンスキーやシェーンベルクのような，著名な芸術家に共通の考え方がこのことを証明しており，現在の研究課題となっている。(B・マルシェ「**カンディンスキーと音楽。音楽と絵画の関係について**」音楽理論の巨匠（文学と芸術），Biblioth，Michelet，パリ，1993)

そのため，芸術創造と倫理のつながり，科学的専門分野と芸術的専門分野の間の歩み寄りの試みが想起できるだろう。これはすでに科学的，社会学的および文化的表現の間に実現している——たとえば，絵画における点描法やコンピュータによる音楽の作曲などがそれである。このように私たちは，徐々に生じてくる認識の統一性が彼方に浮かび上がり，意味深い構成に役立つ操作的ツールが自然に形成されるにつれて，現れてくる活動を観察するのである。

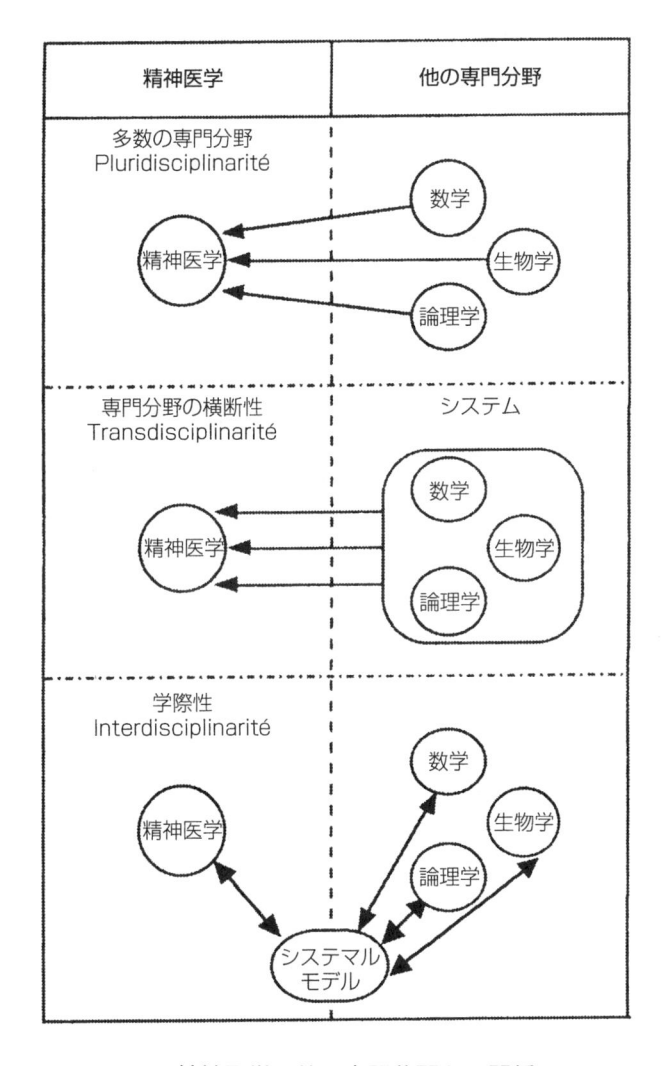

精神医学と他の専門分野との関係

図2

確かに，この活動は依然として相対的で小さいものであるが，時とともに徐々に大きくなり無視できなくなる。なぜならば，これは空想的な実際の役に立たない単なる想像図ではないからである。これはまさに，環境，状況，目標，選択，優先的な進め方によって，それぞれが徐々に発展し豊かになる精神世界の構築の下部構造なのである。この下部構造は，一種の自然の無意識を構成しており，個人的であると同時に

55

第1章　精神エネルギー

集団的であり，この主体にとってこれまでに定義された概念と同一ではない。P・ジャネが下意識と名付けた最初のものが，やや実証主義的な知性的観点からなされたことが想起される (85)。第二番目にS・フロイトが無意識と名付けたものは (65)，欲動および本能-情動的な人間中心主義的観点に立ったものであった。つい最近のものは，主観性を排した客観化可能な単純化し得る科学的見地に立ったコネクショニストたち connexionistes によって検討されている無意識である。事実，この巨大なエネルギーの形成は未だに直接意識はできず，臨床精神医学やその他の専門分野から得られたデータを長期に渡って分析した結果，判明したことである。これは意識的思考形成の構造化のすべてを支配しているわけではないが，多少とも力学的基盤をなしている。従って，その時まで明らかにされてきた様々な「無意識」は，独自の研究の進め方と方法と領域に結びつく特別の見方を構成するのである。

　体験され先取りされた，このエネルギーの集合論的力学はすべて，直観とか経験思考と呼ばれて来たものの基礎となる。しかし，未だに形式化されていないため，感覚的（一次的直観），反射的 réflexives（二次的直観）あるいはすでに抽象化された（知的直観）様々な形で言い表されている (129)。これは，また意味，知覚と反射の機構，理性的・審美的・倫理的総合によって表現される重要な形の土台であることは明らかである。最後に，エネルギーの集合的力学はこれから検討するようにメタ認識へと向かう。

第2章

ツール

要約 − 主体の利用可能なエネルギーは，周囲と接触して，他のエネルギーの源泉と接触する。この出会いから**分割**partitionが生じ，**操作可能なツール**として役立つ**自発的形成の源泉**となる。

　これらのツールは，**異なるエネルギーの流れの集合**の力学の中で生じ，創造された現象をその表象に結びつけるつながり lien によって，一つの意味作用と一つの特有な**象徴活動**に向かう。最もよく認められるのは二分割および三分割である。二分割は操作面で特に建設的である。この意味では，二分割は歴史的次元，効果的存在，分析的かつ再構築的操作作用の面で細かく検討される。三分割は，形成様式，様々な型と操作作用の面で分析される。これらのツールは，思考の型が別の場合でも，**精神システムを構成する種々の要素の配置**に役立っている。このようにして意味作用の組織化が行われ，現実の世界と類似しようとするバーチャルな平行世界を構成し，すべての対象は現実のまたはバーチャルな時空に位置付けられる。観察者はそこから，全体のトポロジー，対称性および様々な形成の創発を検討することになる。

　最初の操作作用が明確にされる。従って，その活動の宇宙的軸は，時空的力学と同じく，複雑性を伴い様々な解釈が可能である。生物精神的振動も確認されている。これらのことは，実際の実験結果により，昆虫に同一行動生成刺激 stigmergique 機構のような動物行動学から類推的に考察される。これらの操作上の力学は，**現実およびバーチャルな作用領域**の存在を支え，相互に移行し，研究対象に接近する場合の循環が成立する。

　これらのツールはまた，相補的かつ相互依存的活動の最初の**全体的基本型** matrices globales premières も生じさせる。こうして，現実と結びつく感覚から，現象的現実世界との同一化への傾向が生まれ，これが**信頼性** créditivité という信じる能力の源泉となる。知性化されたバーチャル世界を段階的に考えることで，理性的に捉える一般的機能的構造へと向かう。すなわち，**初発論理** protologique の形成であり，これが二つの論理科 familles de logique に至らしめる。すなわち，自然論理科 famille naturelle および形式論理科 famille formelle である。こうして構成された**エネルギーの流れ**は，感覚 - 情動，知性，審美および倫理**活動門** phylums d'action に分けられる。これらの門の多岐にわたる統合は，それぞれの構造を持つ出会う対象のそれぞれに向き合うことで生じ，その統合は意味をもつ**記号**によって明らかになる。最後に，それらの精神病理学的役割は二分割を起点として評価され，そこから操作的二元論の重要性が裏付けられる。

総論

　エネルギーから精神の働きを検討することは，エネルギーの展開とツールが効果に介入することを予想させる。直観的に，私たちは，エネルギーが運動特性によって表現されることを察知できる。変化や分割は外的世界との接触の中で形成され，固有

第2章　ツール

の操作ツールを構成する[32]。この編成は，一次的差異化とバーチャルな再構成によって，エネルギーの表現および展開可能性の**必須条件** sine qua non である。

さらに，こうした遭遇の中で，体験されたエネルギーの反射性現象 phénomène de réflexivité が環境に対してもそれ自身に対しても現れる。レベルの変更は意識的力学への通路を意味する。

思考の創発 émergence de la pensée に必要なエネルギーは，こうして，主体を認識に導く連続的な再修正を受ける。エネルギーは分裂するだけではなく，それらの効果も増幅され，分割が新しい形を形成するのに役立ち，機能を具体化する。これに先立つ疑問は，この分割様式が偶然のものか，その形が自然発生的なものか意思的なものか，あるいはまたこの二つが両立しているかということである。ところで，自然で単純な反復は，その対象となっているものおよびそれを用いるものに固有の行為を生じさせる。言い換えると，自発的な分割方法は自動化され，さらに目的や強制によって意図的に使用できるようになる。従って，エネルギーの性質に結びつく決定論はさておき，これは，研究対象と環境の影響，選択のリスクと自由を認識に導入することである。

それらの表示から検討されるエネルギーの分割は，いくつかの保留は生じるが，最も説得力のあるのは二分割的方法である。しかも，この方法は，物理学の偉大な理論[33]による，物質のエネルギー的性質および生命の欲動的性格を説明する。これらは，細胞分裂や心臓の拍動，歩行，呼吸，無数の理論的ないし技術的な知的構築のイメージにみられるものである。もちろん，このことがすべての分割を要約するものではないことは言うまでもない。

I - エネルギーの分割

人類は，先史時代から，エネルギーの分割とそれらがもたらす観察可能な現象をはっきり観察している。これらは，個人が異なった物質，基本的ツール一式あるいは，火のような別のエネルギーの獲得に必要な要素と出会った時に，はっきり現れる。それは摩擦や衝撃に関係する[34]。

レベルが異なっているとしても，この物理的活動と精神活動との間に相同性 homologie を認めることは魅力的である。精神活動は表象を介して起こる。こうした分割の効果は，定性的であると同時に定量的なデータに至り，さらに，人間を構成する物理的，生理的，精神的機能構造の統合に至る。

---

[32] 精神力学の観察から得られた直観は，ある比較によってより確かなものとなる。隠喩的には，エネルギーの拡散は流体の運動と二つの物体の衝突に類似しているようである。衝突には弾性的なものと非弾性的なものがある。

[33] 物理学ではエネルギーの法則 $E = mc^2$ としてよく知られている，アインシュタインの特殊相対性原理がある。m は質量，c は光の速度である（換言すると時間の長さの産物）。この点で「プランク・アインシュタインの関係からは放射の量子化が導き出される。周波数 n の放射の量子エネルギー E は等式 $E= hn$ によって決まる。h はプランク定数。この関係は…エネルギーと周波数という古典的な二つの概念が普遍的に等しいことを表している。すなわち量子論では，エネルギーと周波数を単一概念として結びつける」。（レヴィ・ルブロン）(144)

[34] 人類は打ち金の力を借りて，異なった合目的性を持つ物を創造してきた（刃，彫刻刀，切っ先，削りナイフ）。さらに，青銅時代に精錬され（紀元前3200年），その後ますます精緻になり芸術的形態を実現する。

従って，これらの形成はエネルギーの集中に依存しており，検討対象と検討計画，生理心理学的振動に応じて二つの極または複数の極へと配分され，エネルギーをそれらの性質に，また物理的，感覚的，精神的な様々なレベルに適合させ，さらにそれらの相互作用に適合させる。

表象の統一性が創造され，環境のただ中にある人間の性質そのものに深く刻印される。それは，はっきりした複雑性の本質では把握できないこともあるが，構成要素や統合を通じて接近できる。

力学的構造化の様式，それらの連結点，それらを分離する空間，指数関数的に増大する姿，表象の発展的多形的側面，自然の超越性によってそれらを包含する隠れたメタ認識，すべてが自然への接近をより容易にする研究対象である。自然発生的な分割はこのようにあらゆるレベルで認められる。

例を挙げると，粘性の異なる二種類の液体を試験管に入れて混合し，光と熱のエネルギー源にさらす。二種類の液体は不均衡の状態にある。どちらかの液体が上になろうとする運動の中で，分割—特に二分割—が，最も密度の高い液体が上昇し，構成している各部分が接触するときに，自然発生的に生じる。

同様に生物学的世界では細胞分割が例として挙げられるが，精神世界でも，思考の発展としていわば恒常的に認められる例をこれから検討しよう。

1- エネルギーの効果

精神エネルギーは，いくつかの力に従って作業を実行していく。これらの力は，操作的行為によって引き起こされ，これらの力を別のやり方で方向付け，いくつかの形から意味ある内容を作り，象徴的活動，言語形成，イメージの形成，字句および数字の形成に介入する。

a) エネルギーから操作的行為へ

ある対象を把握するためには，元来汎方向性のエネルギーが，分かれて対象を包囲し，進入し，構成要素を結び付けているつながりを「ほぐす」。この対象を再構成する前に分析するためである。この分割が，個人に異なる行動や方向付けを生じさせ，対象と周囲と関連して様々な相対的位置からそれらを用いるように仕向ける。

こうしてすべての人の心に，ある程度方向付けられた分割の行為が創造されるが，最も基本的でよくある形は二分割である。これらのエネルギー基盤の自然発生的な生産から，最も直接的な結果である操作的二元性が現れる。これは厳密に言えば，作動性のagoniste力学である。これはギリシア語の「ago」に由来する言葉で「導く」，同様に「延長する」，さらには「考慮する」，「鑑定する」，「評価する」のように積極的なやり方を意味するか，または，受動的なやり方では，「連れて行かれるまま，導かれるまま，指導されるままに任せる」ことを意味する。これに「自分と一緒に誘導される」方法という意味と，「agon」が戦いでもあるということを付け加えるとすれば，この操作的流れに**経験的**に付けられた意味の言葉であることにすぐ気づく。操作的流れは自然発生的であれ意思的であれ，方向付けには重要であろう。

同時にこの二元性は，自然発生的または反射性の，固定的または動的，さらに構成的な力学を同時に作り出し，いろいろな潜在性に従う。これらはまた対立すること

第2章　ツール

もあり，その場合は陽性と陰性の潜在性を発揮し，その効果は多岐にわたる。こうして拮抗的 antagoniste と呼ばれる力学が同時に形成される。「anta」は，「直面する」，「対立する」と同時に「置き換える」ことを意味し，「交換して」さらには「対応する方法で」位置付けられる。こうして，可能性は対称性に関与するのと同時にそれに従うのである。

このため，操作的二元性は，それ自体で，時には「作動 - 拮抗」と呼ばれる原理に基づく基本的行為を生み，相補性だけでなく対立を起こさせることがわかる (12)。この行為は思考の作用方法ともなり，特に構築的である。これは生物学や学際的分野において，ベルナール‐ワイルがはっきり示している通りであり (13, 14)，私たちは，この著作を通して，特に彼の分類法を中心にこのことをみていこう (131, 134)。操作的二元性は，このように思考の進め方の中心に位置する。操作的二元性は，エネルギー作用によって，分割，原理，方法，仮説，理論などに関わる，多数のツールや派生する表象の構築に役立つ。

b) 方向付けおよび結果として現れる原理

操作的二元性は，観察者にとって形をなすエネルギー領域を生じさせる。その時観察者の視野は固定され，これらの分割の結果を「具象化する」傾向がある。観察者の視野は存在論的二元性にも向かい，これが思考の発展の進行をいくらか阻害し，思考を固定化する。その一方，これは誤解されたデカルトの二元論に対する有力な反論でもある。

この態勢は二次的再構築を伴い，分割を通り抜けた最初の全エネルギーを保存させるように主体を仕向け（**エネルギー保存の原理**），分割に由来する過程を補って完全なものとする（**完全性原理**）。この過程は，最初のエネルギーを再構成するために二次的な力学を再結合させる必要性から生じるものであり，二分割の影響を蒙っていない要素が起こし得る事態を排除している（**排中律または矛盾原理**）[35]。

二分割の態勢はまた，未知の世界にうまく立ち向かうことを可能にする。事実，三次元空間ではロボット工学が示すように，「二分割が合わさって，対象を三つの面から編むことを可能にし，そこから円筒の本来の形を抽出できる」(90)。

しかしながら，特定の方向付けの角度は，より全体的な視野では同じ方向を向かない可能性が十分にある。ある環境で拡散しているエネルギーの流れは，わずかな外的刺激によって乱されてしまうことがある。すなわち無秩序は，最初の集合の流れの中で，方向付けの面が様々に変化することとなり，作用面の調節が必要性になる。この調節が前からあった無秩序の再整理を可能にする（これは決定論者のカオスの概念そのものでもある）。

主体はこの最初の二分割に関連して距離をとり，他の方向付けの可能性を検討することもできる。感情‐情動的負荷，警戒態勢にある思考，主体の自己開放の意思が遡及的に介入し，反射して二分割による結果と衝突する。生命と覚醒状態を常に保存している，ポテンシャル・エネルギーは恒常的に維持されており，ある程度固定され

---

[35] 基本原理は，これら二つの命題が対立するとすれば，一方の真理または誤りは，必然的にもう一方の誤りまたは真理に導くことを意味する。これは「排中律」としてよく知られた実践的原理で，日常の思考過程でよく用いられている (4, 91)。J・-B・グリゼによるとアリストテレスはそれを三つの基準となる座標系に位置付けている。すなわち存在論的には，「ある物体があると同時にないことは不可能である」。心理学的には，「同じ精神にとって，同じ物があることとないことを同時に認識することは不可能である」。論理論証的には「主語の述語を肯定すると同時に否定する事は不可能である」。(Sec. Anal. I, 11，77a)

るかあるいは条件付けられた観点から得られた最初の結果を越えることができる。

　従って，この流動性はその場合，反射性による集合の潜在的二分割作用の基本的操作の逆転を生じさせることもある。空間と時間における逆転は，より鋭敏な意識レベルの創発とそれに続く認識の決定要因であるもう一つの作用原理を生む。このように，分割の方向付けの流動性が，位置や速度，あるいはその二つの組み合わせを規定するのに役立つ**不確定性原理**であり，「量子ゲート portes quantiques」の働きによって，一様に「はい，いいえ，および，または」という命題を無差別に生むことのできる**包中律原理** *pricipe du tiers-inclus* である。

　こうして主体は，これらの分割の方向付けによって，様々な形の多様性を生きて組み立てることが可能で，得られた結果を回転させたり，割ったり，さらには歪めることも可能である。空間において様々な方向に向けられた面 plan の概念は，量子物理学のナノレベルの世界でも「スピン」の決定論的概念として発見されている[36]。

　この二分割と関連して主体的態度を描きうる図形 figure の集合，およびその主体および出会う対象と関連して得られる二分割に向かう方向付けは，次のような図にまとめることができる（図3）。

　ある同じ対象に対する（または複数の対象に対する）エネルギーと分割の集中は，同じ主体（または複数の主体）との関連による方向付けによって，新しい行動原理と新たな理論を生むことになる。たとえば，エネルギーの衝突の影響で分割の数が多い場合，エネルギーの分裂が生じ，複数のレベルの薄い層になることがあり，その後，異なる観察レベルの原理の始まりとなる。それは，所与の座標系と関連する相対性あるいは座標系の集合に一般化された相対性についても言えることである。それらの作用によって無数のエネルギー因子の播種が判明すると，それらは複数の概念の源となる。たとえば物理学でいえば波動，粒子，素粒子，連続理論 théories consécutives である。

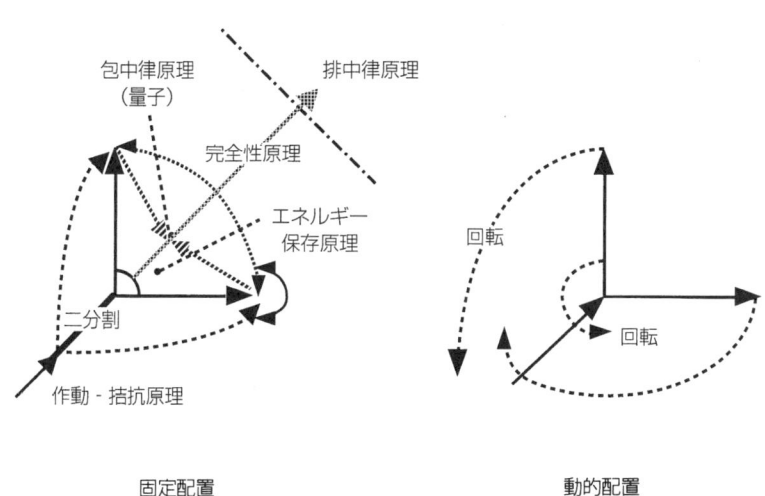

　　　　　　　　　　　固定配置　　　　　　　　　　　　動的配置

操作的二分割
同時性と様々な方向付けの原理

図3

[36] スピンは「個々の分子固有の特性であり，本質的にはゴルフボールのように，古典的物質がそれ自体で回転する（**運動モーメント**）物理的概念に一致する…」（ペンローズ）(157)。

第 2 章　ツール

　元来，エネルギーは汎方向的なので，意識的思考（およびその結果として生じる認識）の創発によって増大する複雑性へとひたすら進み，次第に複雑になる認識の生じるレベルに行き着く。そこで，認識を固定する，存在論的二元論と，認識を恒久的に開く操作的二元論の間にある距離全体が明らかになる。こうしてデカルト的二元論はその存在論的形式を離れた後に，操作的なバーチャルな形で常に構成的でもあることがわかる。次に分割の多数の方向付けが揃うが，検討される現象とは対照的な作動 - 拮抗のビジョンを生じさせ，そのことが最も単純な概念から最も複雑な概念にまで至る重大な影響をもたらす。二分割にとって有効なものは，三分割あるいは多分割など，その他の分割にも有効である[37]。

　実際の結果は，同じ研究対象について，違った形のさらには対立する形の構築に向わせる，指向性エネルギーの振動に通じるために重要である。こうして，私たちは座標の空間 - 時間的多様性が起こり得ること，それが異なる形を引き起こすことを知るのである。精神医学では，同じ障害についても，精神病の臨床から精神力学の多方向性の内的機能障害の臨床に移行することになるだろう。

c）結果的に生じる象徴的活動

　これらのエネルギーの分割は，必然的結果として ipso facto，異なる方向を伝える分化，関係，相互関係を作り出す。それは創造された諸々の力の間および環境の力との協同的，相互的，交流的活動によるものである。こうして象徴の複雑性がもたらされる。外的環境のインパルスに先立つかあるいは同時に起こるこれらの分割には，内在する方向が存在するが，それと同時にその分割によってもたらされる複数の相互関係に結びつく方向も存在する。ある現象の意味作用が，二分割によって得られた様々な形の象徴的活動に深くつながっていることは明らかであること，またこの意味作用が，知覚された形ないし構築された形に先立つことさえあり得ることは確かであるが，このことは臨床観察や，より知的に整理されたデータの数でも確かなように思われる[38]。

　いずれにせよ，このことは現代の神経生理学的解釈とも一致しており，エーデルマンとトノニは「人間は世界についても科学的記述ができるようになる前に方向を作り出し，思考を発展させることができる」としている（49）。

　また，分割にはそれぞれ新しい方向を伴っており，それがすべて先立つ方向に統合されるとも考えられる。こうして，遭遇する状況，体験される経験および連続的に統合されていく意識の状態に応じて，各個人に固有の意味作用の世界が徐々に構成されていく。この意味作用は，その概念やこうして作られるイメージ，また，それを表

---

[37] 最もはっきりした例は数の性質に関する場合である。最も一般的なものは，固定的観点（実数だけの観点）から考えられる。他方，二分割効果と結びついた内的領域を創造する動的観点では，幾何学化や，たとえばマイナス 1 の平方根のような虚数に至る。現実から隔たった論理的結果は重要である。なぜならば，その結果には，同じ専門分野での論理的変化を伴っているからである（古典物理学から量子物理学への移行）。

[38] 知的領域において最も確かな例の一つは，虚数に通じる数の代数的および幾何学的アプローチの一致である。たとえば十八世紀以来，英国の数学者ウォリスは，量に言及する虚空間の幾何学的表現を提起した。これはあらゆる点で，これらの同じ数字（立方根のような）から発展した代数的公式に対応している。それゆえ，二つの異なった言葉（幾何学的図表の言葉と代数公式の言葉）は同じ事実を示している。それは，これらの言葉の上流にある活動から発している。このように隠された象徴的活動があり，その論理的発展は明らかに，最終的に作り出される論理過程の遡及的使用によるものである。回路を巻き込むネットワークに介入する，遡及的回路と回帰によって，問題はさらに複雑化する。

す言葉によって具体化されるのであり，言語は先行する過程の付帯現象である[39]。

2- 基本的分割

最も基本的な分割は二分割であることは確かであるが，そればかりとは限らない。

a) 二分割
歴史的留意事項

エネルギーの分割はもちろん認識の進め方に活用されている。二分割という現象は，人間の認識の黎明期以来知られていたようであり，何世紀にもわたって，現在にいたるまで広く論争を巻き起こしたのであった。最も古くはシュメール人の宇宙開闢説（90），エジプト人の世界の平衡を説明する神話（95）[40]，ギリシアのプラトンの二分法（162），アリストテレスの分析論理（4），次に二分割が「複数性，差異，個体化」の因子としたプロティノス（164），その後にはデカルト（43）が挙げられる。二分割は，常に最先端の理論や技術の中に実際に出現し，たとえば情報科学のコード化や量子情報科学のフォトンの二分割などがある。それゆえ，二分割は操作的進め方からすると自然な不変のものとして現れる。ありふれているので，最初のエネルギー分割から生じた操作的力を忘れさせるほどである。

ここでは，歴史上で見られた，あまり差異ない二分割のすべてを再び取り上げることはできない。デカルトの二元論だけに留めておくことにする。デカルトの二元論は，その表現，科学領域に及ぼした重要かつ持続的な影響や，常に現れる二元論に対する批判や対立によって，私たちの時代の中心的かつ示唆的な問題である。

事実，「方法序説」で書かれた精神と身体の間の存在論的切断について，デカルトの二元論を批判することはよい趣味ではある。ダマシオは最近再びその批判を礼賛し，推論に感情が介入することを強調している（38）。しかし，この批判は，二元論の進め方そのものよりもその応用にかかわってこそ，正当化されるのであるが，そのことに気付いていない。デカルトはそれをはっきり決まった背景の中に位置付けた。すなわち，自然現象が示す難しさに直面する方法としての二元論的応用である。私たちは，問題全体を再び取り上げたり，また，よく知られているデカルト的教訓のすべてを再定義したりはしないが，提起される三つの主な批判を簡潔に取り上げておこう。すなわち，デカルトの主張が，二元論的見地から「魂」の問題をうまく避けた後，特に疑うことのできない明白かつ具体的な現象をはっきり肯定したこと，それらをさらにうまく解決し再構成するために複数の部分に分割したこと，そして観察者が漏れているものは何もないと断言できるほど完全に列挙し，かつすべてを網羅すべきであるとしたこと，である。事実，仮にこの還元主義的方法や相互作用や統合の複雑性についての考察が不十分であること，検討される現象の**全体的** *a intégrum* 再構成を妨げる個人や環境の役割を無視していること，そして存在論的に異なる実体について言い逃

---

[39]「私たちの考えでは，概念（というよりむしろ観念）が言語に先行し，後成説的な方法で発展し，概念的かつ情動的な交換を増大させる」（エーデルマンとトノニ）(49), p.256。
[40] かくして女神マートは「社会と世界の秩序を保つのに必要不可欠の二つの美徳，真実と正義を象徴する…あらゆる日常生活の行動はそれを要請し，それに準拠する」(C・ラルエット)(95)。ベルナール-ワイルは，この女神が世界の安定に寄与することを言及している。相補的，また時に対立的な二つの異なった単位の間に常に位置するそれらの表象が，作動-拮抗構造を想起させる。

れしていること，などの批判がもっともであるとしても，これらの批判が提起された問題を解決できるわけではない。事実，この進め方の二元論的側面に関しては，問題は少々複雑となるので，「全体が部分から構成される」と考えがちな「多数構成主義 multitudoniste」的思考では処理できない (53)。この問題は重要である。なぜならば，この態度は古典的科学に実りをもたらしたからである。現実には，その進め方の二元論的性質は，その性質についてと同様に作用にも当てはまり，力学的であると同時に固定化されたビジョンを生み，またこの場合には，基本的操作そのものを逆転する。そうすると，二元論的性質は，選択された方向付けによって，すべての種類の異なる認識の原理を確立する方向に引きずっていく。

　このような条件は，特に二分割の性質に関して提起される批判に対して真っ向から対立した。システムの専門家であるR・ヴァレ (189) は，「**方法序説**」(43) が実際には概念の世界に関するもので事物の世界に関するものではないと主張した。デカルトは，現実の事物を再構成するために細かく分割しなければならないとは一度も書いていない。彼が主張したのは，**遭遇する困難**を分割し，論拠の長い鎖を喚起しながら思考を整頓していくということであった。従って，それ自体，現実を表わすバーチャルな領域に関する高度に操作的な二元論なのであって，研究対象の現象の現実的性質に関する二元論ではないのである[41]。それらの批判がデカルトの方法のかたくなな適用に関しても該当するかどうかは，また別の問題である。とにかくR・ヴァレは，デカルトが別の著作で，陰性の遡及活動と反射弓の概念 (44) について確かに直観していたと述べており，マック・カロックはデカルトをサイバネティクス的思考の歴史をはるかに遡る先駆者の一人であるとみなしている (189)。

　デカルト的思考に対して批判的な態度のG・バシュラールも，デカルト的思考は物理学のようには現象の複雑な性質を説明できなかったとしても，物理学においてさえ，整理と分類法の面では常に有効であったとしている。このことは，検討対象の性質についても，また観察者の概念化についても言える (8)[42]。とにかく，バシュラールは，「二分法は定性的近似方法のような実り豊かな方法に導く」こと，そして「秩序は認識の唯一の原理である。秩序は寸法のように含意を可能にする。隠された質と同じように，グループの概念を包含することができる」(9) ことを認めている。

　実際，精神医学において，観察された現象の実体論と境界の画定を避けるならば，二分法の操作的側面の生産性は保たれる。すなわち，同一性に基づく論議の形式的な論理を，可能性の相対的重要性に基づくファジー論理に置き換えるならば，操作的側面の生産性は保たれる。そうすると現象の明白で具体的な側面は保たれるが，実行される操作は相互依存的となり，観察者のその時点での座標系と一致する。こうした条件下では，以前からの明白な性質が保たれるとしても，もはや決定的ではない。なぜなら，それは常に客観化可能な現実形態で問い直されるからである。従って，真実は決定的に獲得されるものではなく，常に接近していくものである。そこで作られ

---

[41] 提起された問題を明確ではっきり見分ける判断によって位置付けた後 (**方法序説**の第一原理)，デカルトはその第二原理として付け加えている。「第二にはできるだけ難しさを細かく分析してみることである。問題をうまく解決するために必要なのは出来るだけ小さな小片に砕いてみる事である」。

[42] 「非-デカルト的科学認識論からすると，私たちの主張したいことは，デカルト的物理学の命題の否定でもないし，精神がデカルト的思考に止まっている機械論の否定でもない。それはもちろん，単純で絶対的性質といったような教条主義の否定である」(G・バシュラール) (8, p.141)。

る表象のみが，観察者に対する現実の明証性を示す。もっともこの解釈は後に見るように，精神医学では分類法の進展により確認されている。この解釈は，分類する現象の客観化可能な加工と，性質のはなはだしく異なる分類法の実現にもかかわらず，G・バシュラールの主張を認めることができる。

　これらの留保は，このように，たとえ内的に錯綜はしていても，バーチャルと現実をはっきり区別させ，バーチャルが現実をモデル化し単純化する接近法になり得ることを認めさせ，この二元論の操作的性質と有効性を引き出すのである。しかし，そのモデルと表現された現実を決して混同してはならない。しかし，残念ながら多くの人が混同する傾向がある。

　しかしながら，これらの反論から用語法上のおよび実践的影響が生じる。あらゆる誤解を避けるため，ひとつの現象を二つの異なる状態に分割するという観念を，デカルト的二元論から退かせる必要がある。そうすると「操作的二元論」という表現，ないし，さらには「操作的二分割」という表現が好ましいと思われる。なぜなら，これらの態度が二次的に意味する構成主義は，検討すべき現象の本質を解くことができるわけではないからである。しかし，二元論がすべての現実を説明できないとしても，その諸々の構成要素を知るには常に重要である。事実，アリストテレスやパスカルの時代から，全体は部分の総和以上のものであるが，部分を知ることなしに全体を知ることはできないことが知られている（153）。

　かくして，この機能的二元性（すべてと部分の総和，現実とバーチャル）は，この操作的手段によって二つの異なる面となって表れる。その性質に固有のものと，その展開に固有のものが存在し，集合はその全体の中でよりよくそれを規定できる。従って，この二つの側面を連続的に検討する必要がある。

　精神医学では，この二分割は日常診療の中で常に見られる。一方では，患者において，この二分割が，様々な段階で精神過程に関与している機能的組み合わせを断ち切ることで，病的体験を生むことになり，患者にはしばしば現実との断絶と感じられる。もう一方，観察者の側では，二分割は問題の現象の構成要素の検討を促し，さらに，バーチャルに切り離された現象を再構成しながらその統一性を再検討させる。二分割は，純粋に機能的な観点から再検討させ，いろいろな異なるレベルで増大する複雑性に近づくことを可能にするが，ただし，あるレベルから他のレベルへの移行なしにはこの複雑性を決して規定できない。

　それゆえ，二分割は構成主義的視野から働きかけることのできる自然なツールのように見える。しかし，研究対象の異なる性質に適切な進め方が前提である。観察者と環境がからんでいる精神現象の高度な複雑性は，その全体性をバーチャルに単離した諸要素に還元することを許さない。これらの諸要素を豊かにするためには，二分割は，生じる相互関係，区別された諸要素およびそれらの統合的相互関係の合目的性を考慮した，よりきめ細かな進め方をする必要がある。

有効な存在

　二分割は，バーチャルと全く同様に，現実的，巨視的，顕微鏡的，ナノ的，拡大鏡的などすべての領域に当てはまる。二分割は，物質世界の現象の構造化，生物や人間の世界の現象の構造化にきわめて重要な，対称性の現象に重要な役割を果たす。

　-巨視的現実領域において，この二元性は，**子宮内** *in utero* 存在から，生まれたときの自律的な生命，最初の産声が表す生命まで見られる。この産声は，人間存在の個

第 2 章　ツール

別化を形成する胎児環境の急激な変化を示すものであり，その肉体的および精神活動は新たな条件下で徐々に発達していく。**子宮内**の潜在的な体験は胎児自身に限定されたものであり，脳がまだ形成中であることを考えると，空間的・時間的位置の特定に関するすべての意識はないと考えられる。誕生とともに外的環境や出会う人間存在との接触により，この体験は徐々に広がる異なる空間や時間のなかで形成されていき，それに応じて人間はいろいろな形でそれらを構築する。このように構造化され，体験され，客体化できる普遍的な空間‐時間が少しずつ形成され，新しい環境における人間存在の脳に固有の神経学的および機能的構造による作用を映し出す。この構造は人間にとって，同時に発達するますます複雑な認識の座標系を与え，ますます広く深くなる意味作用の世界を並行して発達させる。

　その結果，**子宮内**存在はそれ自体，潜在的に二重の意味を担っている。つまり人間として一般的特異性と，やがてなるその人に固有の特異性である（遺伝的宿命を負っていることはさしおいて，人間形成に介入する環境因子の役割があることを無視できない）。この意味の二元性は人生すべてにわたって現れることになる。この二元性は，この**自然な二分割**の助けを借りて世界に接近する思考を特徴付けることになる。こうして二元性は，自らの構築に寄与する時空的世界に関わることとなる。それは，精神システムのいろいろな機能的レベルとそれが作り出すすべてのものに存在することになる。私たちは，その二元性を意識的および意識下的思考機能（選択する理論によって，下意識 subconscient であったり無意識であったりする）の中に，思考の要素（象徴や隠喩など）中に再発見する。同様に，認識によって構成された手段：言語（普遍的な文法と特異的文法）(29)，推論の初期回路（信頼性と初発論理）(129, 148)，推論の操作（操作的二分割），抽象的推論の作用（太古的数学的実体および古典数学的実体で構成された数学理論）(34)，自然の超越性（認識とメタ認識）(129) などにも見出される。

　‐生物の顕微鏡的世界では，二元性はすでに記載したように，先在する目的論的計画に従って増殖する細胞分裂の現象に最も美しい例がある。物質の世界では，二元性は「空間的量子化」という現象によって客体化され，同時に環境領域の役割を示す（O・スターンと W・ゲルラッハの実験）(182)[43]。

　‐ナノの世界では，二つの穴を開けた不透明板に光の束を当てたときの回折に量子レベルでの二元性が現れる。この板の後ろでは，光と影が交互に縞模様を示す干渉縞が形成される。個々のフォトンが見えない点になって受容スクリーンに当たるが，創造された干渉縞と一致して，スクリーンのいくつかの点には当たらない。この現象は量子論 (153, 157) の特徴であり，重ね合わせ原理を説明するものと解釈されている。

　存在する宇宙の様々な階層尺度 échelle で多様な現れ方をするので，二分割はまた，最も基本的な要素にも，最も大規模な形成にも関わる。二分割は思考の力学と機能に関すると同時に，多くの感覚器官によって造られる形にも関わっている。本稿では二分割がうまく用いられたときに，もたらされるあらゆる力およびその迅速さをみてい

---

[43] 磁石の二つの極の間の銀原子は，古典的理論によると，スクリーンの上に均等に分かれるはずである。ところが，作られた磁場の強勾配の下では，それらは二つの対称的な斑点を作るだろう。「この予測は磁気モーメントの空間的量子化の現象と関係する」（ブドノとコーエン‐タヌジ）(20)。

こう。
　さらに，このエネルギーの二分割は環境に対しても働きかけ，多くの組み合わせを可能にする**機能**と**多様な形態**を生じさせる。この過程の自動的または意思的な反復により，連続した作用が自然に生まれる。続いてこの連続作用は，初期の二重の構造化によって，すでに受け入れられた一般的方向の他に，より具体的な新しい方向を持つ。無数の二分割がこうして多くの方向を創造し，その反復が認識の発達を生む。こうして，意味作用の世界のすべてが徐々に，各人の観点の階層尺度に見合って構成され構造化されるのである。論理思考および交互性により，理論的には一つの幹から生まれた二つの部分的な要素を近付けることにより，前からある共通の方向の再発見が可能であり，同様に人間に元からあった本来の方向を再構成すると考えることができる。

操作的効果
　これらの効果には多くのものがあり，後にみるように，無数のバーチャルな再構築に固有な要素だけでなく，対称的な一般的データを生じさせる。このことは，操作的作用の反復行為とそれらの生成物の組み合わせにより，それらの潜在的な力，重要な方向付けおよび一時的に単離された様々な要素のそれぞれの相互関係を説明する。

一　再構築に固有の要素
　このように二分割は，以前のエネルギー面だけでなく，対象の諸々の要素も識別し，部分的および全体的意味作用に関わる一連の構成要素を単離するのに役立つのであり，それらを結ぶつながりを生じさせる。分割は，このように，操作的手段の形成に役立ち，情報科学のような最先端のテクノロジーに使用されている。
　このツールの助けにより，一つの平面だけで可能なエネルギー展開と多様な構成原理をしっかり理解するには，ある同じ精神作用の様々な瞬間を思い描いてみるとよい。直観的に遷移の関係によって，ある瞬間から次の瞬間に移ることが可能となる[44]。
　この二分割は，個人の外的領域と同様に内的領域でも，水平思考や矢状方向思考などでも同様に行使される。二つの要素からなる作用は，このように異なる領域でおおよその形が作られ，行使され，それらの作用は徐々に自動化されるか自発的作用へと統合される。これは，精神システムのただ中に現れる認識手段であり，精神システムを活気付けるエネルギーの衝突効果に基づいている。この認識手段は，はっきり様式の異なるあらゆる方向と領域で有効である。
　しかし二分割は，識別すべき方法,形,要素の内容を考慮する必要がある。こうして，精神障害をその文脈に当てはめてみた場合，この二分割は二重の意味作用を生む。ひとつは患者とその歴史に固有のもの，もうひとつは環境によると考えられる障害の型に固有のものであり，この障害を構成してきた一連の現象―形，特性，構成要素，方向付け―を結び付ける針の糸である。これらはカテゴリーとクラスを構成するのに役立つ。それゆえ，障害の現実的な意味作用は，こうして単離された部分的意味作用の

---

[44] この方法はすでに，十九世紀始めのイギリスの代数学者ハミルトンによって，明らかにされている。それは，秩序と進歩の観点から，真理体系を規定するために，「純粋時間」という考え方に訴えている。この「純粋時間」を構成しているのは，前-後，先行-後続，連続-不連続，同時性，過去から現在を経て未来にいたる経過，すでに作動-拮抗作用構造を形作っている対，およびその時期に，その瞬間から順序関係に至り（遷移 transition），代数分野を支え，普遍化によって新しい数学的概念（三元数 triplets，四元数 quaternions）に向かうことを可能にする対である。

総和でも並列でもなく，観察の文脈の中でのそれらの統合なのである。
　この集合の意味作用は，観察者のバーチャル世界に位置付けられ，必ずしも検討されている現象と同一のものではない。なぜなら，操作それ自体がエネルギーの喪失を，時には，その結果，この現実と関連して方向を失ってしまうからである。しかし，この操作は，たとえば自然数の遺伝 hérédité des nombres の概念（フレーゲ）（訳注11）のように，数学的基礎の研究においてはよく使用されている (62)。

— ポテンシャルの力

　この進め方を実行すると二分割から新たな極を生じさせるので，この原理は，徐々に，それぞれの現実のバーチャルな表象とそれらの構成要素に適用される。こうして，バーチャル世界には基礎となる意味作用の際限のない組み合わせと統合が生じる。
　M・ファッタルが指摘しているように，古代ギリシアではプロティノスが，ある単位から生まれた二分割は「複数性，分化および個体化」の要因となることをはっきり示していた (164)。二分割は，次第に複雑化して，巨大な構築物に統合される複数の意味作用を一歩一歩出現させる。さらに，そこから最大限の情報を得るには，当然，このバーチャルな二分割をどこに適用するかを知らねばならない[45]。アリストテレスがすでに強調していたように，無用な，あるいは誤った分析に迷い込んではならない (4)。ところで，この操作的力は，これまでにみてきた通り，思考の様々な構成要素に関係し，単純なので，さらに信じ難いほど実行は早くなる。それらの特性を疑うのであれば，原子物理学において，既知の粒子の衝突作用で新しい未知の粒子が出現する巨大加速器で起こる二分割とか，あるいはベクトル代数の視覚的かつ図式的アプローチによる数学を考えてみるだけで十分であろう[46]。

— 得られた諸要素の方向付けと相互関係

　もう一つ強調すべき重要な事実がある。区別がはっきり進行するに従って，探求される領域は広がる。それゆえ，操作的二分割は下向分析法だけに限られるわけではない。二分割は再構築のための諸々の要素を提供する。それらの作用は，以前に獲得したものを考慮することでまた上向様式においても持続する。完全な有効性をもたらすのは，この下向および上向の二重の進行からである。とにかく，それはこうして観察される現象の形成に関与するアルゴリズムへと向かう。
　それゆえ，この進め方は，閉じられた世界だけではなく，恒久的に開かれた世界，無限に大きいだけでなく無限に小さい世界でも見られ，進行に応じて現れてくる新たな地平に適合する。

---

[45] これに関する哲学分野における有名な例として，歴史の経過とともに，現象と本体の対立の中での意味作用の移動がある。その区切りは継起するレベルの差異による (178)。
[46] このことは実際に，主体が形を切断し再連結する方法で，計算しながら行うものを観察することで，説明が可能になる。それにより，複雑な計算を普通のやり方でやるよりも早くできる。すなわち，その目的と観察者のためにうまく定義した運用規則（合計，直交，交叉の規則）に基づいた，単純な図形の視覚的操作によって計算するのである。従って，これは古典的計算における線的時間性，特殊計算における観念的時間性の問題を提起する。さらにこれは，極めて複雑な代数から普通の三次元的デカルト的形への移行を可能にする。これはまた，間接的に操作的二元性から由来する方法の構造力，構造化する力をも作り上げる。いずれにせよ，そもそも私たちは，この力は学際性に通じる原理と法則における二元性の力であることを見出すであろう。

この結果，二分割は日常的計算の手続きによって行われるとしても，予め決められたプログラムに従って下向するだけのものではあり得ないし，また得られた経験を考慮に入れることで上向する（131）。それゆえ，方向付けるため，二分割は特定の選択肢をカテゴリーに分ける操作へと導かれる。

　さらに，この選択操作は環境の刺激による脳の働きにも存在する。これらは，観察者にもみられる。観察者は，症例に応じて選択するテレオノミー（究極的目的法則の追求）ないし目的論と同様に，段階的ホメオスタシスのような，集合の一貫性の探求によって進もうとする。このことは，最終目的はすでに存在するというストア学派の考えを思い起こさせる。ここで，認識は，対象を文脈全体の中で検討し再設定すべく，否定と肯定の，前向と遡及の手段によって徐々に広がり，予め想像されるホメオスタシスに従う。こうして，認識は，ポテンシャルの統合の終わりに，分析の可能性と同様に総合的発展を滞りなく行うことができる。ポテンシャルの統合は，それによって認識にすべての力を与える（図4）。

　このため，認識は区別すべき諸要素の相互関係を重視し，次にはそのそれぞれの秩序を重視しなければならない。このように二分割はまず一次的な対象に焦点を当て，焦点が分散する前に無数の二次的対象に対して二分割を行う。これが分析の進行に呼応する。

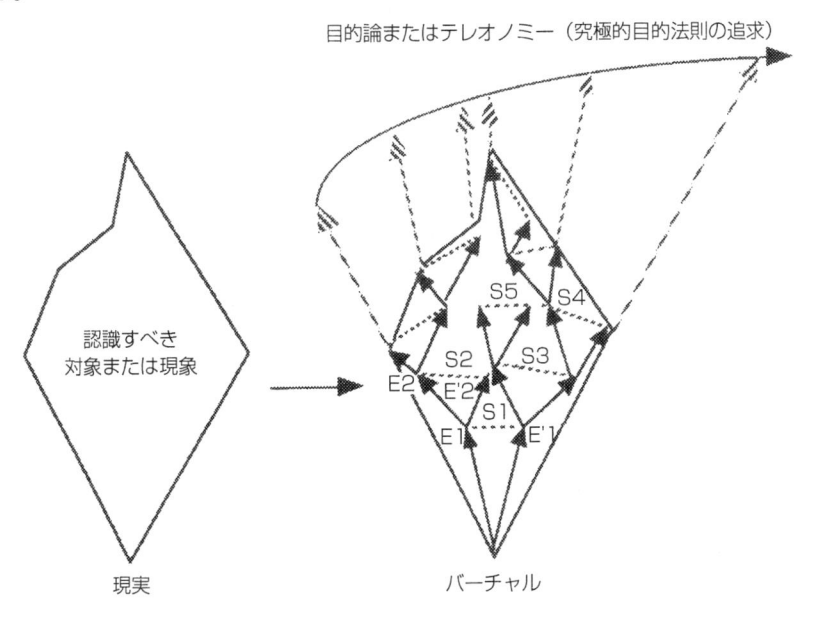

E1, E'1, E2…＝構成要素
S1, 2, 3…＝分岐から生じた現象の関連付けに結びつく意味

操作的二分割
基本的適用方法

図4

　本図は，再構築に先立つ操作的二分割の構築力を示す。

第2章　ツール

E1 と E'1 は，ある意味作用をもたらす最初の関係 S1 を引き起こす。E2 と E'2 も二番目の関係 S2 を創造する。こうして S1 と S2 という二つの関係のみが確立されるだけではなく，S1-S2 という三番目の関係も確立される。言い換えれば，ある現象の二分割は三番目の因子，すなわちその意味作用を創造する。二つの二分割は，それらの間を統合しあう異なる意味を示す三つの関係を作り出し，数学的に言えば，2掛ける2は三つの異なる関係を創造することになる（数字で示せば $2^2-1=3$）。そうすると，n 個の要素の全体の部分集合の数である公式 2n-1 ができる。こう見てくると，この操作的二分割を複雑な現象に適用すれば，バーチャルには無数の関係を作り出すことができるので，同様に膨大な数の因子と関係可能性を再発見できることがすぐわかるだろう。

最初の分割の方向付けに対する環境の影響に関して言えば，それは，自分自身を無限に再生産ができるか，または様々な機能を発揮する細胞を分化させることのできる幹細胞の発展を見せる生物学的性質に認められる（A・テュルナン）(182)。このことは，これらが置かれた背景と指揮細胞とでも呼ぶべき細胞の影響に依存する。こうした特性は他の領域，特に精神や言語的領域においても類似性を想起せずにはいられない[47]。

確かに，二分割によって現象的実体のすべてを説明することはできないが，性状の異なる要素を関連付ける効果があることは明らかである。さらに，二つの異なるエネルギーの力学を生じさせるという単純な事実が必然的にそれらの力学の間に差異を作り出す。力学的差異は同時に，強制される絶え間ない欲動によって一挙に超えられる。すなわち一種の完全性 complétude が働いて，新しい形に融合させてしまうか，あるいは対立して二つの違った流れを作るかである。これらの不測の融合あるいは対立についてはずっと後で門について述べるときに取り上げよう。複雑な力学は，すでに指摘したように，結合か対立の二つの作用の可能性で成り立つ作動 - 拮抗の原理の基礎となるが (12, 14)，いずれにせよ，二元的表示の両方の面を同時に刺激することによって，最初の差異を越えるに至る。

実践的には，このことはある専門分野の研究領域が，この操作的技術によって広くカバーされるといってもよい。操作的技術は，取り組んでいる現象の複雑性に徐々に侵入できる手段的方法と表象を作り出すことができるはずである。しかし，これは人為的に単離した諸々の要素のそれぞれの形，内容および相互関連の秩序を重視することが前提となる。

二分割が最初の現象を自然かつ知性的に再構成し，また精神活動の過程まで予見できることに注目しよう。こうしてバーチャルな再構築は，脳の自動性によって，二分割で得られた感覚的要素を基点にして自ずと実現される。直径で垂直に真ん中から切った円の基本的図形からそのことを証明しよう。遠くから見て円と直径とが別々に分かれた二つの像を置くと，二つの対になった要素が近づいてきて最終的に一体化し，バーチャルに再形成され，基本図形は最初の二つの要素の間に現れてくる（図5a）。

---

[47] 手紙の一つで J・-B・グリゼは，言語に類似する思考のメカニズムについて語っている。彼は書いている。「ある同じ言葉は，それと同じことを無限に繰り返すことができる。その一方で，文脈が違ったり，他の支配的な言葉が伴ったりすると，様々な『幹 souche』を持つ機能を果たす。たとえば名詞にも動詞にもなる」。すなわち「ferme」（農場，閉じる)」という言葉があげられる。

すべてが感覚のレベルであたかも，知性が分断していた像を脳の自動的な調節によってバーチャルに復元するかのように起こる。私たちはそこに二分割‐再構築の自然な機構の例をみるのであって，これは眼科のステレオグラムの構築で用いられている。
　同様に，人間は意識的かつ意思的に二つの要素から一定の秩序，一定の対称性に従って，いろいろの可能性のある形を創造することがある。なぜなら二つの要素だけでは，分割は不十分で，不確実な再構築しかできないことが極めて多いからである（図5b）。知性の面からすると，基本の図形を再構成することができるにしても，以下の図が示すような，一定の対称性と一定の秩序を守る場合だけである。

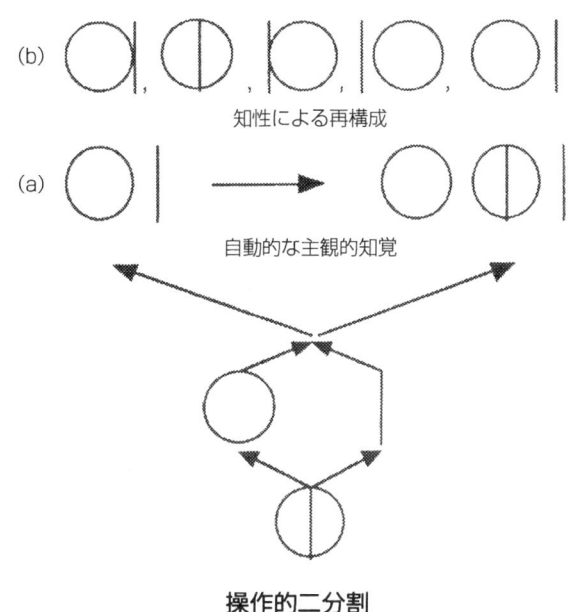

(b)　　知性による再構成

(a)　　自動的な主観的知覚

操作的二分割
抽出された要素を起点にした再構築

図5

　このように二分割の要素の再構成にあたっては，最初の現象を再構成するための三つの基本的特性を考慮に入れる必要がある。
　・操作的に区別される要素の形
　・諸要素の内容
　・諸要素のそれぞれの関連と，それらの方向付けの平面

　このことによって，二分割を構成するツールは，あらゆる現象の分析を可能にするだけではなく，バーチャルな方法で再構築し，観察された現実全体ではないが，ある程度その現実のよりよい理解を引き出し，それに対して働きかけることのできるモデルを確立することができる。実際にすぐ使えるというのは，この固有の働きによる構築のおかげであった。精神エネルギーの最も基礎的な力学から始まって，複雑な思考が徐々に一つの形に構築されていくことを知るには，この二分割の原理を適用するだけで十分であった。
　しかしながら，私たちの考えでは，バーチャルな領域で観念的に実現可能なことが，現象的な現実の世界で起こることに必ずしも常に呼応するとは限らない。現象的現実

では失敗も起こりうる。精神の働きでは手の届かない未知の出来事，理性から逃れる感性的な決定，あるいは現象的現実と経験的表象の世界との間の偶然の対称性を破る，他のあらゆる可変的なものが存在するからである。これらのことを考慮する必要がある。人間の思考は操作的二分割の機械的世界のみに閉じこもることはできないが，もちろん，たとえば情報科学のような現代の技術がはっきり証明しているように，決して，それがもたらすものすべてを排除するものではない。

b) 三分割

統一性と自然な二分割を起点にして系統的な観点に立ち，還元主義的見地に固執しなければ，三分割の把握は容易である。

形成様式

最初の二分割が精神エネルギーの流れと取り組む現実の対象の流れとの出会いから生まれ，その流れの一部が別の次元にはみ出すことがあったり，あるいはまたその支流の間に様々な形で入り込むことがあったりするという事実に加えて，三分割はまた組み合わせによる形成様式からも生まれる。

たとえば，精神の働きの基礎的感性のレベルから概念的レベルまでの移行によって，研究対象の二分割がバーチャルな空間‐時間において検討されることになる。バーチャル世界での基礎的な組み合わせは，観察者が，これらのレベルのいずれかを起点にして作られた二つの要素を考えることができるときに示される。この二つの要素を関係付けるにせよ統合するにせよ，最終的な解答は新しい意味作用の形成に対応している。ところで，これまで見てきたように，二分割の形成によって一つのつながりが生じ，そのつながりは遡及活動によって，遡及前向的に意味付けられるエネルギー環の矢状面に関与する。これにより，二次元的空間面における力学的エネルギーの表象は，はっきり時間性が加わる三次元の空間へと移行する。本書では後に，空間‐時間構築の概念のあらゆる問題をみていくことにする。この二分割から三分割への移行現象は，もとより生物の世界においても観察可能である。

種々の型

このように二分割は，いろいろな仕方で，その人のおかれた状況，観察および概念化のレベルに従って三要素構成を生じさせる。事実，三分割は同様にシステムの操作的活動も保証するが，さらに，こうして生じた機能の形成とその使用方法にも関係する。この二つは，互いに補完し，しばしば不可分にさえ見える。そこから異なるレベルの例を引き出すことは容易である。たとえば感覚能力から言語へ，次には知的構成や観念的・社会的形成の意味作用に至るまでのレベルである。

人間の視覚的知覚スクリーンは，外的世界を翻訳し，外的世界のいろいろな相と交わることを可能にする。臨床的には視覚は，量および／または質として，事物の有無（形），可動性の有無（運動），明るさの有無（色）がわかるように出来ている。形や運動や色はこうして相互に反射して，視覚的機能を総合的に構成するのである。ところで，ゼキによれば，視覚機能を詳細に分析すると，三種類の細胞の存在が明らかになり，それらは対象の形や運動や色を適切に認識するようにできており，それら三つの機能が統合されて，集合的視覚機能が再構成される（196）。

感覚機能の構造的延長は，構成途上ないしすでに構成された神経精神的世界において，特に言語の神経生理学について認められる。そこでは，言語，その数学的次元，思考の構築の意味作用は，それぞれが複雑に入り組んでいる。このため，ダマシオによれば，言語はニューロン構造の三つのグループをもとにして脳によって処理されるという。一つめは脳の二つの半球の多数の神経系からなり，身体とその環境の間の非言語的相互作用を表している。二つめはより小さなグループで，一般には左脳に位置するニューロン構造からなり，音素，音素の組み合わせおよび言葉を文章に組み合わせの統辞論の規則を表している。三つめのグループは，同様に左脳に見られる構造で上記の二つのグループの作用を調整するように構成されている（37）。

　同様に，生物学では三分割の現象は，遺伝因子，後成説因子および環境因子について考察する現在の理論家によって，進化の研究に使用されている。従って，特に染色質のメチル化と構造化の現象についての，後成説的役割の復活がみられる。これらの現象は，獲得された現象の遺伝に介入し，ゲノム的遺伝性だけを再検討させ，ラマルク説を復活させている[48]。利点と難点の二つの要素からなる概念（作動-拮抗の組み合わせ）から出発して，P・ブリカージュは，三つの遺伝のタイプが介入することによって，生物系が「遺伝的，後成的および環境的の三つの遺伝的継承のおかげで，生き残り，死後も生き続ける。生命形態の歴史は，これらの遺伝的継承のおかげで，変容に刻み付けられており，還元も付加もできず，相互に作用しあい，それぞれの影響が生物を変容させている」ことをはっきりと示した。

　言語的構築の領域では，本稿ではJ・-B・グリゼの説を引用したが，論理的進め方と類推的進め方の二つの型を起点にして，自然な言語，論理-数学的言語および論理-論証的言語によって構成されるとした(138)。知性的領域では，幾何学は，三つの基本的な形（三角，四角，円）からなるが，それらは二種類の線（直線と曲線）から構成されている。

　社会的構築の領域では，シュメール人の父-母-子といった家族の三脚の構成単位の例を挙げておく。これらは，三よりなる宇宙開闢説の自然要素を神格化するのに役立っている。本書の引用を想起すると，この構成単位は二種類の人間（男と女）の分離に始まって，再結合に至ることから類推的に形成される。

　それゆえ，三分割はもはや二分割ほど基本的なものではなく，先行の二分割に結びつく意味作用を表わしている。そこから，その操作的側面は存在論的な型を表わそうとする方向を示している。

操作的作用

　従って，三分割は生物世界，思考およびそれらの最も基本的な産物についての認識の原型構造を形成するようにみえる。この意味で，また三分割は基本的なものであることは明らかで，同時にある操作可能性をも表わしている。特に三分割は現象の研究においては，記述的側面，力学的側面，および構造的側面を区別させる。ところで，三分割はそれ自身基本的な二分割の産物でもあり，このことから単独であるいは二分割とともに，環境に触れるとそれらの遡及効果から，別の分割（四分割，五分

---

[48] 遺伝的遺産，後成説的遺産および環境遺産，すなわち細菌から人間まで，生物変異説，生物システム。生物と社会の進化，すなわち類似点と相違点。P・ブリカージュ，AFSCET, Andé, 2002年6月8日，9日。

割，六分割，七分割…）を生じさせることもあり，その意味はそれらの分割が起こるたびにより明確になる。

事実，三角測量の現象にみるように，三分割においてもさらに識別は必要である。三角測量は，昔の航海者ではよく知られた方法で，六分儀を用いて自らの位置を水平線の上の星の角度から測定するものである。類推的に，この位置測定は，研究対象に対する観察者の認識のそれと比較し得るものであり，観察者はすべての人に認められた座標系を第三の点として用いる。しかしながら，二重の三角測量というものが存在しうる。すなわち，研究対象に関係するものと，観察の諸要素に関するものである。最初の場合，三角測量は研究対象に向けられ，観察者はこの現象を二つの部分に識別し，それぞれが後の識別を支えることになる。第二の場合，三角測量は，同じ研究対象に対する観察それ自体に関わる。これは，二人の観察者が同じ対象を各自研究しており，その見地を語り合う場合に相当する（図6）。

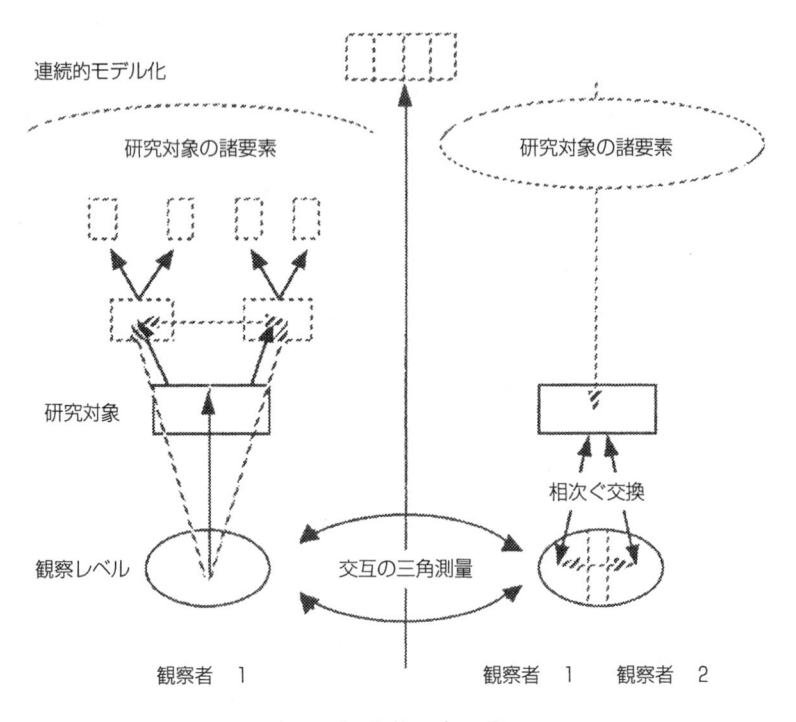

交互の操作的三角測量

図6

その対象について識別された二つの部分の間に築かれた最初の関係に続いて，二人の観察者の間の関係が築かれ，この二つ目の三角測量のおかげで純化され，より確かな新しいモデルが築かれる。この二つの型の三角測量が交互に続くことによって，すでに築かれたかまたは築かれるべき最初のモデルが明確にされるだけでなく，その構成要素を識別することによって徐々にこの事物の性状を掘り下げることができる（図6）。さらに，他の事物についても，多少とも類似した形成または機能を検討すれば，これら様々な対象のいくつかの側面または一定の機能レベルについて，共通する基本型を把握することが可能になる。

こうして，様々な型の思考の機能に関する門の存在を明らかにすることができる。この同じ型の進め方をすると，徐々に精神の働き全体のモデル化が可能になる。しかし，この進め方と観察される現実とを混合してはならない。たとえば，理性の領域における門の概念を喚起することは，理論的な方法にすぎず，従って，現象の理性的・論理的アプローチを理解する単なるバーチャルな方法にすぎないことを，前もってわきまえておくべきである。これは，十八世紀のデュ・プティ-トゥアルの考え方にあるような，現象についての論理的データの生物学的根拠となる連続形成とはまったく異なる。彼は，蕾から皮質性線維と葉の木質になる植物の力学的統一性を認めたが，この考え方は後に細胞理論によって疑問視されることになる[49]。ここでは不連続的形成が問題になる。不連続的形成は，私たちが論理の様々な型に近づくために，論理-類推的，初発論理的な根源，機能論理による表現の根源を見るときに構成される。恒久的な構築に共通する目標という点では，これらの形成のそれぞれがますます複雑化する機構に従い，徐々に次々と同化する一種の機能的構造である。後で示すように，本書では，理性的・論理的行動におけるこの過程をJ・-B・グリゼの理論を借りて分析した。知覚，感覚，形，本能的欲動，感情，情動といった他の研究対象を起点にした感性的な門についても，同じことが言える。それらは，別の研究の対象となったが，そのうちで，最もよく知られているのがフロイトの仮説であるが，他の心理学的手法やさらには神経心理学的手法によっても研究がなされている。

c) その他の分割

　多分割は，まず全体的な仕方で，次に数値的な仕方で把握されるように思われる。この意味において，これらの分割は先行の分割に依存しているといえる。
　二分割や三分割が西洋で支配的と考えられるとしたら，それと同時に五分割が，その有効性によって現代的技術のモデル化に時に用いられることに留意する必要がある。

　この主題については，情報科学の五要素に従う類似構造（ホップフィールドのネットワーク）に留意されたい（152）。
　同様に，応用心理学の例を挙げると，人格の心理測定的評価の臨床検査では二分割が三分割を生み，この二つが再結合してその領域の効果的な操作的手段になっている[50]。

　しかしながら，分割によってはその文化的背景による更なる特異的な進み方をするものがあり，文化的背景が過去に向う選択的な遡及活動を生み，最初の分割の組織に影響する。こうしてその神話由来の宗教的性質とそれぞれの手法の発展によって特徴付けられた社会には，より特異的な分割方法を持っている。すなわち極東における五分割や，東洋のある文化圏における七分割である。
　最後に，忘れてならないのは特に大きなエネルギーのショックが起こった場合であり，多様な指向的面から噴出する様々な分割によるエネルギーの細分化が見られる。この現象は精神構造では既存の形の急激な構造解体または一時的な錯乱に相当し，肉

---

[49] **植物の力学的統一性**。デュ・プティ-トゥアル（1758-1831）N.T.M. 11（2003）013-028，Birkhäuser Verlag, バーゼル。
[50] Le NEO-PI-R. J・P・ロランのマニュアル（E.C.P.A. パリ, 1997）を参照のこと。

体では構成されたシステムの分離に相当し，物質では構成要素の現れる解体に相当する。

3- 精神活動の配置

精神活動は，また多かれ少なかれ発展に向かう背景全体から生まれる。

a) 一般的地形学

エネルギーに支えられた精神活動は，次第に発展する世界の中で，考える人間存在の身体的，生物学的および社会文化的成長と成熟に並行して出現し広がっていく。

この活動にはあらかじめ決定され固定された枠はア・プリオリには存在しない。主体はその人の階層尺度に応じて活動を構築し，構築能力に応じて高め，その人の活力，計画，経験，獲得した確信，想像力などに応じて，その活動に意味作用を与える。こうして人間は最初の保証は何も得られないまま，自己を取り巻き，自己の成熟とともに広がっていく世界に自らを投影するのである。

こうして，本能-情動的生活は，遺伝的素因，活動性，環境要因に応じて広がる周囲との直接の接触による機能性に応じて成長する。そして，精神活動が現われ，徐々に知性化する結果を生むのはこの力学的視野が芽生えるからである。

b) 対称性

二分割によって，精神活動に現れる最も一般的な表現は，物理学的，生物学的，精神的な様々な領域で―完全にとはいかないが―全体として対称的な様式で見られるだろう。

この対称性の原理は不変性の概念と結びついていることが注目される。これは，ひとつの表面またはひとつの体積を持つものの諸部分が部分と全体の間で「正確に釣り合っていること」を意味しており，そこから均衡のとれた構造を喚起させるが，これはただ空間だけに関係しているわけではなく，いくつかの表現が可能である。こうして物理学者は対称性を平行移動（ある現象の等質性 homogénéité），回転（等方性），キラリティ chiralité（鏡像的対称性），ゲージ（空間の各点の変容，部分的変容と関連する対称性）などによって区別する (32)。この対称性の現象はまた，他の多くの存在，すなわち数学的，生物的，精神的存在にも認められる。従ってきわめて一般的な現象である。

人間では，たとえば，対称性の現象は現実の感覚的世界からバーチャルな表現への移行の際に容易に観察できる。その実例は視覚システムによって容易に起こり，解剖学と生理学が直接関連していることがわかる。そこには，様々な型の対称性がある。

遠くを見つめさせ，中間地点に二本の垂直線を描いた紙を置いたとき，目の焦点を合わせないという条件では，バーチャルな画像が自動的に知覚される。言い換えると，その図に「なるがままに」することで，視覚的には提示された現実から感覚的に体験されるバーチャルへと移行する。その時，数秒たつと，線が互いに対称的な様式でゆっくりとすべるように動くのが見える（脳の働きが安定した形を構成するのに必要な時間であり，比較的遅い）（図7）。

変換は対称的に起こる。主体は，二重に見えた線（自然な二分割）に基づいて対象化を行い，まず二本の線が四本の線に見え，次に中央に位置する二本の線が接合して三本に見える（二

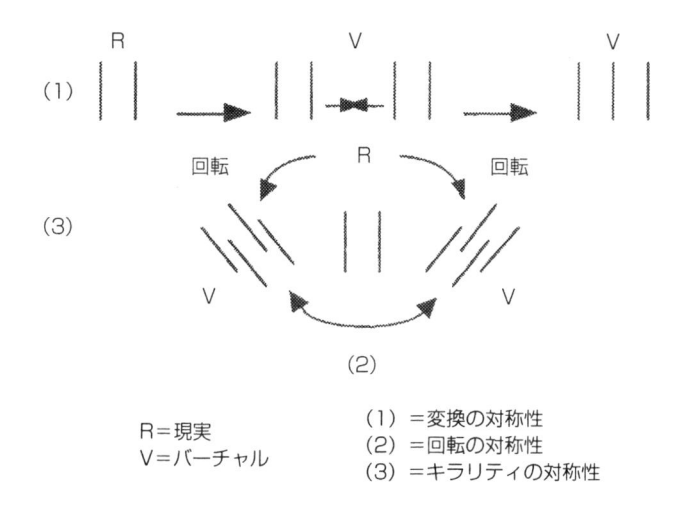

要素の解体後の三要素の再編成）（図7の1）。

```
         R              V              V
(1)     |||| ━━▶       ||▶◀||  ━━▶    ||||

              回転    R    回転
               ↶   ||||   ↷
(3)           ╱╱          ╲╲
             ╱╱            ╲╲
              ↘           ↙
              V           V
                  (2)
```

R＝現実　　　　（1）＝変換の対称性
V＝バーチャル　（2）＝回転の対称性
　　　　　　　　（3）＝キラリティの対称性

視覚的対称性
現実からバーチャルへの移行

図7

　回転の対称性は，一対の線をある方向または反対方向に回すことによって得られる。対の1本が下がり，もう1本が上がり，回転するに従って，その回転の方向によって相互に浸透していき，一対の単位を再構成して一列に並ぶ。この瞬間，視線はいつもの輻輳を取り戻し，瞬間的にバーチャルから現実へと移行し，感覚的にはっきり知覚する「飛躍」のような感覚が生まれる（図7の3）。

　最後に，キラリティの対称性は，二対の線が鏡像的に左右反対となることで観察される（図7の2）。

　しかしながら，物体や生物体や人間存在の性質に結びついている，この対称化活動の様式が現実であろうとも，絶対的ではなく，多くの断絶がある。事実，相互的過程の意味作用は，生じる対称性の現象が必ずしも完全ではないので限定的である。視覚という感覚のゆえに混乱することがある。その宇宙的価値は物理学的世界において問題を提起する。すなわち微弱な相互作用，重力の相互作用については未だに明らかにされていない。人間科学では，対称性の原理は大ざっぱな認識しかなく，物質に関する知識に比べるとはるかに乏しい。

　この意味で，対称性の破綻は一考に価する。なぜなら対称性の破綻は機能不全の機構に関する概念の源泉であり，それによって精神システムの機能を間接的に明らかにできるからである。この研究の基礎として精神システムの機能不全を取り上げる理由の一つがここにある。

　今や，その裂け目についてはいくつかの質的性質が予測できるし，量的なアプローチの単純化にも役立つ（32）。このことはあらゆる領域に例が認められ，生命科学でも同様である。これに関して忘れる事の出来ないのはサリドマイド事件である。サ

第 2 章　ツール

リドマイド分子の左旋性方向が人間の胚に奇形をもたらしたと考えられている。

　もしその性質が上述の現象の起源にあるとしたら，対称的様式で再構成することが人間の精神に似つかわしい。ところが，この人間精神本来の構築エネルギーと創造物固有のポテンシャル・エネルギーは必ずしも同じではない。さらに，それぞれの主体には異なる固有の特殊性がある。従って，たとえそれらの再構築が外見上，集合とそれらの要素の自動的な面については類似しているように見えても，これらの同じ現象の固有の意味作用についてはそうとは限らない。従って，オートメーション化作用の結果については，おおよその再構築が可能（知的行動と知的機構のロボット化）であっても，生物学的な意味のある面については必ずしも再構築が可能とは限らない。従って不完全なコピーにしかならない（クローン化の問題）。

　このように，ある一定領域の研究で，還元的抽象化によってもたらされる自動化される部分を優先すれば，自然現象と大体似たもの，たとえば物理学的な出来事を見出すことが出来る。逆に，人間が存在の総合的エネルギーにたよるとしたら，その認識は操作的に孤立化された不変効果（対象とする現象に形を与える）に還元できないし，同時にそれらに特有の意味作用にも達する事はできないだろう。それゆえ，新しい原理に思い当る。それは，物理学ですでに言及されている相補性原理である。別のレベルでN・ボーアが述べているように，相補性によって集められるエネルギー全体は部分エネルギーの相補性であり，最も重要なことは，このことについて私たちは永遠に正しく認識できないまま終わる可能性が極めて強い。当然他の自然分野でこのことを知るのを妨げるものではないが。

c)　様々な形成の創発
― 基本型の創発

　エネルギー分割の作用を受け，構成されるこの世界のただ中で，おそらくエネルギーの流れの種々の極在化の作用によって，様々な方向に位置付ける，様々な形成がなされる。異なる活動の基本型がこうして創発することになる。それらの結果は，明確な作用の複数の大きな流れになり，発達に応じて特異的性質を獲得する。そのとき諸々の異なる意味作用がはっきりとなり，多数の変形の存在を表す。

　こうして形成する精神発達の大きな方向が現れる。これらの方向は以下のとおりである。

　　　- 空間と時間,
　　　- そのシステムのエネルギー振動のそれぞれの作用による振幅形成,
　　　- そのシステムに固有のエネルギー活動と環境と対象に応じて異なる観点,
　　　- 本能的，感覚的，感性的，自動的，さらに反射的目標に向かう機能構造,
　　　- 類推的共鳴または刺激-反応様式で発達する段階に応じて花開く活動の門。

　従って，これが形成され，増大し，様々に枝分かれし，複数に分岐し相互に作用し合う力学的全体構造となる。同時にこの構造は，自らに反射した後に，複数のレベルの巨大な力学的かつ機能的体系を構成するために再び動き出し，思考の階層化された基礎を裏付ける。巨大なネットワークが形成されることになる。異なる意味作用が現れ，所定のシステムによって確立された部分的な概念的体系の変容にまで導かれる。

　このように，人間は，ほぼ自動化された自然発生的精神活動から反射性思考の創発に至る。私たちが発展に応じて順々に分析しようとしているのは，物理的秩序であれ，より複雑な精神的秩序であれ，最初のエネルギーから生じた力学的開花なのである。

― 自然の変容

これらの形成過程とその意味作用はもちろん固定されたものではない。これらは生成するかあるいは発達するシステムのエネルギーの偏りによって自然に変化していく。もとよりこれらは，患者によって体験される病理および観察者によるバーチャルな表象に認められるもので，これらの現象は段階的に構成されるシステムの集合に応じて，異なる意味作用を持つようになる。従って，これらの意味作用は継続的に起こる統合を通じて変化するばかりではなく，すでに構成された集合によっても変動する。このように，これらの過程は同じ集合（たとえば，文化システム）の中でも，また種々の構成されたシステム（異なる社会や文化）によっても方向が変わる。

たとえば生物学では，自然界の形質変換はゲノムと表現型に関連する問題を提起する。すでに決着がついたと思われていたが，新しい形で再び現れているのはダーウィン説とラマルク説の論争である。すでに指摘したように，ゲノムに関係すると考えられていた自然現象は，ゲノムまたはその機能のみによるものではないと考えられている。また，クローンの時代に決定的な問題となる環境条件の役割の問題を介入させる必要があろう。三十年前に信じられていたような遺伝子の絶対的に決定的な役割の他にも，遺伝子の作用が外的条件によって変化することがある。なぜならば外的条件というのは遺伝子ではなく，機能性に刻まれたものであり，同じ秩序に則ったものではないためである（92）。遺伝子，それが形成するタンパク質そしてこれらの作用の間には，レベル，統合，コミュニケーション，自己調節という大きな問題が存在し，遺伝子の指導的役割を否定はしないまでも，これら多くの力学的過程に関わる活性化と阻害による調節があることを裏付けている。

― 概念の遷移

概念の転位は思考の働きに呼応する。それは，観察者にだけではなく，観察者の属する環境によっても，また社会的および文化的環境に影響を与える思考過程でもしばしば見られる。それゆえ，非常に数が多いはずであり，ある時代の思考様式の変化と同様に観察者の知性的質にもよることは容易に理解される。

表象の領域では，これらの過程が繰り広げられる環境的構造によって価値の差異を生む。このように表記法の歴史では，字句の意味は感覚的なものから抽象的なものに移行した。シュメール人の楔形文字は，イメージ効果，表意文字の価値を有していた。その後フェニキア人によってもたらされたアルファベットは，概念的価値が上がり，その時代の思考様式には欠かせないもので，新たな思考レベルの夜明けを保証するものであった。

精神医学の領域では，精神病患者が昔は「狂人」とみなされ，社会に害を与えないように，そのかどで投獄されていたことがある。ピネルの登場の後，「狂気」は精神疾患全体で考えられるようになり，患者は専門病院に閉じ込められて手当を受けるようになった。精神疾患が精神障害へと変容し，開かれた精神医学的治療を受けられるようになるまでには，さらに一世紀を待たねばならなかった。最後に，不安定で多様な形をとる機能障害という考え方が生まれ，障害が緊急ないし重度でないかぎり，患者を外来でフォローアップすることがより容易になった。

これらの遷移によって先行のさまざまな論拠を再結合できることは確かである。この時，遷移によって，最大の困難が現れる。なぜなら遷移は考え得るあらゆる影響

第2章　ツール

の及ぶ範囲を結びつけるからである。私たちの出発点である精神医学領域では，遷移は，特に，異文化への適応から，社会‐経済的変化，グローバリゼーションによる影響などに至るまでの，新しい病理として認められる。この場合，遷移はきわめて矛盾をはらんだ問題を提起し，それについては暫定的な回答しか得られないとしても驚くことはない。

II‐指導的形成

　思考の効果は，明らかに個人的システムのエネルギー分割のみにまとめられるわけではない。それは，遭遇する個人的システムと対立する他のエネルギーの力によって調節される。相互作用が記録され，知覚，感情，知性的情報およびそこから生じる他の情報に基づく，直観的体験に関与する。個人の最初のエネルギーによってすでに生じていた内在的な下部構造と情報は，こうして無数の方法で再活性化され，再組織化される。この現象はここでもエーデルマンとトノニ（49）が指摘した脳の生物学的レベルで起こっていることに相当する。

　認識が，このように使用するアプローチの手段に依存すると同時に，その環境の中の主体の状況にも依存することを検討しよう。人間は，自発的ないしは反射的に，体験した様式に従って異なる様式で，直面する環境に入り込む。最初の接近では，人間は知覚，感情，自動性，自然に統合される最初に得られた知性を介して，直接的に環境と取り組む。その後，知的な進め方の曲折を経た環状につながれた反射という間接的な手段で取り組むことになる。従って，この進め方は，表象，概念を予測し，研究対象，戦略，仮説，技術的，芸術的などの創造を練り上げる。こうして認識は最初の指示的形成を起点にして発展し，念入りに作り上げられる。それらが活動の軸であり，生物精神的振動であり，異なる性質の作用領域である。

1‐活動の宇宙的軸

　思考は，周囲の対象とのエネルギー的な出会いによって構成され，外的世界を構築する。人間は自己に固有の，想像的・概念的方法で表わされる一般的な座標系を検討する。このように，宇宙的軸の形成は，内容全体の中で起こるその人の思考の展開，方向の指示および形の方向性による。それらは，最初の力学を起点にして構築される。従って，宇宙的軸の形成はストア派が「無形 incorporel」とよんだものに通じており，すべての対象は，それが何であれ，実在するものであれ構築されたものであれ，空間‐時間の中に位置するということである。

　精神システムの内部で知覚される空間‐時間は，脳の内部組織と精神活動の反映のようにみえる。従って，空間‐時間は絶対的な直観的座標系の価値をもつ。しかしながら，エネルギー分割の結果であることと主体の警戒度と直接関連することから，R・デュヴァル（48）がうまく示したように，空間‐時間は異なる仕方で知的に構築され，その表象は変化し得る。

　歴史的記述，複雑性および再構築がそのことを裏付けている。

a) 時空の力学の歴史

時空の力学は，まず，個体を支配する環境の力として考えられた（昼と夜，季節の交替，地球または宇宙の自然要素）。その意味作用は神話的で，人間に深く埋め込まれ，多少とも超越的な形でイメージが構築され，神格化されて現れた。

時間性

時間性は常に人間の最も重要な関心事であった。なぜなら，時間は体験され客体化される現象の変化に関与し，原因と結びつけ，人の誕生から死への老化を刻むからである。しかしながら，時間は空間よりもずっと表現が難しい。時間は流れ，全体的に捉えることが困難であるからである。

こうしてシュメール人の宇宙開闢説ですでに述べたように，空間は宇宙の知覚される要素（海，大地，空，空気）と，神格化された神話的意味作用に還元されたが，時間は明確に表現されなかった。時間は暗黙裡に示され，ある意味で宇宙物理学的表現から推定された進化と重なり合った。宇宙物理学的表現は神格化された形で発展し，人間の再生のモデルにまでなった。

聖書の時代の宇宙開闢説の聖なる性質は，この空間 - 時間の起源が創造と唯一神にあることを伝えている。従って，時間は，光の創造，昼と夜との分離，七日間続いた天地創造とはっきりと名付けられている。

古代ギリシア人は，いつも時間に神話的な意味作用を付与していた。語源はあいまいであるが，時間に自分の子どもたちを飲み込んだクロノス神の名前を付けたのだという。ギリシア人は，クロノスの母親の行動に類似性を見出したのだった。クロノスの母親は，クロノスにまるごと飲み込んだ子どもたちを吐き出させ，過去の時間のある種の残りが現在の時間と共存したのである。このことはもとより，オーストラリア土着の小部族の伝説の「夢見る時間 Dreaming Time」を想起させずにはおかない。そこでは，現在の時間はまた過去の時間でもある。

自然の要素から徐々に神格性が排除されていくには，イオニアのギリシア人を待たねばならなかった (193)。しかしながら，時間は依然として季節など，自然現象の認知を通して理解されていた。ストア学派によって，空間と時間は最後に概念レベルまで引き上げられ，「無形」として理解されるに至った。

このように時間性は捉えがたい神話的存在に留まっており，瞬間，瞬間に流れ去るもので，直接感じられる仕方で考えられてきた。人間はまずそれを質的に捉えようとし，次に量的に捉えようとして，徐々に洗練された方法で，まずは周期的に，次いで線形という二つの様式で数値化したのであった。

時間の把握は，エジプトでは（おそらくはそれ以前も）すでに周期的な様式で試みられ，ある意味で外側から日時計を介して，すなわち初歩的な技術的方法で太陽の運行から時間を読み取ろうとした。その後，時間は砂時計を用いて内的かつ線形的変化をもとにした把握が試みられた。

中世では機械化された技術で，次いで知的な技術で惑星の観察をもとにして，より正確に読み取りできるようになった。こうして現在でも，過去の証拠物件のように，その時代の時計を持っている。最も古いものは1302年にまで遡る[51]。次に，コペルニクス，ガリレオ，

第2章　ツール

ケプラーの宇宙の発見と理論によって，天文学的時計に洗練することが可能になった。そもそも，留意すべきは，時間がその頃はまだ象徴的な循環形式で解釈されていたことで，宇宙の組織や惑星の移動を想起させる。その後，1675年にC・ホイヘンスが振り子‐螺旋の発見によって独自に示したように，循環形式にはっきり還元された表現が現れた。

続いて，十八世紀の掛け時計にみるように，線形的表示形式が起こった[52]。そしてついに二十世紀になり，電子工学の出現によりさらに抽象的な形式の数値による掲示が現れ，その後は原子時計，次いで量子時計が出現することになる。

このように，この現象は精神的および技術的活動の感性的・知的進歩と結びつき，さらに，思考の機能様式との密接なつながりを示し，投影あるいは反映は思考と宇宙の運動との関連を表している。このように公式化されていない暗黙裡の現象が，現象の形成へと移行し，最初は感性的な方法で把握され，次に徐々に洗練された技術で知的に把握され，最後にはさらに抽象的な様式で理解されて，事物の内的時間と，量子力学の普遍的時間とを区別するに至るのである。

空間性

空間の多様性については様々なカテゴリーに分けて言われている。すなわち，数学的空間，物理的空間，人間科学の空間（社会的，地理的，経済学的など）である。事実，これらの様々な観念的存在物は，様々な現象や環境と接触した場合の共通の力学を起点にして作り上げられた異なる概念にすぎない。

事実，それが何であれ，空間性は最初のエネルギーを二，三，四次元またはn次元に分割し，さらにそれを細分化したものである（ひも理論はこうして空間的な九次元を実現した）。それらの表象は複数のこともあれば，平面または曲線，球体（凸状の曲線）または双曲線（凹状の曲線）のこともある。

このため，外界にみる空間は，概念化においても技術的工夫においても時代とともに深まって行ったのであり，様々なレベルの認識を次々に統合した人間の思考の進歩と軌を一にしている。これは，人間の原初の形式の把握に関する知的および技術的変容の長い歴史の問題であり，あらかじめ検討した科学認識論的つながりが認められる。

それゆえ，空間性の意味作用は精神的力学の構築性に直接関係する。それはまた同時に，たとえ基本的であっても，言語の要素のように，思考は何らかの構築を形成するようにも見える。意味作用はその点で，主体の気分の変化を追うもので，しかもすべて理性の力学によって練り上げられる。たとえば，精神病理学では，空間は興奮の形で広がり，抑うつの形で狭まるかさらには消去されてしまい，時間は興奮の形では加速され，うつ病の形では遅くなることが知られている。

空間‐時間

時間と空間は，同じエネルギー源から生じるので，性状は異なっても，密接に関係していると考えられ，統一的存在としてまとめられた。

精神活動と新たな認識が発達するにつれて，空間と時間の概念は進化し続けた。

---

[51] ボベ寺院のチャイム大時計。
[52] 同類のものはパリのジャクマール‐アンドレ美術館にある。

これらについては，ニュートン以来不変のものとみなされ，十八世紀にカントは，ア・プリオリな諸形式を喚起する実体とみなした（89）。二十世紀初頭，空間 - 時間の概念は，さらにアインシュタインのおかげで劇的な変容を遂げた。一般相対性理論の登場により，四次元の概念で考えられるようになった。このうち三つは空間に残され，残る一つは時間に残され，さらに，中心部に位置付けられた質量の機能に応じて柔軟なカーブを描く。量子理論に次いで，いろいろな引力理論が発表され（超ひも理論・ひも理論，非可換幾何学 géometries non commutatives），そこで空間は「スピンのネットワーク」として記載され，空間 - 時間は「スピンの泡 mousse de spin」として記載され，時間はついには消滅してしまった（ブドノとコーエン - タヌジ）（20）！このように，現在では，M・ザックスが指摘しているように，「空間と時間との協調は，自然法則の表現を容易にする言語的要素にすぎない。換言すれば，基本的粒子の領域から宇宙論の領域に至るまで，物理学的世界のあらゆる現われの基礎となる秩序の表現である」（176）。事実，空間 - 時間は人間の思考の多くの変化に富んだ構築を示している。

　これらの表象に起こりうる多様性は，精神病理学で現れる空間 - 時間の構築性に対応している。たとえば，麻薬の作用で不安 angoisse に取り付かれた患者は，異なる空間 - 時間を横切って宇宙旅行をしてきたと断言するのである。

　この空間 - 時間性に関する考え方の多様性は，発展的性質と同様に，明らかに単純化に向かい，空間 - 時間を実践的なやり方で把握できるようになった。この単純化はある意味で，隠喩的，一般的，抽象的表現に属するもので，客体化され体験された無数の表象を潜在的に含めることができる。

b） 時空の複雑性

　それゆえ，空間と時間に関わる「現実」は，特に複雑かつ柔軟性があり，それらの関係に至ってはなおさらのことである。有名な物理学者たちは，空間 - 時間の異なる表象を検討しようとして，時空の野の地平を限定したり，逆に無限の側面を認めたりしてきたのである。これらは，経験的であれ，相対性理論的であれ，量子論的であれ，重力的であれ，いろいろな物理学的アプローチと関係している。また，人間の認識が，実践的目的の三次元空間の概念化に基づいて発達し，表象の果てしもない執拗な困難さを前にして，空間 - 時間は二次元に還元された形で表現されることもあることが知られている。

　ところで，ベルクソンの正常心理学でも，精神医学でも，現代の研究は時間に様々な形が存在することを明らかにした。生物学的時間，宇宙的時間，それらの時空的相関関係のある体験的時間，その時々によって変わる時間などである。他方，時間が流れるものであっても，空間が流れるとは誰も考えないので，ペンローズが指摘したように，空間 - 時間の表現に大きな影響を及ぼした（157）。ペンローズは，相対性理論は一切流れのない静的な四次元的空間 - 時間しか認識できないと指摘している。それゆえ，時間の流れは，世界観について指摘したように，個人が構築する意識の一現象なのである（118）。結局，日常生活の経験から，感覚によって知覚され，客体化できる空間 - 時間は，同じ主体の構築した体験的空間 - 時間とは必ずしも一致しないことがわかっている。とにかく，宇宙における人間存在の新たな条件はこのことを立証している。これらの条件は時空的体験を必ずしも変化させるわけではないが，人間存在の時空性と精神活動との直接的関連を間接的に再発見させる。

第 2 章　ツール

　従って，宇宙旅行は地球上にいるのとはまったく異なる空間と時間的条件を含んでいる。空間はさらに広大に知覚され，昼と夜との継起が加速するので，一日に地球が何回も回転する。ところが，宇宙旅行から帰還した宇宙飛行士に聞くと，彼らの空間と時間の座標系には何の変化も感じられなかったと断言している。

　それでは，特に精神医学的分野では，このような複雑性をできるだけ簡単な用語で，どう説明したらよいのであろうか。それが不可能であると断言すれば，人間が到達できない人間の外側の現実の存在を認めることになり，現実世界とバーチャル世界とを完全に分離してしまうことになってしまう。逆に，この困難を軽く考えれば，差異を無視することになるか，ア・プリオリに現実世界が人間の外には存在せず，空間-時間は精神の構築物でしかなく，現実とバーチャルとを同一視することになってしまう。観察対象の患者の精神的現実を前にして，これらの二つの態度はいずれも生産的なものではなく，終わりなき議論に導くだけである。

　事実，この病理は，「精神錯乱」が示すように，患者の体験している空間-時間が破壊されることがあることを示しており，精神構造の組織解体と同時に進行する。この場合主体は，人々が認識する時間と空間の中で方向を見失っているだけではなく，その機能が衰え，経験的現実ともはや直接接触していないのである。主体は内的夢と幻覚を通して現実を生きているので，当然，その患者の思考過程と行動の変化となって現れる。ここで体験される空間-時間は，ある場合には，否定妄想のときのように消滅してしまうことさえある。

　しかしながら，その人は依然として自らの創造，想像力を通して新たな知的世界を創造し，日常生活に適合した完全に首尾一貫した方法で振舞うことができるし，しかも体験した空間-時間の精神的構築性を未だによく保っていることを示している。しかも，構築作業が自在に行われていることもわかっている。

c)　空間-時間の再構築

　このジレンマから脱出するために，人間は空間-時間の複雑性を比較的シンプルな要素に還元する必要がある。従って，特殊な精神的手段を使えば，複雑な現実を類推に基づく非常に単純な要素に移し替えることができる。例えば，操作的隠喩は遭遇する困難を越えることを可能とする。忘れてならないのは，空間と時間の認識の仕方は，大きな階層尺度 échelle にしか通用しない，私たちには捉えようのない，深い自然の組織的概念の大ざっぱな把握にすぎないということである。

操作的援助

　実際の作用を欠いた構築に向かわないようにするには，常に現実と照合する必要があり，単純な隠喩だけで推論しては危険である。隠喩は，どんなに複雑に込み入ったものであっても，座標系をよりうまく定めるための操作的補助にすぎない。しかしながら，概念化のレベルを考えてうまく使えば，隠喩は推論に役立ち，ロゴスだけでは理解できない地平線を開くだろう。隠喩は時に，論理的推論だけでは到達できそうもない予想を引き出すこともある。それゆえ，元にあるのはその作用の力と定義不可能な内容のすべてであり，その仲介として，それを利用する研究は続けられるということである。

　そのために，当の空間-時間が現実全体に対応しているか否かはあまり重要では

ない。最も重要な点は，表現があらゆる状況下で使用できるように，できるだけ経済的な操作様式でありうるかどうかである。逆説的にいうと，隠喩は単純であればあるほど，現実の状況で構築的な可能性がある。なぜならその場合，隠喩はあらゆる状況で直ちに使用できるからである。

従って，二分割法というツールは臨床では最も有効である。事実，それは，主体の空間 - 時間や環境の空間 - 時間を位置付けることができるばかりではなく，徐々に洗練させていくことができる。特に，二分割法を通じて，主体にとって客体化可能な空間を，自己の体験した空間，周囲の環境の様々な空間，客体化可能な宇宙の時間と体験する時間，精神的な時間および生物学的時間などに分けることを可能にする。類推的には，これはいささか込み入った計算のようなもので，最初の答えがでると，徐々に他の要素が加わって計算を訂正するのである。これらの要素が加わって次第に簡単になれば，最初の計算の混乱が判明する[53]。

しかしながら，時空の座標系は精神的な形と内容のすべてに影響し，直ちに大きな困難が生じるので，それは避けるべきである。これが，空間と時間の異なる側面の間に存在する相互関係の難しさである。それゆえ，この困難さは認識のすべての階段で突然表れ，作業の間中ずっと認められることがある。検討する問題によっては，観察者は座標系を変更する必要に迫られることもある。

時空の軸

時空の軸は研究対象の性質によって異なる。さらに，空間と時間は操作の簡便化のために分離して考察されるが，本質的には分離できない。空間と時間はできるだけ簡単な方法で再結合させる必要がある。

従って，還元的な方法で複雑な時空に近付けるとしても，内容を変化させずに解決すべきことは多い。数学者は空間 - 時間を基礎的方法で還元し，種々の機能を確立した。それが縦座標の空間と横座標の時間とを用いた座標軸として知られる二次元の図である。

人間観察の階層尺度では，空間 - 時間の表象は観察者の客観化できる視野と同様に患者の主観的な体験に関係する（図8a）。この二つの型の時空性はいささか神秘的な方法で結びついているため，統一された座標系に包含される。その座標系は，隠喩的には二次元の座標軸の古典的系に還元されて，表現はそれほど正確ではないが，実践的な見地からは有効である。その点，精神分析は，客観化できる現象の空間的側面と関連して体験の空間的側面を重視する。

しかしながら，それらの対象はきわめて性状が異なっているので，多くの空間的側面を検討する必要がある。採用される座標系は用いる方法によって徐々に補完しなければならない。

観察された空間 - 時間とそれらの様々なバーチャルな表現可能性は十分に対応する必要がある。そのため，まず現実的ならびにバーチャルな時空性の関連を検討し，その後にその他の空間性および時間性の関連を検討すべきだろう。

私たちは単純化されたバーチャル世界にいるとき，あらゆるア・プリオリの制約から解放されて，多くの表象を検討できると感じるが，まさにそのことが観察する現実を多少とも変形させるのである。空間と時間の関係の十分な協調が検討されるとい

---

[53] I・アントニアディス：ひも理論 théorie des cordes を証明する。経験はもはや手の届かないものではない（La Recherche, 343, juin, 2001, p.29）。

第2章　ツール

う点では，この時間と空間のつながりが主体の外的世界にもまた内的世界にも同様に存在することから（つまり，現実にもバーチャルにも同じ様に），そこには多くの表象が存在していると思われる。

　現実からバーチャルへの移行，またはその逆は，表層的な観察では移行のように見えても，直接かつ自然発生的に起こるわけではない。それにもかかわらず，全体的というわけではないが，少なくとも現実の表象と部分的に一致することがある。

　それゆえ，作り出されたバーチャルのモデルは，観察者にとっては研究対象の現象と交代し，置き換わってしまい，見かけ上の現実になる。しかし，実際には何ものでもない。バーチャルのモデルは現実の還元的表象に過ぎないが，機能的発展によって，観察者が少しずつより複雑な現実を再構築する助けとなる。バーチャルなモデルがなぜ見かけ上の現実に向かうかを知るには，おそらく精神現象の機能的構造化，つまり遡及・前向活動の役割と主役の精神の働きの類似性に理由があるはずである。

　しかしながら，空間性も時間性も単一の次元に還元できないことは明らかだろう。時空性の中にもっと入り込みたい場合，二分割の使用を続け，空間的および時間的次元を増やしていくのが適切である。さらにこの二分割は，純粋に操作的な方法で主体の空間と環境の空間を見分けるのに有効である。続いて，主体の空間では客体化する空間と体験で示される空間を区別して，三次元空間を再構成する。同様に，主体自らでは表現できない時間については，体験と同じく客体化される面にも当てはまる時間の矢印で満足することもある。しかし，二分割を行えば，さらに精神的時間と生物学的時間（時間生物学），次に客体化可能な時間（持続的または宇宙的時間）と体験された時間とを区別することができるようになる。しかしながら，人間の精神が容易に操作できるのはある限られた次元だけであって，実践的な理由から，座標系は四次元に限定せざるをえない（図8b）。こうしてあらかじめ四次元で得られたデータから得たものによって，研究対象とされた現象について，特に力学的な構造と性質を洗練させることができる。

　最後に物理学（一般および量子論的相対性理論）では，この同じ双数の精神活動であっても，階層尺度の規模の変化に応じて異なる時空性が検討される。精神活動が天体のような無限に大きなものに向かう場合，空間‐時間は，光錐を限定する光速の階層尺度で把握される（図8c）。一般相対性理論における，宇宙の階層尺度では，光錐は，空間‐時間に含まれる質量，それを曲げる質量のせいで交わる曲線上に再び配列されるだろう。それに加えて，この最後の空間のモデル化の変化は，特に物理学的思考によるもので，局所的地図を宇宙空間へと一般化する。ところで，この宇宙空間化は精密な数学的モデル化，すなわちより全体的な性格と必ずしも一致するわけではない。反対に，素粒子の量子的世界のような無限に小さい階層尺度では，この同じ精神活動は空間的次元と理論を増加させる。こうしてひも理論（開かれたあるいは閉じられた）では，この空間時間に関わる精神活動は厚みのない微細なひもと考えられるが，九次元空間で終わる長さである。

　それが何であれ，これらの純粋に抽象的なモデル化は，ある意味で，現実の象徴的なイメージ（客体化可能であると同時に体験されたもの）を構成しているので，単なる一つの隠喩的価値しかない。しかしながら，これらのモデル化は種々の認識の表象を支える性質があり，基礎を定めるのに役立つ。

モデル化

要約すれば，空間‐時間の表象はきわめて変化に富み，検討するものの規模による階層尺度（人間，地球，宇宙，量子物理学…）によって，非常に異なる目標を示している。使用する操作モデルは，目指す研究計画（非生物，生きた存在，反射できる存在，限定された領域または無限に大きいか小さい領域について用いられる抽象的思考）によって変わる（図8）。ここではその中の三つを提示しよう。目的は，すべてを図式化することではなく，精神活動野を固定化していた一つだけあまりにも素朴で問題の多い基本的表象から解放されることである。

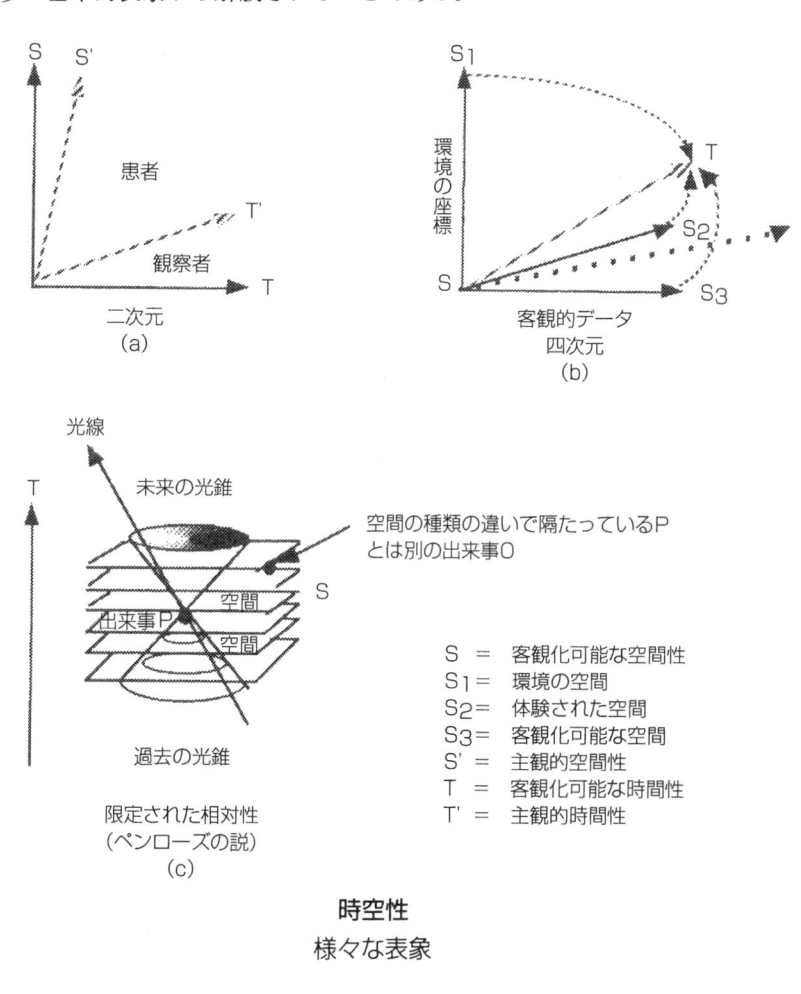

S = 客観化可能な空間性
S₁ = 環境の空間
S₂ = 体験された空間
S₃ = 客観化可能な空間
S' = 主観的空間性
T = 客観化可能な時間性
T' = 主観的時間性

時空性
様々な表象

図8

2- 生物精神的振動

すべての行動あるいは思考は，必ずしも自然発生的に前もって決まった方向に向けられているわけではない。日常生活では，確信は視野の如何によって変化し，予期しない出来事に中断されると次の瞬間には変化していることもある。振動する現象は，対象としている現象の性質によって論理的かつ類推的流れの強さだけではなく，同じ観念構成内における現象の解釈にも関係している。同様に，精神医学的臨床は，後に

第2章　ツール

見るように，提起される疑問の次元に応じて，あっという間に次から次へと確信が変化することを示している。

　たとえば，ある確信の場合，一見まとまっている類似の集合の間でしばらく振れているが，根拠が不十分であれば，本質的には情動の負荷に依存し，形式論理的区別ははっきり定まらない。さらに，こうした振れは生物学的土台のエネルギー変動を前提にしている。ところで，このシーソー作用は細胞レベルでも実際に観察される。

　このように，電気生理学的研究により，ニューロンの電気的活性化（経細胞膜的電位差の変動：脱分極，再分極，場合によっては過分極）には一個のニューロンレベルで，振動が存在すること，またニューロン群レベルでは同時的な振動までも存在することがわかっている。しかしながら，問題は複雑にみえる。事実，これらの振動は，種々の型のイオンチャンネル（カルシウム，ナトリウム，カリウム）(176)[54]，種々の受容体から神経伝達物質まで介入させる。ベンゾジアゼピンをはじめとする薬理学的作用物質は，これらの振動の頻度を調節することができる。時間の階層尺度は検討対象の生物学的構造や精神構造のレベルによって明らかに同一ではない。それゆえ，細胞機能と精神の働きの間の交代の複雑性と環境要因の役割を考えれば，原因・結果の明白な生物精神的関係を認めることはできない。たとえば，術後の低ナトリウム性精神錯乱が塩化ナトリウムの投与によって回復するように，臨床的に電解質と患者の精神状態との間の直接的関係がみられる例があるので，当然，類推的に一定の機能の相似性が考えられる。

　最後に，それは量子論にまで及ぶものではない。ペンローズは，慎重でありながらも，複雑な量子的振動仮説や生物電気学的徴候との偶発的な相関関係については言及していない (157) ので，他の物理学者が異議を唱えている[55]。

　これらの振動は諸々の同調化因子の作用によって調節されている。それは周期的な環境のシグナルの作用（例えば，昼と夜など）であり，一定の特に二元的リズムを構成して時間生物学の創造に与っている。

　残念ながら，人間の行動の臨床分析では，精神的振動の性質を十分に明らかにすることができない。操作的二分割は神経心理学者にとって右脳と左脳を区別させるのに役立った。右脳はより統合的かつ全体的な環境へのアプローチに関与し，左脳はより分析的かつ識別的な活動を行うとされる。この二つは交互に機能するが同時に機能することはできないと考えられている。事実，この区別は操作的手段によってもたらされ，いくつかの問題を未解決のまま残している。これらの行動によりよくアプローチするためには，それほど複雑でない生体組織で確立されているモデルと，多少とも具象化できそうな納得できる類似のモデルを探す必要がある。

a) 学際的視野によって得られる利益

　確かに，思考，推論およびそれらの振動の多様性は確認できるが，力学的形成については直接説明がつかない。そこで，学際的視野では，それらをア・プリオリに同一視しないという条件で，類推的に移し替えて，直観的な観念を得ることはできるだろう。この手法は，人間ほど複雑ではなく観察がより容易な生物の行動から着想を得る。

---

[54] イオンチャンネルの役割，D・シェスノイ-マルシェ（176, pp.256-277）を参照のこと。
[55] 「ハメロフらによると，マイクロチューブルに沿って起こる，セル・オートマトン型の計算は，これら量子振動仮説に通じると推測され，これは興味深いことである」（ペンローズ）(157, p.363)。

この類推的戦略は，将来具象化される仮説を生じさせることになる。というのはその妥当性は当然，まだ信用できないからである。

物理学的因子によって生物システムの機能の差異を把握するのに最もシンプルな対応は，基本的構造の観察や下等生物の行動に頼ることである。ところで，それらは何を示すのであろう。ほとんど自動化されたと考えられる形式における初期のエネルギーの展開は，二つの異なった方法で起こる。ひとつは刺激 - 反応という月並みの方法，もう一つは検討対象の種の機能性に属する反応による類推的方法である。このため，知的行動の形成と同種であると主張するわけではないにしても，昆虫の組織化された行動は興味深い。

b) 動物行動学がもたらすもの

動物行動学が役に立つのは，同じような流れに基づく行動のしかたの本質を表象化できること，ほぼ自動化され体系化された進行の面や，その他の形態のあまり厳密でないものを説明できることである。バーチャルな類推的表象はこうして，動物の行動と人間または動物の行動の機能的枠組みと考えられるものの間に確立されることがある。次にこのバーチャリティーが，あり得る現実へどのように移行するのかをみていこう。

動物の行動は刺激 - 反応様式とそれに類似した様式で起こる。昆虫の行動はきわめて示唆に富んだものと思われる。ピエール・ポール・グラッセが1959年に発表した「同一行動生成刺激機構 mécanisme stigmergique」[56]では，行動の量的および質的側面が示されている（訳注12）。テラウラズ，ボナボーとドネウブールによる特に興味深い研究（184）では，シロアリによる建築活動の観察がある。それによると，「昆虫の作業は，刺激 - 反応型の図式による以前の活動の産物に導かれている」としている。

—量的側面は，実際の遡及活動によって生じる刺激 - 反応の反復によって明らかになる。構築による単純な物質の蓄積が，次の蓄積を呼び起こすのである。これはある意味で自己 - 組織化過程である。どの昆虫も，構成材料から発散するフェロモン（動物の意思伝達を可能にする化学物質）の匂いに導かれて，同じ道をたどる。こうして，その群れの様々なメンバーがフェロモンの最も集中する場所に凝結物を運ぶ。昆虫は，往復を繰り返し，増幅機構によって少しずつ構築物を作り上げていく。これは当然，昆虫が十分に密集していることを前提とする。この機構は次のように表される（図9）。

この基本的機能の様式は，人間の知的行為に類推的に移し替えることができる。事実，ある認識すべき対象または特性のひとつに障害なく出会うと，ポテンシャルの放出によってそれぞれ適合した刺激 - 反応を起こす。すなわち対象とのコミュニケーションがよいと，放出を作り出す刺激（明らかに単純化した解釈ではあっても）にも，対象の特性にも合致する反応を起こす。この刺激 - 反応は，その際に反復によって，対象の現実に合致したかなり厳密なアプローチを実現する。言い換えると，刺激 - 反応が形式論理に対応するものの基盤作りを助長するということが類推的に考えられる。

---

[56] 同一行動を生み出す建設的刺激。

第2章　ツール

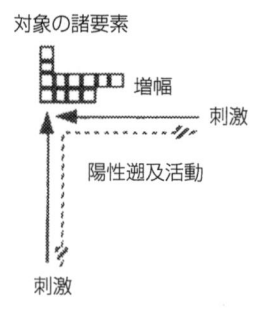

行動的自動作用
量的同一行動生成刺激 stigmergique quantitatif 機構

図9

ついでにいえば，あらゆる話者の作業も同様なものと考えられる。その人の思考もまた，論理的概念を生む多くの類似性が心をよぎる。すなわちその人は慣用的な定義付けを使用するのである。これは，グリゼが「記号の対象」と呼んでいるものに相当する（72）。

精神病理において，類推はまた精神システムの自動化される退行現象に認められる。例えば，ある種の恐怖症は基礎的条件付けによって作られる。

従って，ある人がある道を横切ろうとして，突然の情動的ショックに襲われると（たとえば，急に出てきた車に轢かれそうになる），恐怖のあまりその場に凍りついてしまうことがある。突然生じた不安 angoisse はその道の表象で満たされ，その関連で活動の自由が失われる。その表象が反復されると，最初の動作的活動の図式が阻害される。この単純な心的外傷の経験は恐怖症を形成するのに十分である。

ここでは自己-維持的な反復回路が，道の不安に富んだイメージとこの道を横切るための動作の統合行動で構成される。これは，対になった不安刺激 stimulus angoissant（イメージされた不安）-阻害的反応（動作的活動の図式の発動の阻害）によって作られた閉鎖回路に呼応するものと考えられ，類推的に対処すべき空虚な空間全体にまで広がり，それによって行動決定の図式を阻害し得るのである。

ここで問題になっているのは当然，反射性の論理ではなく，状況に合わない行為をひき起こす自動化された反復機構である。もとより，あらゆる恐怖症は必ずしもきわめてシンプルな図式に呼応するものではない。不安 angoisse をかき立てるおそれのある源泉は複数あり，その患者に特有の情動的素地，この病理が形成される状況などがある。そうではあっても，主体は少なくとも部分的には，より複雑な病理的構造の一環をなす基礎的な自動機構にとらわれているということである。この機構はこのように，同一行動生成刺激によってひき起された構築様式で拡散し，汎恐怖症を構成して，共鳴や増幅の機構を引き起こす。

例えば，私たちの患者のひとりは，このようにある道で構成された機構により，バーチャルなイメージとか何もない現実を思い出させるもの（橋や，階段の踊り場のイメージ）に

対する恐怖症を示した。その後この恐怖症は閉じ込められるイメージに対しても現れるようになった（エレベーター，ブレスレット，結婚指輪，テレビで見る潜水艦…）。

　- 同一行動生成刺激機構の**質的側面**は，刺激 - 反応とは異なる。これはアリやミツバチに認められ，はっきり定まった筋道に従って働き，しっかりした建築物を協調して構築する。これらの過程の違いは，種による全遺伝形質によるものであるが，外的条件にもよる（湿度，暑さ，巣のサイズ，など）。

　テラウラズらは，昆虫の自己組織化過程が陽性遡及活動増幅だけではなく，急激に広がるシステムを阻害する陰性遡及活動も作り出すことがあることを示した(184)。こうしてホメオスタシス，ランダムな変化による変動幅の拡大，および事件や個人にとって不可欠な臨界数と関係する変動幅が構成される（図10）。

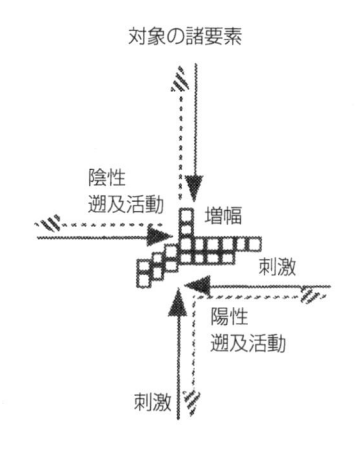

行動的自動作用
自動的組み合わせの質的同一行動生成刺激 stigmergique qualitatif 機構

図10

　ところで，精神的機構の形成において，感覚的共鳴が自動的行為のリズムに介入するが，それにもかかわらず，主体と認識対象との間に可能な出会いの流れを通じさせて，さらなる類推的応答を生む。このシステムの機能は，刺激 - 反応のリズムの乱れによっても，また認識すべき対象とのコミュニケーションによって知覚された特性の部分的構築によっても，また行動図式の大ざっぱな類似によっても同様に作用し，より洗練されているがより部分的な図式で作用する。そのためシステムの機能は，類似している内容あるいは類似していない内容の形で構成される。

　結局，こうして，確立されるつながりは観点のとり方と出会う状況によって様々であることがわかる。刺激 - 反応で構成されたつながりが密接かつ強力であれば，知性レベルで明確な思考方法の機能的土台を生む。その時，それらが算術的演算子を介して表現できるであろうことは容易にわかる。反対に，それらのつながりがより緩やかで，認識対象または作られた出会いのエネルギー・ポテンシャルの差異によって変化する場合，土台を弱くする。従って，それらが本当らしく見えるには（あるパーセンテージまでの確率にしぼられた統計に基づく蓋然論的論理過程に介入す

第2章 ツール

ること），十分な数の反復可能性を考慮するか，許容可能な程度の類似に基づくある程度納得できる質的側面（たとえば確かな現象，ほとんど確かな現象，ある程度確かな現象などの区別）を考慮することによって，より強化される。この質的側面の性質は，特に，人間科学分野の情報科学で用いられるポシビリストの論理 logiques possibilistes 過程またはファジー論理に介入するし，そしてシステマル法にも介入する。

c) モデル化

それゆえ類推を通じて，これらの分岐は，力学的流れがどのように継起するかを直観的によく理解させる。すなわち，ある場合には本能 - 情動的流れによって現れ，またある場合には知性的流れによって，それ自体は形態と自然な二つの方法に分岐する（刺激 - 反応に関係）か，あるいは同時に二つのもの（より複雑な行為に関係）として現れる。この混合的機能的構造化は，ある意味で類推的に人間の，情動的な領域と真に理性的な領域とを結びつける特異的構造に呼応する。私たちが検討するのは，これらの基礎的作用のひとつが，統合の最初の段階における，**初発論理**機能構造の形成であり，知性的進め方の予備的形成に役立ち，研究対象によっても変わり，情動的負荷が働いても変わるということである。しかしながら，それをはっきり示すことは容易ではない。私たちは，**初発論理**機能的構造が患者の表現する機能的状態の様子から，間接的に把握できることを見ていくことにしよう。

それでもなお，思考の様式には基本的な二分化活動が存在する。ひとつは刺激 - 反応の機構に基づいており，類推によって同一行動生成刺激機構の量的側面を想起させる。もうひとつは初発論理的レベルからの類推的共鳴の仕方に基づいて，この同じ機構の質的側面において検討された多くの因子の介入を想起させる。この二つはいずれも振動する初発論理的機能構造の形成に寄与する（129, 139, 140）。

3- 作用領域

領域の客体化可能な最初の差異化は，主体の領域と周囲の世界に関係する。周囲の世界は，主体によって知覚されるので，その時から新たな領域を表す表象を含んでいる。新たな領域はバーチャルであり，外部世界の諸要素間の相互関係を表している。

a) 現実領域とバーチャル領域

自然界の最初の二元性の一つは，前述したように，異なる時空的宇宙の二元性に対応する。すなわち実在する現象としての宇宙と表象としての宇宙である。言い換えると，これは，図式的には対象の世界に対応し，感性的現実であるし，もう一方は，解釈による主体の世界に対応するバーチャルな領域である。この二元性は，デカルトの操作的二元論に直接つながり，スピノザの現実存在（Être Réel）と理性の存在（Êtres de Raison）の差異，真実と真実の観念といった，「白い物体と白さそのもの」のイメージの差異につながる（181）。

操作的区別

この区別は，実際にはきわめて操作的なものである。なぜならば現実とバーチャリティーの境界ははっきり定めることができないからである。現実を前にするとき，複数の態度と定義が可能である。それはこれらが現実の異なったレベルに対応して

いるからである。図式的に以下のことを想起していただきたい。**素朴な感性的実在論** *réalisme sensible naïf* は知覚に集中するものであり，**知的実在論** *réalisme intellectuel* は理論による妨害を伴っていることがあり（実証主義，形式主義，唯名論，など），**間接的実在論** *réalisme lointain* は観察者に外的現実は認められるが性質は認識不可能であったり，さらに「ベールで覆われた現実」(53) であったりする。「ベールで覆われた現実」は「経験的現実と絶対的現実との間」の隔たりが大きいため，概念の飛躍が起こる。バーチャルは，現実とか明白なものとは異なる，潜在的あるいは本質的なものとして捉えられるか，あるいはまた無視されているもの（現実であり得るもの，現実であり得たもの，現実となるかもしれないもの）として捉えられる。事実，現実とバーチャルは不可分な関係を保っている。そのどちらも認識に結びついており，ある条件下では一方から他方へと移行することができる。しかしながら，感性的現実に対した場合，これまでに述べたように，バーチャルの効果は両者の急速な結合によっても，一方から他方への還元によっても，理解することはできない。

　刺激 - 反応という観点では，確かに現実からバーチャルへ移行したり，相互に移行しあったりする認識過程の単一性は，誰にでも考えられるが，これは精神の働きの類似性もあらゆる個人についていえることと同じである。しかし，この認識が多数の要素に依存していることを忘れてはいないだろうか。すなわち観察される主体，観察者，創造される関係，かきたてられる情動，確立されるコミュニケーション，受け取る情報，使用される言語，外的な環境的状況などで，これらが連動する機構に断裂を起こさせ，不可避的に類似性を生むのである。従って，現実とバーチャル，またはそれらの相互の通行は複雑である。

　それゆえ，その状況をどちらか一つに還元して言明すると，誤った判断になる可能性がある。バーチャルの中に現実を再発見できると言うとすれば，たとえバーチャルが現実の抽象化であるとしても，性急で還元的かつ不十分な言明であり，抽象化によって起こりうる性質の変化，過ちの原因，真実から隔たる危険がある。これとは逆に，バーチャルが現実へと変容することができると言うとすれば，仮説的または理論的観点の具象化をア・プリオリに認めることになるが，必ずしも観察者がそこから出発した現実のすべてとはいえない。しかも，その関係は，徐々に洗練させるために往復運動を繰り返すことによって表現されるのである。

現実とバーチャルの関連

　E・モランが「同形 isomorphisme と異質同形 homéomorphisme に抽象化できる類推による推論…」の道筋によって「具象から抽象へ，抽象から具象へのスペース・シャトル」と語っているのは，理由のないことではない。類推による推論は「モデル化と形式化に導く方法の一部をなしており」，それは，「類推的，論理的および経験的対話をすること，すなわち演繹的確認と経験論的確認の調節をすることである」(150)。それがあり得ることを裏付けるためのこの形式化は，より一層はっきりさせる意味もある。

　事実，思考の原初の回路（信頼性と初発論理思考）(129) は，同一性と類似性の反復する流れと関連するだけでなく，検討対象と周囲の制約の性質に関わる遡及力とも関係する論理の型を生じさせるが，これは，他の主体の存在または行為があってこそ生じるものではないだろうか。その結果として，連動する機構は，部分的には感覚的現実世界から発せられるとしても，論理的行動あるいは機能を呼び起こすのは，主

体の現実的表象の世界だけでなく，バーチャル世界の表象世界にもまた観察者の世界にも関係する。それゆえ，そこには現実についてのバーチャルな把握という本質的な問題がある。その問題をどのようにして解決するか。

確かに，E・モランが最初の分析で述べているように，現実からバーチャルへ，またその相互間の認識過程の単一性を喚起することはできる。しかし，それが二人の個人の間の交換であったり，患者の実体験に対する観察者のバーチャルな活動の問題であったりするとなると，これではもはや不十分である。そのとき，これらの進め方に類推が介入し，論理と同じ根から出たものであっても (137)，その類推は論理と同じレベルで検討されることはあり得ないだろう。言い換えると，スペース・シャトルというE・モランの隠喩を再び取り上げるなら，スペース・シャトルは単純な道の地上を去り宇宙空間に入り，跳躍する。事実，二人の主体間の関係の場合にも，現実からバーチャルへまたは相互的移行は，具象と抽象との間の対照化作用（E・モラン）を通じて直接的かつ自然発生的にはなされないし，知覚的実体と少なくとも理性的実体（純理的ではないとしても）との間の対照化作用を通じても直接的かつ自然発生的にはなされない。この移行はさらに複雑である。というのは様々な要因に依存するからである。すなわち，観察される主体，その他の主体，それぞれの精神構造，創造される関係，確立されるコミュニケーション，受け取られる情報，使用言語，外的な環境状況などによる。要するに，この移行過程は，最初の単純な類推的構造に還元することはできそうにないし，かなり粗雑かつあいまいなものにしかならないだろう。なぜならそれらは，バーチャルと現実という二重の世界，各個人の二重世界およびそれらの相互関係という二重世界に関わるからである。

相互の移行

事実，きわめて複雑な連鎖が介入する。この複雑性をよりよく表すため，二つの時間で検討することにしよう。

物質的対象については，すでに観察者の反応だけを考えた階層尺度 échelle に立つことで，その状態を図式化できる。（図11）。

この図はすでに，現実がすべての人にとって同一ではないことを示している。素朴な取り組みは，現実をそれ自体として存在する世界として考える。すなわち世界は単一の現実レベルに対応し，主体の外側にあり，主体によって生きられ，主体の感覚的能力によって認識されるのである（図11における1から2の経路）。それと対立する見方は，世界はそれ自体としては存在せず，精神現象の構築物にしか過ぎないと考える（図11における4から2-2を通り4-2から3の経路）。この二つの間にも複雑性に呼応して，複数の他の態度が存在し得る。事実，この複雑性は，視覚，聴覚，嗅覚によって捉えられる現象の複数の相互関係によって成り立っている…それらは測定可能，計量可能，検証可能な方法で把握できる。もちろんその他の採択される行為（観点，原理，方法，過程）でも当然把握できる。

物理学者が量子力学の概念的革命によって認めたように，このようにいくつもの現実世界のレベルが存在する (5, 6)。この主題について，J・-P・ドラエは現実を前にして四つの科学的態度が可能であることを指摘している (41)。

- 学説に閉じ込める（実証主義，唯名論，直観主義，形式主義など），
- 単純なものは何一つなく，すべて可能性があることから，現実世界を見捨ててすべてを開放する，

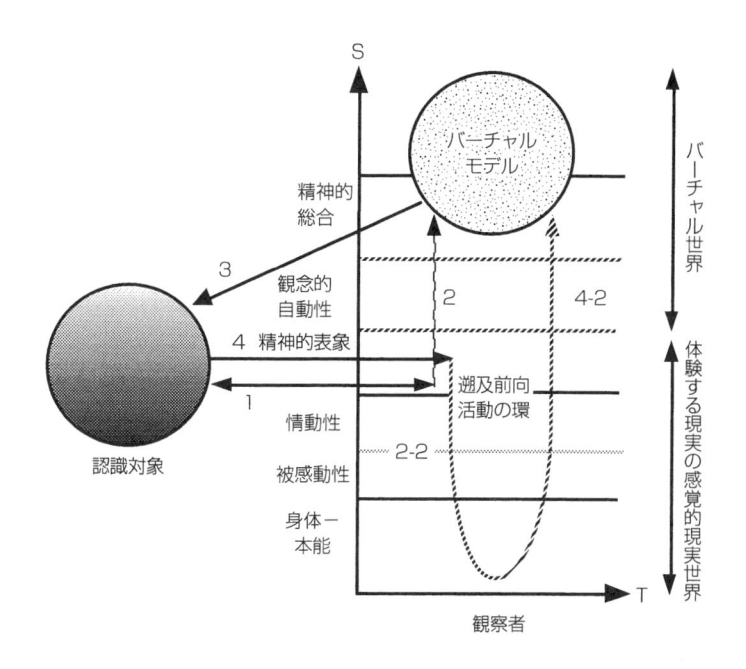

現実とバーチャリティー
（物質的対象）

図11

- 実在論は問題にするに足りないとして取り組みを拒否する，
- 現実世界を認めるが認識不可能とする「間接的実在論」の態度をとる。

さらに，二つの異なる状況を考慮に入れる必要がある。一つは日常的なもので，精神機構が対象に向かう主体の状況である。もう一つはより特異的で臨床場面に対応し，観察される主体に完全に耳を傾け，自分自身の考え方から離れることのできる，モデル化を試みる**観察者**のいることである。

従って，状況は，すでにある対象の研究に対して錯綜しているので，「対象」がもはや物質ではなくて，精神システムの場合，複雑きわまりない。観察者に対する精神システムの反応そのものが明らかに錯綜しているのである。ここで次のモデル（図12）を提示しよう。

事実，このモデルは全体が複雑な連鎖をなしている。連鎖は，観察される主体の体験する現実から固有の想像的ないし象徴的表象に至るが，象徴を普通の記号として理解すれば，個人的でも主観的でもない。この連鎖はさらに，確立された関係と受け取られた情報を介して観察者に移行し，遡及前向活動の環のおかげで現実の表象が形成され，観察者の入念に作り上げたバーチャルに達する。ここでは当然，コミュニケーション，言語および外的状況の影響による歪みが生ずる。

それゆえ，これらの相互の移行による複雑性の増大は，個人的であると同時に個人同士の間，さらに環境と連鎖する相互関係の性質によるものである。従って，この情報の動員は，患者と観察者の精神システムにおいて利用可能なエネルギー量が少しでも変化しなければ起こり得ない。すなわち，表現，伝達やデータの受容に必要な変更，エネルギーの十分な集中がなければ，起こり得ない。

第2章　ツール

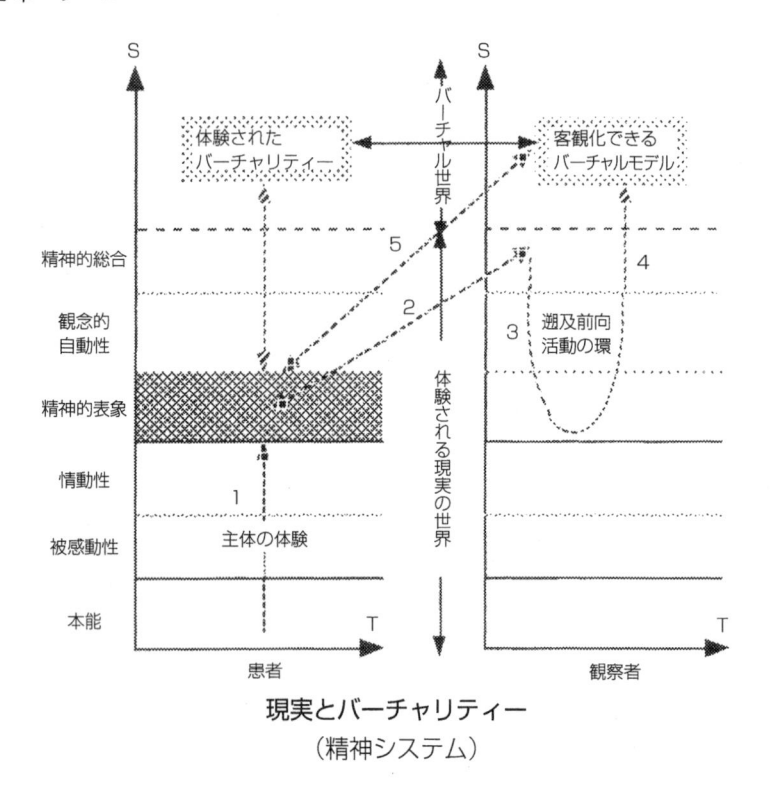

図12　現実とバーチャリティー
（精神システム）

図中ラベル：
- 縦軸：S、横軸：T
- 左側（患者）：本能／被感動性／情動性／精神的表象／観念的自動性／精神的総合
- 「主体の体験」
- 「体験されたバーチャリティー」
- 中央：バーチャル世界／体験される現実の世界
- 右側（観察者）
- 「客観化できるバーチャルモデル」
- 「遡及前向活動の環」
- 番号 1, 2, 3, 4, 5

　類推はここで確かにある役割を果たすが，論理に十分に力を発揮させるには十分「強く」なければならず，現実と一致した適切な抽象化を喚起する必要がある。

　従って，現実，および現実からバーチャルへの移行は種々の方法によって図式化できる。それゆえ，J・-B・グリゼが強調しているように，この反射が一つのモデルとしてすでに検討可能であるならば，この反射は誰かのための何かについてのモデル，あるいは誰かがある計画を達成するための何かについてのモデルと考えていいはずである。

　観察者によって観察される主体から得られたバーチャルは，少なくとも部分的に，患者の体験した現実と観察者の体験とがほぼ一致していることはあり得る。遡及前向活動の力学的過程によって，その表象から初期の思考回路へと移行するが，一定の条件がある。最良の仮説—観察者のバーチャルは患者の体験した現実と十分に整合していること—において，バーチャル世界における行為は，患者の体験した世界における活動であることは明らかである。しかし，この仮説にはいくつかの条件が必要である。すなわち，観察された主体の表象が現実体験と一致していること，観察者の表象が観察された現実と一致していること，それらのバーチャル特有な思考過程がこれらの表象と十分な一貫性を保っていること，抽出されたモデルが観察された現実と通じていることなどである。ところで，このことは，十分な共感に基づく個人同士の良好な関係，観察された現実に十分一致しかつ全体的背景を考慮した抽象作用，すなわち，これらの関係に含まれる現象の性質を考慮に入れた，十分に厳密かつ柔軟な進め方，および最終的には優れた理性的作業を意味している。

医師・患者関係では，性質は異なっていても類似した二つの統合システムの存在がバーチャルに認められる。そのために，精神の働きもまた初めは類似した二つの統合システムであると考えられるし，最良の条件下であれば分析手法についても，また治療についても，これらの前提条件が整えばバーチャル世界から現実世界に向かって十分信頼できる移行が可能なはずである。これは少なくとも人間味のある臨床が示している。さらに，このモデルは主体の自己との関係，現実を表す基礎システムと理性的な進め方を表わす基礎システムとの間の関係についても当てはまる。

　それゆえ，観察者に必要な条件の集合は**循環的**進め方を必要としている。**循環的**進め方とは，自分から検討対象に至り，その対象について具体化できるデータを抽出し，観察している諸々の現象の性質に当てはめることである。

　それゆえ，得られるモデルは現実ではなく，見かけのバーチャルな還元にすぎない。確かにそれは現実に関連する想像物であるが，ひとたび形成されると，観察者には検討された現象となる。それによって対象が示される記号（または記号全体）はそれ自身「記号の対象」となり，記号に代わっていわば，この現実の仮の姿となる。連続的に現実と向き合うことによって，その機能は発達し，そのことによって生じる複雑な現実を少しずつ再構築する。

　バーチャルなモデルは，このように観察者には現実になる傾向がある。バーチャル・モデルは現実の一表象であり，「外的環境」についてのこの表象とエネルギー作用から生じる。しかし，その正確な性質について誤解してはならない。また，認知される世界からバーチャル・モデルへの作用と遡及前向活動の役割，バーチャル・モデルから認知される世界への作用や遡及前向活動の役割などにおける，精神現象の機能的構造化や，主役の精神の働きとの類似性における精神現象の機能的構造化を考慮に入れる必要がある。

　このことから，操作的二元論の有効性が持続することがよくわかる。その適用は，出発点である精神医学の領域においても，別の専門領域においても無数にある。それゆえ，バーチャルと現実との間の交換を長く続けることが，観察者が現実の把握を漸進的に進める上で必要となろう。

b）　研究対象の性質に関係する領域

　これまで，操作的二分割（131, 132）が自然のツールであって，さらに建設的な面をも併せ持っていることをみてきた。それに論理または類推の優っている理性的な進め方から起こるのである。

　刺激 - 反応の連続は形式論理を生む。なぜならその連続は同一性に基づいていて，「はい - いいえ」「および」「または」とはっきり定義される演算記号を用いるからである。しかし，認識の領域に移されると，研究対象の性質の違いによって，より適合した進め方が必要である。出会う現象の性質が精神現象にかかわることで複雑になるほど，二分割は見かけの対象だけを考慮するのではなく，その観察者および環境との関係をも考慮しなければならず，もはやその全体をバーチャルに単離された要素へ還元することはできない。

　二分割行為がこの全体性を尊重したいのであれば，二分割行為はより複雑な過程に組み込まれることとなる。それゆえ，検討対象を中心に展開される，線形で断続的な最初の過程は，観察者や環境の影響を考慮に入れ，検討対象の現実からこの観察者に移り，観察者から観察された現実へと移るべきである。そこで，この過程は循環的と

第2章　ツール

なり，現象的現実と観察者との相互作用を読みとろうとして統合される（図10）。二分割はこうして漸進的に複雑化する過程に刻まれる。**形式論理**の展開は，精神医学の場合，分類すべき現象の性質に対しては適用が難しく，同一性からは扱えず強かったり弱かったりする類推によって，しばしば緩和されなければならない。こうして，十分な重みを持つ類推，すなわち十分な数の共通特性に頼らなければならないため，**自然論理**，さらには**ファジー論理**が選択される（118, 124, 129）。つまり，前者はより確実であるとしても，後者はもはや確実ではないからである。たとえ自然論理に送り返すことが観察された障害の雑然とした概観を始めて開くことができたとしても。

c)　モデル化

　これらの前提条件の関係から，観察者が利用できる二分割の状況の差異がもたらされる。私たちはそれらを次の方法，すなわち線形的進め方から循環的進め方，次にシステマル法へと移行させ，原因-結果の関係から多因子性の関係へ，次にネットワーク的関係へと移行させて，それらを再結合することができる（図13）。

　このいろいろな過程の集合モデルは，古典的な線形的思考から循環的思考への移行を可能にし，感性的現象の世界と観察者のバーチャル世界の概念を交互に基準となる座標系とすることができる。このシーソー効果から検討現象についての新しい概念とより有効な活動が生まれる。そうすると，操作的二分割がきわめて有効であるとすれば，自由に使用できるエネルギーの自然発生的二分割の根源が観察者だけでなく，観察される現象にもあるということに気づくのである。外的世界と内的世界の共鳴から次のことが湧き出してくる。すなわち，精神活動における進行の新しいリズム，複雑性への漸進的な浸透，新たなパラダイムの出現，そしておそらくまた，後に述べることになる思考の未来のレベル達成のための新しい条件などである。

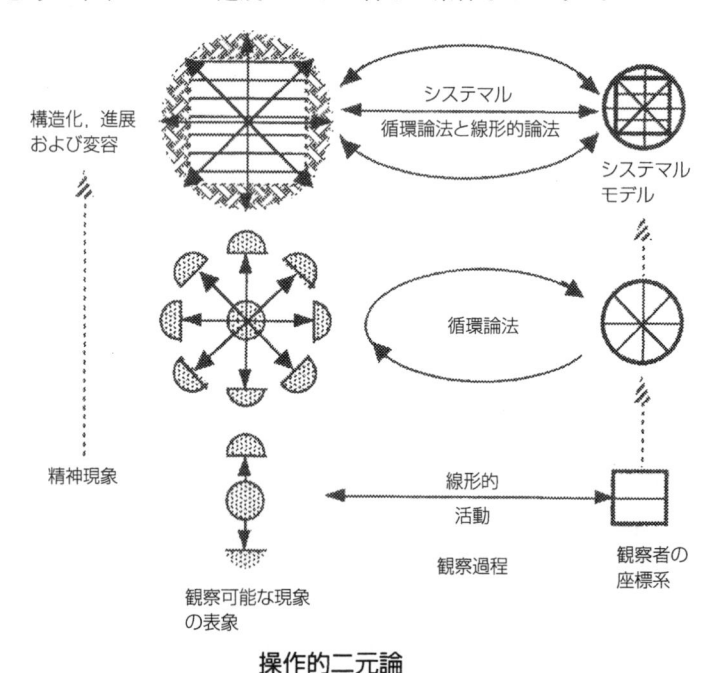

操作的二元論
様々な適用様式

図13

しかしながら，この精神の働きの力学のあらゆる配置については，その人が，その人を取り囲む世界に含まれていることを忘れてはならない。言い換えれば，その人の内的および外的力学を一緒に考慮しなければならないのである。思考システムの統一された進行に必要な条件がはっきりわかる力学的一貫性に加えて，これらの力学は同様に，周囲の現象的世界とも密接に結びついていなければならないだろう。この第二の条件が欠如すれば，交替はもはや守られず，バーチャル世界の力学は現実にその第二の条件を欠如させ，精神の構築物は想像上の非現実的様式で作られるだろう。その人の環境の中で精神現象によって構築された巨大なシステムの集合の平衡は崩れ，認識の源泉である共鳴はもはや有効でなくなるだろう。

　その結果は重大である。なぜなら，現実世界と同時にバーチャル世界で存在する力学的特性のみが，有効であることは明らかであるからである。力学的特性の恒久性のみが認識の軸であることは明らかである。たとえば，精神構造に対する時空的枠組，あるいは物質世界に対する物理的不変量（光速，量子作用）がそのことを裏付けている。さもなくば，現象世界に由来するバーチャル世界の恒久的特性は，本来の非定形的なものがあいまいにならないように，それ自体が物象化されなければならないだろう。バーチャル世界で示されない現実世界の恒久的特性に関しては，外的世界の誤った意識化を通じて現れるおそれがある。

　このように精神的振動がどのようにして成り立ち，どのようにして多くの豊かな効果をもたらすかがわかる。精神的振動は認識の一般的基本型の形成に役立ち，基本型自体がパラダイムを生み，新しい知的構築の一時的な基盤として役立つ。この新たな知的構築も，思考の振動によって活気付けられ，ベルナール-ワイルが生物医学的領域で示したように，作動-拮抗パラダイムおよび逆説的戦略のきっかけとなる(13)。

III - 最初の創発的構造

　エネルギーの分割は潜在的な力を分化するのに寄与する。潜在的な力は，刺激-反応と類推の二重の道を取りながら，自発的な方向をたどって発達して行くが，打ち返す波のように他の外力と接触して溶け合ってエネルギー分割に戻ってくる。構成される記憶の痕跡のおかげで，生きた存在は，意識状態を練りあげる機能と表象の形でエネルギー運動を具象化する。それらの知覚を軸とする自発性の感性的側面，興奮，および反射的で積極的側面は，相次いで起こるように見えるが，実際は共存し干渉しあっている。

1-刻印と記憶の痕跡

　すべての創発する精神構造は，最初の活動とそれに対するエネルギーの回帰による刻印と記憶の痕跡の上に構成され，システムの機能の集合の中に少なくとも一時的に固定される。しかし，それを支えるものが必要である。残念ながら，その支えの性質は不明である。操作的表象をわが物にするために，神話的ではあっても，―量子物理学理論にならって―エネルギーの流れが出会い，波動と機能が重なる結果として，精神構造を創発すると想像される。かくして，精神ネットワークの形成の中に潜在的力の痕跡が残る。これらの痕跡が動的機能の図式を出現させ，その図式から類似および様々な意味作用（知覚，情動，概念…）を作り上げる。それゆえ，これらの形成は硬

第2章 ツール

直したものではなく，諸々の外的要因の影響で変化する。

これらの必要不可欠な基本的機能は，いまだに意識されず，生物学的土台に深く根を下ろしているが，思考の創発と反射性に応じて自覚されて，初めてイメージ化される。それらの基本的機能は，機能の条件付けを可能にするエネルギー的つながりによって枠組みを見出し，精神活動の過程に付随して発展し，運動，本能，情動，初発論理などの形成の中で特性を獲得して発散する。

これらの刻印と痕跡は，表面的かつ漸進的に形成され，記憶構造の違いは時空の組織方式，方向付け，構造化の様式と観察者の観点による。こうして様々な実体が想起され，客観的検討を可能にする。すなわち，意味論的またはエピソード的記憶，前向性または逆向性記憶，短期または長期記憶といったものである。この奥深い基本構造から生じる現象—生物学的損傷は痴呆の種々の形によって臨床的に解釈される—は，最も高度な知能構造に達し—性質がともかく何であれ（衰弱，中毒，感情的ショックなど），精神構造の機能的侵害のときに始めて見出される。

こうして記憶痕跡は，精神システムが順調に機能する上で重大な役割を果たす。記憶痕跡なしには，いかなる適切な一貫した機能も生じることはあり得ないだろう。たとえば，それは最も新しい記憶障害から始まる老化による精神的遂行の瓦解に認めることができる。

2- 創発的基本構造の出現

創発構造は様々な様式で表現される。

a) 感覚 - 感情 - 情動的様式（信頼性 créditivité）

生きた存在は，感覚（聴覚，視覚，嗅覚，触覚，味覚，体感，など）を起点にして，取り巻かれている世界や事物に接する。世界に対する自発的態度は，世界を把握して，世界と同一化しようとする。こうして，信じる能力は，本能的および情動的負荷の上に最初から打ち立てられ，「信頼性」と命名される（105, 140）。

性質

環境と接する人間の本能 - 情動的展開のエネルギー的基礎構造は，環境を導いて，あらゆる対象を精神的にわが物とし，それに本能 - 情動的に保証された最初の形と意味ある図式を割り当てる。この図式は，その後必ずしも同一でない類似したものを知覚した場合に再活性化される。類似性は，自動的な方法または思い出の形（意識的あるいは意識せずに）で現れる表象的または象徴的様式の上に成り立つ。これらは，知覚の領域が広がり，対象と外的環境に固有の新しい因子が介入すると，徐々に変化する。類似の態度，変化した態度，または豊かになった態度には，形の再出現が伴い，徐々にその主体と図式を接着させる。

子どもが新しい形に，自分の心に記憶痕跡を残した以前の形に類似する形を認めるには，いくつかの特徴間の類似性または関連する特徴間の類似性によるだけで十分であろう。そこから，同じ行動様式の連動が生じる。たとえば，母親の胸は子どもにある感覚を起こさせ，子どもはその感覚を，「吸う」行動様式に伴う知覚に統合する。その後，自分の足の親指と母親の胸と似ていることに気づく日が来て，それを吸い始め，同じ行動様式を利用する。もう少し歳をとると，父親に似た特徴のある男性が通

りにいるのをみて，パパと呼びかけ，パパのように指す。内的であれ，環境による影響を受けたものであれ，主体が成熟したとき熟考した結果，レベルや関係の差異や，異なる性質のつながりがあり得ることがわかるのはその後のことである。このことは，その人が時おり退行したときに，昔の信念に戻ることがあるのを妨げるものではない。理性的な精神でさえ，誰でもこうした退行の主体となることがあり，それらのモデルと似た形で起こり，少しずつ何らかの制限が加わる。もっとも，自ら好んで全く非理性的な態度を真剣に取り入れている，科学的精神がないわけではない（139, 140）。このように，最初のおおよその見当で基本的なことを信じようとする態度が認められることがあるのは，内的図式と周囲の世界との同一視の兆しなのである。

事実，こうした信念はその人の置かれたレベルによって異なる。このように最初の図式は，認識の形成過程の影響を受けて後に続く図式に追い抜かれていく。この過程は，子どもでも成人でも，一時的に感覚レベルを放棄して，生まれてくる想像的・知的過程に触れて自己を形成する。

構造化

ある対象にうまく合わせようとする意味がどうであれ，その対象を自分から区別し自分の外に位置付ける能力や，それを「実現する」能力がなければ，その対象の固有の存在を信じることはできないし，後から表象を引き出すこともできない。

それゆえ，感覚と精神に現れる存在を外の対象として認める必要がある。そこで精神は，この対象の大体の形と質（輪郭，濃度，色，など）を，自らの固有の評価方法で評価することが可能であり，一定の価値を認め，さらに，意味作用を付与する。しかしながら，精神がア・プリオリに現れなければ，進め方はそれだけでも複雑となる。事実，その進め方は，自らを活性化し，対象との関係を活性化させることのできる生物現象の成果であり，現実の微妙な問題を提起する。言い換えれば，この能力は生命システムに固有の観点に由来する。

この観点は，直接の完全同意から心象の形に基づく感覚に従う対象による表象まで，さらには同意不能から同意拒否まで様々な形で現れる。最初の態度は小さな子どもや素朴で信じやすい人に認められ，二番目の態度は十分持続的な仕方で自分を示すことのできない人，あるいはまたある程度裏付けのある知的秩序から対立を引き出す人の態度である。信じ易さとは，このようにしばしば，発達が遅滞するか不十分である素朴な主体（未成熟または精神薄弱）の病理に認められる。ある対象に対して持続的な態度を示すことができないのは，通常は精神病理的条件による。たとえば，自らの知覚に固定したり加えたりすることのできないうつ状態の人や精神衰弱の人―すでに先ほど例を示したように―写真を見て後からその時のことを思い出そうとして，他の事はしないでもっぱら写真ばかり撮ろうとする人たちにも認められる。この最後の形は，知覚，情動および記憶伝達の統合が不十分であることを裏付けている。さらに，正常な人は，生きた経験を欠いているとか，自らの直接の感覚的認識を過信するあまり，隠れた恒久的特性を探すのを怠ることがあるだろう。自らの外にある現実の存在の受容拒否に関しては（唯一のレベルに還元されることがほとんどである），本書の目的から逸脱する哲学的議論であり，知的過程の問題である。こうした対立や言外の意味は，いずれにせよ，科学の進歩とともに変化する，こうした現実の複雑性の考え方に関係していることが多い。

第2章　ツール

統合

　直ちに，他の機能との統合という概念が現れる。特に，信じるという現象に干渉し加わる情動的機能と知的機能の統合の概念である。

　事物の存在を信じないということは，他者に対する感情や観念や理論の価値，あるいは神の価値を信じないということとは明らかに別である。信念には，P・ジャネが主張したようにいろいろなレベルがある（88）。これらは，知覚，情動，精神的表象の想起能力，自動活動の素早さ，類推の価値，多少とも厳密な推論の価値，真実の感情と結びついている。自発的に信じる能力は，統合過程（これは，対象，存在，観念，方向付けなどに向き合っている主体によって最初の情動的証明と結び付けられている）に従って，論理過程の批判的遡及活動の結果に従って，多少なりとも加工されて豊かになり，異なる性質の信念に至ることになる。

　さらに，このような信頼性 créditivité は変化しやすい。これは，主体のエネルギーや感情 - 情動の変動，精神的発達，遭遇した出来事，などと直接関連するのである。さらに，これらの情動的要因は付随する役割から切り離せないし，遡及活動の瞬間毎に知的過程から切り離せないのは明らかである。

　これはすなわち，あらゆる可動性，信じる能力の可塑性であり，この信頼性を他の精神機能とともに維持する相互関係のことである。それゆえ，信頼性と緊密な関連を維持している他の近位の力学，特に知性的・環境的な近位の力学から離れて，信頼性だけを切り離してモデル化することはできない。

　信じる能力は，このように人間の本能 - 情動的生活に深く刻み付けられ，人間の精神的オリエンテーションを条件付けている。これは，後述するように，精神の働きとその様々な構成要素，特に最初の理性的過程や妄想的過程の形成に組み込まれていく，情動的負荷に大きく依存している。それゆえ，これらの負荷の大きさによって，他の機能に対する影響の異なることは明らかである。負荷が少なければその影響も限定され，負荷が大きければ統合されている機能のこれまでの平衡を混乱させることになるだろう。たとえ，それ自身は，制御を上回る上位の審級の遡及活動に従ったとしても，その影響は他の機能の構成要素と分離できないであろう。

b) 知的様式（初発論理）

　エネルギーの振動は，理性的な力学の道の精錬にも役立つことになる。しかしながら，この道は，最初からア・プリオリに定められるか固定された機能構造を直ちに構成するわけではない。この道は，まず感覚 - 情動路を補完する中間的段階を経て，性質の異なる論理の流れに分岐する前触れとして現れる。この形成の特徴は，知的行為の振動であり，初発論理的機能構造を形成し，それが最終的により特異的な論理の形成に反映される。

情動的負荷の役割

　情動的負荷は，しばしば，多少とも強い類似性を介して現れるのに対して，論理過程は同一性により多く関わる。従って，類似性と同一性の流れは，情動的負荷と理性的コントロールのそれぞれの大きさによって，相対的に働くと考えなければならない。すなわち，情動的負荷と理性的コントロールは，類似性と同一性の流れを方向付けたり，整理したり，さらに抑制したりすることを繰り返す。情動的負荷が大きければ大きいほど，主体の行為と推論は感性的類推の影響を受ける。情動的負荷が少ない

ほど，ますますこの主体は知的コントロールを介入させやすくなり，それらの類推を自由に扱うことができる。振動を決定付ける構造が現れるのは，これらの分化した力学の流れ（起源は共通でも）の動きによるものである。

　事実，人間は，情動から論理へ，またはそれらが結びつく構造によって規定されている多くの論理の型へ急激に移行することはない。問題ははるかに繊細である。本能 - 情動的欲動が形成され，環境と推論による組織化に従うのである。いずれにせよ，ピアジェの労作がよく示しているように，子どもの知能の発達を振り返ってみるとよい。同様にそれを説明するには，成人の推論の変化を振り返ってみるとよい。事実，初期のエネルギーと環境の対決から生まれたエネルギーと関わりあう情動エネルギーを見れば，推論や論理形成が，その機能の仕方でいろいろ変化することはすぐわかる。従って，まだ評価すべき種々の性質の過程の介入が起こる。残念ながら，その信頼性と構築された論理回路の間に介在する，この機能構造は直接に観察することができない。そこから着想を得るには，前述のように，その機能の仕方を―少なくとも病理的な退行した形において―下等生物に見られるそれほど進化していない行動と比較してみることである。

理性的行動の多様性
　主体の推論は，様々な型の考察へと導く力学的基礎構造によることは明らかである。このことは，思考の流れおよび体験された情動的負荷の自然発生的な分割によるのみならず，解き明かそうとする環境の性質にもよる。

　たとえば，明確な推論には規則があることは当然である。これは同一性の働きの上に成り立っており，古典的な論理に備わっている「真実の一覧表」へと導くことも可能である。しかしながら，多少とも「強い」感性的類推を介して現れる，より柔軟な，情動的負荷の加わった推論も存在する。この類推は，同一性の流れに他のアルゴリズムを介入させ，自然論理，ファジー論理，直観主義的論理のような，比較的厳密性に欠ける論理に達する (129)。このことは，必ずしもこうした直観主義的論理の推論が自然論理の推論よりも生産性に欠けるということを意味しているのではない。これらは場合によっては研究対象にさらによく適合し，実在する状況に最も適した性質を備えていることがわかることさえある。

環境の役割
　推論が働くことは，それ自体では，すべてを同時に規定するような特定の論理形式に還元することはできない。たとえ表象の利便性によって特異的な形成の面に固定されるとしても，この特異的な形成は，純粋に操作的な態度の産物ではあるが，体験された力学的現実の産物ではない。これは最良の方法でデータを整えるための知的手段にすぎず，検討対象との十分な対応のみならず，それぞれの場合の研究の条件を考慮することを前提としている。すべては研究対象の性質による。それゆえ，推論がそれを形成する主体に左右されるだけではなく，回路に介入する遡及活動と，さらには研究対象の性質にも左右されるということをまず認めなければならない。このように，研究対象，環境および特に第三要素の存在（第三者の観察者など）が，この過程と相互に作用し合うことがわかる。

　論理学者たちは，彼らの操作手段の中から様々な形のツールを選び出さなければならな

第2章　ツール

かった。それらは，ある意味で論理全体の部分集合であり，環境にうまく適合させるために外的世界に論理全体を開くようなやり方である。これらのことについてはここでは触れず，この主題に関する他の著作に譲ろう（73, 124, 129）。ここではこれらの形成の基礎を探り，情動的形成と知的形成に当てられるエネルギーの相互関係をもっとよく把握しよう。

c) モデル化

これらの機能の振動を検討すると，下記のモデル化（図14）ができる。これは，後にこのモデルによってもたらされる論理的操作と，それらを調節するコントロール機能によって補完されるだろう。

このようなモデルは，この構造がどのようにして研究対象によって異なる機能を生み，個人が取り組む研究対象の性質に応じて他よりもその方法を特定するのか，さらにそれを退行させるのかをよく理解させてくれる。こうして，異なる門 phylums がどのようにして形成され，なぜ別の個人よりも特定の個人で発達しやすいのか，そして学習や教育が果たす役割も，同じように主体の感覚的または理性的方向付けの観点から，さらなる特定の機能選別に役に立つのか，がよりよく把握できる。

これらの生物精神的振動は，思考が構造化されるにつれて，特に構成される論理構造のレベルにおいて，次第に統合される組織化のレベルで見られることがわかるだろう。これらは，この初発論理的形成の表現である，「機能論理」と名付けられるバーチャルな形成を介して出現し，振動は後に決定のあらゆる選択過程または退行 régression の機構に影響する。

初発論理的形成の振動

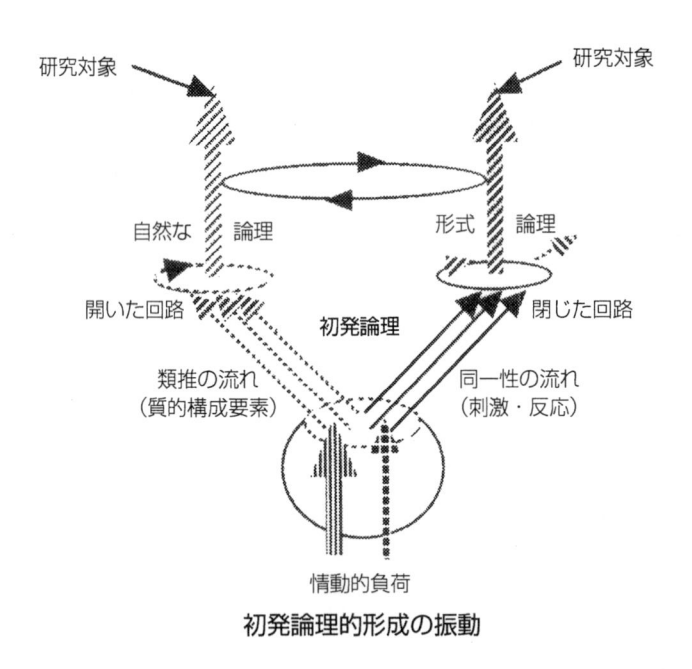

図 14

3- エネルギーの流れ

エネルギーの流れの自然発生的な配分は，思考の正常および病理的な機能に影響する。この分割は出会う対象毎に認められ，バーチャル世界で段階的に構造化するのに寄与し，記号によってその対象を表わし，方向を付与する。これらの配分は精神システムの組織化の様々な段階で行われ，こうして，流れの差異を作り，多数の様式で互いに混じり合って何種類もの連続体を作る。これらは，門 phylum という用語で表現する。この用語は，ある意味で諸性質を決定付ける統合を含む概念を表わし，関連する対象の特性表現に役立つ。

二つの大きな道，ひとつは感性的な道もうひとつは理性的な道はこうして形成され，価値と意味作用の仕上げに加わる。これらはそれぞれ，関連する対象の性質によって，支配したり，一体となったりする役割を果たし，特に審美的および倫理的な他の門の形成に加わる。

この門の概念は，ある意味で，延長が新たな領域形成に役立つことになる，ある種の機能の作用を示している。機能と領域は一体となって，新たな精神状態を形成し，それが今度は環境の活性化要因に働きかけ，以前に形成された領域を広げ，こうしてずっと続いていく。

a) 門 *phylum*

- **感覚-情動門**は，特殊な意味作用によって形をとる。特殊な意味作用は類推的共鳴によって一つの門の形成に加わる。その門は，感性的な様式で，対象の性質と主体の本能的，感情的，情動的な面との関係を明らかにしようとする。その目的は，対象に意味を付与し，象徴的または隠喩的性質に富んだ想像的表象の力を借りてそれを再現することである。

この門は本能的基礎構造，感覚，感情，情動によって形成され，前向遡及活動の巨大なネットワークの中で互いに統合される。A・フェルナンデ-ゾイラはまさしく，微小-化身 micro-incarnation と原感覚 protopathie について言及し，理性のネットワークから離れて，この「感じること sentir」の連鎖[57]を補完し，しっかり固定しようと試みた。

このアプローチは，類推に基づく研究のきっかけとなり，そのことから観察される主体に基づく融合と投影は，フロイト的精神分析研究およびいくつかの現象学的研究にまで至った。そこから，本能-情動的意味作用の領域における寄与がわかったが，批判的論理的思考過程を離れた，系統だった展開でもあり，過剰な解釈やこじつけや誤った意味作用の原因となり得るものであった。

- **知能門**は，原感覚的 protopathiques 形成および初発論理的 protologiques 形成を介して構成されているので，それらのエネルギー産物は知的形態として認められる。この知的形態は自らのために変化することが可能であり，組み合わせによる統合的様式または論理的かつ類推的な創造性豊かな様式に示されるのとまったく同様に，自動反復的様式にも示される。そして後述する理性的で論理的な門に加わる。

ここでは簡単にJ・-B・グリゼとの私たちの研究で主張としたことを述べるにとどめよう。すなわち，論理的かつ類推的過程には共通の根が存在し，次に情動負荷によ

---

[57] 精神病理学と感覚。ニーチェと微小化身，パリ，アルマッタン 2002。

第2章　ツール

って調整される初発論理構造が存在し，これを表現する「機能論理」とともに研究対象の性質によって自発的に推論に向かい，最終的にはこの初発論理と教育文化的環境から様々な型の論理が構成される。

　審美門および倫理門は，個人の審美的および倫理的世界に介入するもう一つの連鎖から作られ，それらに固有の計算で発達し，今度は精神機構の発達に寄与する。

　実際には，感覚-情動門と理性論理門の活動は，別々になることはほとんどなく，対になって起こることが多く，それらの統合によって複雑化する。それらの相互の組み合わせは，こうして主体に固有な内的エネルギーの世界と同時に，外的環境に固有なエネルギー世界をも示している。これは，主体の内と外が同時に関係する世界である。このことは他の意味作用によって説明される。他の意味作用は，最初のエネルギーの形または性質において知覚される自然の広がりによって異なる。こうして審美門および倫理門について語るように仕向けられる。これは前向遡及活動によって平行して構成され，可塑的性質と同様に関係の本質をも示す。感覚-情動門と理性論理門は，環境と関連して相互に自己を形成し，理性論理門の形成に参加し，その土台は精神の発達レベルに相応のものとなる。

　子どもには，まだ組織化されていない線とやや無雑作な色を使って描かれた，美的な道のきざしがすでに存在する。また，倫理的道のきざしもすでに存在している。そのきざしは，情動的環境に適合した本能的行動の振る舞いによって，あるいはその情動的環境と出会った人生経験によって改められ，目指す行動を通じて示される。もう少し歳をとった子どもや青少年では，形成される構造は，環境の遡及的影響を受け，より広い，さらに抽象的なシステムに導き，審美門と倫理門の仕上げに寄与する。

　こうして容易にわかることは，観点の選び方によって，これらの門の組み合わせ方は異なることがあるし，集合は緊密に入り組んでいる。

　現実と数学の相互関係についての哲学的かつ古典的問題でも同様です。現実世界はプラトン主義者が考えるように数学の世界であるなら，感性的世界はぴったり整合する部分に還元されるのであろうか？あるいはそれとは異なり，アリストテレス主義者が認めるように，数学的世界はただ世界を理解するのに役立つだけのものなのだろうか。

　この同種の問題は，別な論理形態にも認められる。論理過程はラッセルが指摘したように，常に厳密に帰納的かつブール論理的であるか，またはL・E・J・ブルワーが指摘したように，直観主義的でもあり得るのか。数学では，長い間信じられているように，真の公式は純粋に論理的に整合しているのか，あるいは，H・ポアンカレなど有名な数学者が指摘しているように，それは美学と対をなしているのか（165）。

　こうした哲学的な論争に入らなくとも，表象の二つの基本的な配置が現れて，いろいろな概念へと導くのである。一つは感性的次元を中心とした概念，もう一つはより抽象的な知的次元に軸を置いた概念であり，それぞれが固有の意味作用をもつ。

　これらの門は，習慣的な干渉により，バーチャルな様式でも現れ，感性的で感覚化された想像的なものであると同様に，比較および差異的検討から生じた知的で抽象的なものでもある。従って，芸術的表現または詩的さらには宗教的秩序による観念化された表現へと至ることもある。

b) 二分割の作用

感覚-情動門と理性門の結びついた効果は，現実と関連して崩れることがあり，患者の病理的な様式でひとりでに体験されることもある。

その深刻さの程度はさまざまである。精神衰弱の奇妙な感覚は，外的世界を前にして，十分に利用可能なエネルギーが不足していることと関係する。患者は，外的世界を変化していないことはよく知りながら，もはや以前のようには知覚できない。

カパグラが区別した症候群である「瓜二つの錯覚」では，患者は以前に知っていた人を，類似性は認めても同定はできない。

ある種のうつ病では，部分的または全体的な身体的体験の抑圧（器官の否定妄想）が生じるし，場合によっては精神の指標の抑圧（空間と時間が存在しなくなるなど）が生じる。

極端な場合，門を構成する機能の崩壊が，統合失調症の様々な型のように，動作性，言語，それらの構成要素に及ぶ場合すらある。

しかしながら，門の二分割をうまく利用すると，恐怖症で何度も見たように，また次のモデル化が裏付けるように，精神障害の研究と治療に有益な可能性がある。

c) モデル化

恐怖症の例では，感覚-情動門と理性門の二つの門が偶発的にもつれ合っている。それらは，たとえこの分析と再構成がそれらの門をはみ出す現実の現象の全体性を説明できないとしても，それらの門をバーチャルに分けて，二つのそれぞれにあてはめ，他の様式で再統合させることができる（図15）。二分割の分析は，このように治療するため障害の骨組みに出来るだけ接近するのに有効である。

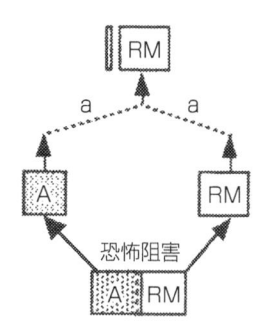

a＝治療的行為
A＝不安 angoisse
RM＝精神的表象

恐怖症における操作的二分割

図 15

図は，道路を横断する人に車が急にぶつかりそうになって引き起こされた激しい感情に続いて起こる，広場恐怖症の特有な形を示している。確かに他の要素も同じように介入し得る。すなわち患者の特有な被感動性の強さ，多かれ少なかれしばしば抑圧されてきた葛藤と結びついて，再び活性化した古い不安 angoisse，引き金となる特殊な状況（暑さ，患者の感情または自律神経系の一時的な弱体化，など）である。しかし，これらの門のどれかひとつに単純に働きかけるだけで，時に患者を十分に安心させることがある。

第2章　ツール

　理性門は，患者の環境における履歴の問題に関わるものである（ここでは道路という精神的表象）。感覚-情動門は障害の決定因子に関わる（ここではイメージされた表象に侵入する不安 angoisse の負荷）。こうして，この二つの門の特殊な構造化により，ある現実の状況に対する不安な精神的表象が形成され，この状況に立ち向かおうとする活動を妨げるのであるが，この同じ患者が他の状況には苦もなく立ち向かうことができ，不安を感じている患者が同じ状況にほぼ正常に立ち向かうこともある。

　この操作的二元論の有効性は，懐疑的な人を驚かせるかもしれないが，基本的には精神の働きの自然の二元性 原理に一致する。いずれにせよ，これは，区別と再構成によって，障害に対して否定できない治療的行為を可能にする。これは，適切な手法を用いてこれらの構成要素のどれかひとつに働きかけて，操作的にそのイメージに対する不安を分割することを意図しており，さらにそのどれかとどれかに同時に働きかけて，これまで多数の例でみてきたように患者を安心させるのである。

　このようにコントロールしやすい事実から始め，諸々の思考の門の統合過程における遡及行為によってこの機構を働かせることが可能であり，意味作用の現象構築と精神エネルギーの形成をよりよく理解することができる。

第3章

表象

要約 - 人間は**諸々の表象**を通じて世界と接する。表象は形と内容によって，存在する世界の外観を示す。

現実の対象は，その存在を裏付ける**形と記号**を介して**意味作用**によって認識される。この意味作用は，諸々の構成要素とそれらの統合の中で明らかにされ，解釈とは区別される。意味作用の形成は，徐々にそれを構成する複数の**門 phylums** から把握された後に，モデル化される。門の様々な型は，数字，語彙，文法構造のようなツールとしての基本形態の変化や安定性のように，時空的座標系によって表され，後の精神活動の構成全体の基礎となり，さらに精神病理学的形と力学全体によって，思考の大きな運動の基礎となる。

しかしながら，一般的障害 - 様々な専門分野の集合の構造化に関わる - および各専門分野に固有の障害にまつわる困難は，簡略化のための還元主義的見地によるか，あるいはそれらを包摂する一般化の態度によって，乗り越えられなければならない。その場合，諸々の表象は，精神エネルギーの形成と，主体，研究対象，各専門分野によって変化する意味内容に対応する。それらを意識化するには，諸々の現象を把握して，振り返ってみる必要があり，これらが，「**機能論理 logique de fonction**」の成果がはっきりわかる適合した組織化を生む。諸々の調整が介入する。調整は，採用された時空的でパラダイム的座標系との相互関係や，進展し変化するそれらの機能の相互関係にかかわっている。

諸々の形は，自然発生的および理性的に増殖し，**複雑性**を加えていく。複雑性は，精神医学の臨床から生まれた種々の形態の認識によって示される。これらの形態は，**不安 angoisse** のような最も単純なものから，**幻覚**のような最も複雑なもの，さらには**精神疾患の病歴**が示しているように，複雑性がさらに増大する形成過程の形態までに及ぶ。複雑性は**分類法**という広範囲にわたる問題で頂点に達する。すなわち，分類法には，基本原理，採用するパラダイムによる構成，および古典的質的歴史的，基準論的量的，改革的混合的，現在の集合論的成果などの問題がある。分類法の発展は形成初期の二元的メカニズムのただ中に認めることができる。

絶えず増大を続ける複雑性を前にすると，観察者は，まとめる**バーチャルな基本型**を探そうとする。バーチャルな基本型により，単一性の中の多様性を見出すことができる。**単一性の中の多様性**は，言語，自然な進め方，推論，それらの再編成から，戦略的，方法論的目標または操作的安全保障にまで関係する。こうして，集合論的基本型という重要なものが現れる。集合論的基本型は表象の統合を可能とする。すなわち，集合の論理 - 数学的理論が生まれ，それが体系的概念化へと方向付け，精神現象について可能な構造的モデルを示し，複雑性へのアプローチを容易にし，精神医学の統一的機能概念の基礎となる。最近の超集合論 hyperensemble まで拡張すると，新たな基本型やハイパーシステム hypersystéme の概念に達することができる。この概念により，精神医学における精神の働きの新たなモデル化が容易になる。最後に，カテゴリーに関する数学的概念は，新しい概念化の可能性を垣間見させてくれる。

第3章 表象

総論

　操作的進め方は二面的な表象を生み出す。エネルギーの力学は，明かな形として感じられる様式で，また内容を示す観念的様式で現れる。従って，その形の規定にはしばしばある程度の曖昧さが現れる。実際，表象という用語は，ギリシアの哲学や科学のテキストで，少なくとも五つの異なった用語を翻訳するのに役立っていることが知られている（P・ペルグラン）(156)。ツール，形および内容は，思い違いが常に起こる可能性があるにもかかわらず，密接に結びつき，意味作用を持っているように見える。

　本章ではこの形と内容について扱う。これらの基礎的な面は，意味作用の過程，エネルギーの基本形態の形成，それらの単純かつ複雑な関係，次いで認識の基本型を構成するより高度な形に直接的に関わっている。

　知覚された形についての既知の概念の背後には，実際にはより複雑な状況が隠されている。この状況は，それらが示す対象の存在，価値および幻想に関するもので，それらの意味作用に足止めされて，問題をより困難にする。

　ある特異的な形をした**対象の見かけの存在**は，ア・プリオリに明白なものは何もない。この対象は，観察の状況や用いる手段によって，様々な局面ではっきり一つの形として現れたり現れなかったり，さらには消失することもある。また時に，見かけの存在は，様々な現われ方と関わりのある関係だけでしか明らかにならない場合もある。言い換えれば，見かけの存在は必ずしも常に感覚によって知覚されるのではなく，抽象的な関係によって意味付けることもできる。

　物理学の世界では，惑星，天体をもつ無限大の宇宙と，物質粒子の無限小の宇宙がそのことを広く裏付けている。宇宙論とブラックホール，量子物理学と目に見えない素粒子は，観察にのみ基づいたものではなく，むしろ相関関係，共分散および計算による法則にも基づいている。それでは，主体が体験する「対象」が観察者には見えない精神世界ではどうであろう。この疑問は，直接認識の不確定要素によってさらに補完しなければならない。

　形の**意味作用**は，対象の性質とそれらの特性，それに接する主体の性質によるだけではなく，この対象と主体が属する環境要因にも左右される。それゆえ，ある対象の見かけと質は，他のどれかに密接に依存しているが，その関係は何ら絶対的な性質のものではなく相対的である。

　このように，物理的エネルギーはその表現である複数の形（機械的，熱量的，電気的，など）で現れるが，これらの表現は後に種々の意味作用を持つことになる。このことは，それらの対象についても同じことが言える。太陽は丸く，海は青いということは平凡なことである。このことは，太陽が沈むときに変形して見えることや，海が夕暮れにはバラ色，赤，黄色または緑色に見えることがあるだけではなく，見る角度によっては同時に複数の色に見えることだってある。この夕暮れという概念は，もとよりそれ自体著しく隠喩的な価値しかない。

　同様に，幼い子どもが描く形は，描いた本人にとっては大人が見る場合とは全く別の意味作用を持つことがあるし，大人同士の間でも異なることもある。

思い違いはよく起こる。というのは知覚された形とそれに近い意味作用は誤って捉えられることがあり，まちまちの意味作用に取られたり，さらには誤った意味にとられたりすることもあるからである。それゆえ，これらの形は，観点のとり方，それらの構成要素の関係，環境条件に応じて解釈されなければならない。対象または観念の意味作用が，状況や意図に応じて同じように，あるいは違った形で捉えられることがあるからである。

周知のように，絵画の流派の違いは，肖像の表現が照明の当て方，画家の意図，技術，理論，さらには個人的な哲学によって異なることをはっきり示している。この差異は流派の間では数え切れない。古典的具象派から叙情的抽象派までには大きな隔たりがある。同様に，色のような特性も，物理的，情動的，知性的などの面で様々な見方を起こす。

これらの月並みな考え方でも，出会った形と意味作用について，絶対的で直接的な確証は必ずしも存在しないと断言できる。これらの形は，知覚された対象よりも，しばしば思考に左右され，投射テストに用いられる現象である。

しかしながら，多少ともよく見られる形の外見と内容の意味作用の間のつながり lien は，ある決まった状況，一定の時代に起こり得るもので，そのことがその対象に共通する意味作用を与えることになる。しかし，これら二つの構成要素間の関係はたびたび変わることが多く，環境，時代，個人による意味作用の差異を生む。

それゆえ，ある形の意味作用は，精神エネルギーと現れている対象だけから生まれるのではなく，思考システムの環境との出会いからも生まれるので，確立される関係は相対的である。対象の評価には，さらに，観察者が位置する，感覚的，感情 - 情動的または知性的レベルの役割を関与させる必要がある（図10および11）。そこに意味作用の過程へのアプローチの難しさがある。

Ⅰ - 意味作用

内的および外的な関係および相互関係は，精神エネルギーの周囲の環境との出会いから生まれ，思考作用が働いて，意味作用と言語が生まれる。

思考の発達に応じて徐々に創造される，言語をどう考えればよいのだろうか。それはどのようにして成り立っているのか。意味作用はどのように絞られていくのか。その機能と生成はどのようなものなのか。

1- アプローチの方法

これは連続的な接触によるしか接近できない難問で，そこから集合的機能が出現する。

a) 構成要因

意味作用と言語の形成に関与する要素は多い。これらは特に言語学者によって研究されてきた。まず，論理学者 J.-B. グリゼの概念を借りて，述べることにしよう (72)。

エネルギーの力学は，わかり易い現象，すなわち**記号 signes** と呼ばれる諸々の構成要素を構成する。それゆえ，記号とは，知覚されると同時に何かを意味する観念的

第3章　表象

存在のことである。ウィトゲンシュタインによれば，この何かは，力動的で静的ではないとすれば，他の記号の助けによって把握され伝達される記号である。なぜなら，それは記号のシステムに属しているからである。それには二つの面がある。一つは感知しうるものである**記号表現 signifiant**，もうひとつは**記号内容 signifié** である概念である。この二つの間の関係は**意味作用 signification** を構成し，思考の対象，つまり**記号の対象**（ペイルスの言う「直接対象 objet immédiat」）を生むことになる。環境の文化的単位（精神医学，疾病，科学認識論）は座標系として役立つ。記号が言説 discours，素描などによって作用するとき，意味作用は**意味 sens** を創造する（「記号の作る働きが意味作用を意味に変える」）(72, p.45)。記号は記号表現によって示され，指向対象は記号表現によって決定される（記号内容を通して）。

意味 sens は，このように環境に対する論証的活動 activité discursive によって生まれる。この論証的活動は，観点のとり方によって類似したあるいは異なる価値を対象に割り当てる（そもそもその主体が属する環境）。それゆえ，この意味は意味作用を構成したシステムの外における記号の働きである。その過程全体は，システムのポテンシャル・エネルギーから運動エネルギー作用への移行に対応するもので，エネルギーが環境要因と接触して変容する際に，構成されるシステムの力学の中で起こる飛躍を含んでいる。

b)　諸々の統合

これらの諸要素が，形の構築に加わり，要素同士が統合し，より複雑な形を構築し，統合の際に徐々に「折りたたまれる」。こうした形は次に操作的進め方により広げられ，諸々の構成要素や相互関係が把握しやすいようになり，再編成され，新たなツールや新たな形を構築するのに役立つ。このように，連続的な関連と計画は創造され，新たな記号によって明らかになる。ツールが洗練されるほど形は多くなる。これらの相互関係が増えるほど記号と意味作用は具体化され発展する。こうして言語を構成する，特に有効な内的および外的コミュニケーションのツールが創造されるが，逆にこの言語が，これらの関連を分析し他者と関係することを可能にする。

言語は，まず操作と音によって表現され，対象と表象に形と意味を与える (29)。それは，副次的に以前に確立された形で，表記法 écriture によって豊かにされ，それ自体意味を持つものになる（イメージ，表意文字，字句）。

A・-M・クリスタンによれば，表記法の形成は，創造されたイメージと言語との「異品種交配」の概念に通じるものがある (30)。イメージは人が探している記号，すなわち表意文字を作るために言葉の役に立っていたはずである。同様にイメージは，その人に特有の神秘的エネルギーの結果であっただろうし，この予知機能の決定的働きに従っていたのだろう。このようにイメージは，空虚な空間を満たし，字句，すなわちその言葉の音が表わしている他の記号を区別し，独立した形の単位を構成しているし，また字句間の空白の働きも同様に重要な働きをしているであろう。

このように意味作用の多形の側面がそれらの多面性によって証明される。この多面性は，対象，採択される座標系，主体の認識レベル，表現される時間の間の関連を示しているが，周囲の環境とその時代の役割も忘れてはならない。それゆえ意味作用は複雑な世界であり，関わる人と環境によって違った形で体験され表現されると考えら

れる現象の反映である。意味作用は原動力としてすべての行為の中心にあり，外部の観察者にとっても一つの意味となり，固有の働きで観察者を刺激し続ける。

さらに，J・-B・グリゼが強調しているように，「意味作用の意味作用は，あまりにも利用する計画と深く結びついているので，ある作用についての意味作用でしかない」。従って，意味作用は明らかに，それを含んでいる理論と密接に結びついており，過程として検討する価値がある。なぜなら，精神分析学者や現象学者がはっきり示してきたように，隠されているとしても，すべて意味があるからである。それゆえ，精神障害をよく理解し適切に治療を行うには，できるだけ意味を解明するべきである。さらに，コンピュータが，人間精神の情報処理の組み合わせの可能性を超えるという自動化の時代において，人間の徳性は，形とリズムの規則性を発見し，特に予測するコツ，すなわち意味を発見する能力によって，コンピュータに対する人間精神の優位性保持を可能にする。従って，この**原動力** primum movens を保証する上で，機能の連なりをよりよく把握することが重要である。

それゆえ，ある現象の意味作用を理解し裏付けることは，環境の中でそれを創造する力学から，すなわち感性門，理性門および存在する状況の力学によって，始めて理解できるのである。それらの総合は，検討対象の要素，観察される現象の性質，観察者の機能の様式，環境の反応，それが行使される瞬間によって変動する。

c) 解釈との区別

明確にされる前に，意味作用はさらに解釈とは区別されることも必要がある。意味作用は，ある記号を前にして「記号の機能」または「記号が表わすもの」(ラランド) (94)であるだけではなく，ある記号を前にしていわば情報，啓示を受け取る，その記号を見た者にとっての行為であり，その意味の予言を可能にするだけではなく，方法でもあり，自らのために行った決定を示すか，または印をつける方法である。

一方，解釈は，その人にとって「説明しようとする行為，あいまいなものに明確な意味作用を与える行為」または「この行為の結果」(ロベール) でもある。解釈は理解させること，はっきりと話すこと，思考の欲求を別の言葉で置き換えることが目標である。ところで，ある現象の解釈はしばしばその意味作用とみなされることは明らかである。主体は，ある記号を自分に固有の意味作用に合わせて認知して生きる。観察者は，この現象をある観点，理論，方法，自分の個人的な方法に基づいて解釈するか，または集団で認められた一般的な意味を付与して解釈する。その意味作用は，そこで還元できない座標系に依存している。従って，意味作用はその先へ進み，予測し予言することを可能にする機能である[58]。

このように，精神医学ではいくつもの可能な観点が存在する。古典的な観点では，客観的方法に従って明確な記号に接近し，多少とも固定された基準によって解釈し，意味作用を見出そうとする。精神分析的観点は，本能 - 情動的欲動を中心とした力学的見地，特異的手法および類推を主とする過程に基づいて意味作用を解釈する。現象学的観点は，意味作用から本質的自然によりよくアプローチしようとする。一方，学

---

[58] 物理学のような「厳密」科学では，「古典的なツール主義は意味作用の概念と，概念の座標系の考え方との間に差を作らない。物理学は，ある概念の意味は全くその座標系を越えるものではないということにある…現代物理学に採用されているツール主義の枠では予言を座標系に置き換えるべきである。すなわち，概念の意味が定義されるのであり，それゆえ形成を可能にする予言の働きによって限定される」(エスパニャ 53, p 516)。

第3章　表象

際的観点は，意味作用から各分野に共通して有益な一般に有効な法則を抽出しようとする。要するに，患者の体験の意味作用は，それに対する観察者の解釈と同一ではないことは明らかである。この作られる隔たりのために，患者と観察者の間，そして同じ見地も座標系も共有しない異なる観察者同士には，無理解が生じるおそれがある。その際，論理的行為と類推的行為はすべて重要となる。論理的行為は比較的確実な歩みを可能にするが，他者の体験の現実を全面的に受け入れるには必ずしも十分ではなく，対象，観察される主体および観察者の間に作られる相互関係によるものでしかないだろう。しかし，類推的行為はより不確かな構築的開示を生じさせることがある。

2- 形成様式

意味作用についての考え方は時代とともに変化するが，すべては人間とその環境を考察する最初の分割を起点にして確立される。素朴かつ通常の方法で，意味はこうして環境から生じる情報から生まれ，外的世界はその表象（象徴と言語を含む）を通じて認識される。それゆえ，意味は様々な方法で検討できる。

認知主義やコネクショニズム connexionnisme のような現代的理論は，精神システムを外部から客観的に検討する。これらは貴重な情報をもたらすが，その現象と観察される主体との関係に介在する主観性からは離れている。このため，データの意味作用は依然として限定されている。これらの考え方は，これらの表象を支える力学によって，よりよいアプローチの発想を生み，世界の再構築に至る。

ヴァレラのオートポイエーシスのような理論では，精神システムを外部と内部から同時に検討する。この場合，意味は外的環境に（「移行的 enactive」方法で）直面する観察者のシステムから姿を現す（191, 192）。この考え方では，認識は人間が外的世界に働きかけることで創発し，いわば，前向遡及活動の循環運動で外的現実と個人的活動とを結びつけ，ネットワークの様式で生長する。

エネルギーの展開に基づく，私たちの拡大された統一的概念は，それに近いものであるが，さらに人間を外的環境に統合させようとするものである。これはその意味作用に門の役割を呼び起こし，きわめて一般的なモデルを用意する。

a) 行動の門における考え方

諸々の門を作り出すエネルギーの力学は，感性的，理性的または寄せ集めなど，様々な形で現れる。この力学は世界と常に結びついているが，運動の潜在能力において変動する。運動エネルギーは，精神システムが次第に明らかになる境界を消失させることなく，環境に対して恒久的に開かれた状態に保ち，最初の形の漸進的発展に寄与する。それらの図式化においていわば感覚 - 本能 - 感情 - 情動門は，類推的な共鳴の様式で発展し，理性門は刺激 - 反応の様式に基づく論理の勝った力学によって発展する。二つとも相互に反応して統合され，内的および外的な性質をそれに合わせ，関連現象を規定する記号をもたらす。これがそれぞれ意味作用と意味と呼ばれる。

精神エネルギー，その分割，つながり，力学的システムはこのようにして生じ，隠喩的にいうと，使用可能なものに，なぜ，どのようにといったいわゆる意味作用に集中する，基礎となる基本型の機能的単位を構成するのである。対象（またはその観念）は記号として観察者に現れる（72, pp.41-45）。対象と接触すると，二分割（最も単純な分割）は，関わった力学的操作と属する外的環境との間に関係を生み，同時にその

関係が創造するバーチャルな要素間の関係を生じさせる。この相互関係は，形成する特異的システムにかかわる（対象と主体に関係する），対象の質とともに量的近似を同時に示している。意味の基本型 matrice significative が形成されるのである。

門は，この過程の構築に加わり，構成途上にある一般システムの集合と最初のシステムが位置する環境とに応じて対象に接する。遡及活動はこうして生じる。従って対象の記号内容は，前にあったものとはもはや，まったく同じではない。外的環境からの影響は，それらの状況によって促進的役割を演じ，先行する意味作用を変えて豊かにするか，もしくは逆に抑制的役割を果たし，意味の退行 régression significative を生ずることもある。その時，原初の意味作用が一つの「対象」を生み，それにより主体は自らの推論を立てる。この過程はある意味で，初めて関わった対象についての最初の抽象化に対応する。それは語源学的意味において，自然の超越の芽生えによって生じるもので，現象の意味作用は，思考の新たな創発によって豊かになるという現象である。J・-B・グリゼ（72）が提出した数学的例証に対して，次のような臨床例を付け加えることができる。

精神的トラウマに伴う広場恐怖を再び例にとろう。患者のトラウマの体験は，通りを横切ろうとすると，行動抑制を生じさせる。このように思い出が恐怖を再び呼び覚ますことになるが，普通は恐怖が時間とともに，またある程度用心することで徐々に和らぐものである。ところで，その恐怖はほとんど自動化された形で持続する。通りに出るという単純な観念でさえ，ア・プリオリに患者を抑制するには十分である。言い換えると，病理的過程で効力を発揮するのは，もはやきっかけとなった事件だけでなく，この事件の思い出に関わる自動化された観念である。事件の記号がそれ自体不安 angoisse の対象となる。別の言葉で言えば，主体はもはや根拠のある恐怖だけではなく，自らの最初の恐怖を恐怖するのである。

この解釈はまた，活動中に往来する恐怖症の症例でも確認することができる（113）。私たちの広場恐怖症の患者の一人は，歩道のすぐ横に自動車がいる道には何とか一人でいることができたが，車と車の間に空間を認めたときや，この歩道の車の出入り口を横切るときには，突然動けなくなったことが想起される。ところでこの一見全く非理性的な行動は，不安を惹起する表象（空虚な空間）の知覚が，類推的な形ではあっても，以前の記号の「対象」を十分によみがえらせ，きっかけの疾病の原因となった事件の遠い記憶を想起させるのである。

同様に，現在の心理学では，遭遇した困難に合ったやり方で乗り切った重要な出来事が，その後に異なるやり方で再び乗り切られる例が豊富にある。その出来事の記号内容は，後に主体の意識的および反射性思考の中で，新しい記号の「対象」に置き換えられる。おそらくこの現象が思い出の段階的な変容に介入するのであろう。

要するに知覚される対象は，観察者にとって，どのように表象が現れ，その表象が何の役を果たすのかという問題を提出する。最初の近似においては，反射性に結びつく単純な脳回路を呼び覚ますのであろう。実際，現象はより微妙である。それを理解するには，対象と観察者の近くに透明ガラスを置くだけで十分である。ある投射効果で，その対象が反射し，観察者はそれを新たに識別するはずである。これはもはや明らかに知覚された対象ではなく，先行する記号の記号であり，いわば新しい「記号の対象」である。それゆえ，バーチャル世界を挿入する回路はこの現象に類似しているはずである。このことは，対象とそれに割り当てられた意味作用の間に統合と主観の複雑な世界が介在していることを裏付けている。同様に，ある対象のいくつかの鏡の

第3章　表象

中における反映は，その対象についていくつかの類似したイメージをもたらしていることがわかる。こうして同じ対象から複数の記号が作られ，知覚されるイメージは新たな「記号の対象」となる。

主たる結果は，精神ネットワークでは，三つの極の区別が可能となる。ひとつは直接感じられるもので，関連する現象と出会う極である。もうひとつの極は観念的なもので，主体によって体験された現象に直結する知的反映である。三つ目の極（反射した対象）はその現象を表わす知的な新しい「対象」である。

この「対象」は，主体の最終的な精神的総合に用いられるもので，そのことは，主体がもし現実と取り違えれば，錯覚へと導くものであることに留意しなければならない。事実，この新しい「対象」は，抽象の芽生えに対応する反射回路の結果である。すなわち，現実の現象に関わるモデル構成の問題に戻るのである。こうして，このモデルは操作的分割によって取り組む現象をよく表わしているが，限られた側面，様々な方向付けの可能性，そこから生じる概念レベルの変化によって明らかに異なっている。このことは，それがはっきりしていてその構造自体でも異なっているのに，多くの観察者がそのモデルを現象的現実と取り違えるに至る混乱を説明している。

b) 意味作用の発展

そこで，まずこの最初の基本型に基づいて，精神システムの集合についての一つの仮説を検討してみよう。

個体発生の面では，それ自体が系統発生と結びついているので後成説的「機構」に加わる。集合は統合された広大なネットワークに密接に絡まっている。その過程が，環境と接触して無限に発達し続けるシステムの集合体を追いかける。私たちは，思考がそれ自体に対する反射性と似た過程を経て，二番目のレベルに達し，新たな階段を登り，同じ方法で三番目のレベルに達することを見ていこう。ところで，この三番目のレベルは，実際は漠然とした延長に過ぎず，初期の抽象化過程の完全形 holomorphisme に起因する一種の変形である。この過程は確かに思考の力学的システムの性質そのものに属するが，しかしまた逆に環境からの影響もあって，このシステム形成に介入している無数の力学の統一的調和の原理を垣間見せている。このため，それぞれの見地に従って，この三番目のレベルは二重の極を持っていると考えることができる。すなわち，一つはこのシステムの機能に固有の極，もう一つは環境および創造的起源に依拠している極である。

こうして精神システムは，環境と接触して様々なレベルにおいて連続的統合によって発展し，同時にいくつかの門の作用を介して「記号対象」を構成すると考えられる[59]。

しかし，この発展はシステムの自然発生的な一般的力学だけには還元できないし，環境の力学にも，またこれらの二つの異なる実体の相互作用の力学にも還元されない。なぜならそれは実際に，変化し続ける偏りに対する集合の統合機能と関係しているからである。このことは，このシステムの構造に対する作用の繰り返し，または相互間の作用の繰り返しというヴァレラのオートポイエーシスの現象に立ち戻らせる[60]。しかしここでも，形成システムだけに限定して考えるべきではないし，完全に自律的

---

[59] 類推的には，このことは複素幾何学の数学的発展を考えさせる。幾何学は，複素変数を持つ関数が次第に広がる漸進的な一般化に役立っている。

システムと考えるべきでもないだろう[61]。もしそうであるとすれば，一時的に構成されるシステムにおいて外部因子と結びついている他動調節の現象を無視することになってしまう。この他動調節がシステムを常に開いた状態に維持するのである。それゆえ，ヴァレラの概念は，生物学的領域から生まれたきわめて実際的なもので，最終的には他律性と自律性の中間に位置する観点であることを想起すべきである（191）。

c）意味作用の基本型のモデル化

意味作用の基本型をモデル化することは，数多くの力学がネットワークを構成しているので，とりわけ複雑である。分析は困難であり，理解はかなり骨が折れる。私たちは，形は，記号内容から解釈される記号ないし記号の集合であるという安易な考え方に陥ってしまう。しかし専門分野によっては，記号内容以前の抽象的記号を理解できるものもある。これについては後で検討しよう。

形成される機能システムのエネルギーの偏りは，遭遇する対象を前にして，対象に意味作用を付与する。この偏りは，初期のシステムにおける対象の意味作用を含む一般的な意味を生み，遡及作用で最初の二分割に戻る流れを生み，同じように続いていく。こうして同じ対象について異なる意味作用の構造化が段階的に構成される。

それゆえ，形成されるシステムの内的機能と外的機能の間に決定的断絶はない。言い換えると，内的システムの自律性と目的論的支配システムとの間に決定的断絶は全くない。単純なエネルギー相互の交換があるだけである。これが，内的システムと環境との間に連続的に統合されるレベルにおいて偏りを生じさせ，一時的な機能的抑制を作り出す。

しかしながら，この機能の働き方の中には明らかな分離も存在する。事実，二分割に従う力学系はどちらかというと自律的な方法で作動する。二分割の力学システムは，それぞれ固有の座標系の拡散効果の下で，システムが変わらざるを得ない環境とは分離している。システムの自律性と変容が同時に構成されるのは，これらの「内的」および「外的」エネルギーの力学的流れの相互作用による。これらの変容は，はめ込みによって，新しい機能システムの実現を可能とする。すなわち，完全形の様式 mode holomorphe に基づいて，ロシア人形のように段階的にはめ込んで作られるのである。こうして，同じシステムのただ中で連続と不連続の内的な完全性が実現される。これらの概念はすべて図16のモデルのようにまとめることができる。

その直接的な帰結は意味作用の統合形成であり，順次抽象化をめぐって組織化され，新しい「記号の対象」を基にして拡大する。この統合は，体験される時空性の構築と記憶作用の現象と対になっている。これに障害が起こるとその展開の結果は危うくなる。このように利用可能なエネルギーの力が大きければ大きいほど，抽象化の作業は容易になり，統合が容易になされるほど，作られる「記号の対象」の助けを借りて次第に豊かになる。エネルギーの力が弱ければ弱いほど，その分だけ実現には時間がかかり，実行すべき作業の遅れとともに空間-時間の歪みが起こり，さらには実現不可能となる。

---

[60]「オートポイエーシス機械は恒常的システムである（あるいはさらには安定した関係）。その基本的な不変性はそれに固有の組織である（それを規定している関係のネットワーク）」（192, p.45）。
[61]「オートポイエーシス機械は複数の単位からなる。それらの境界は自動的生産過程の機能により明確にされる」（同上，p.47）。

第3章 表象

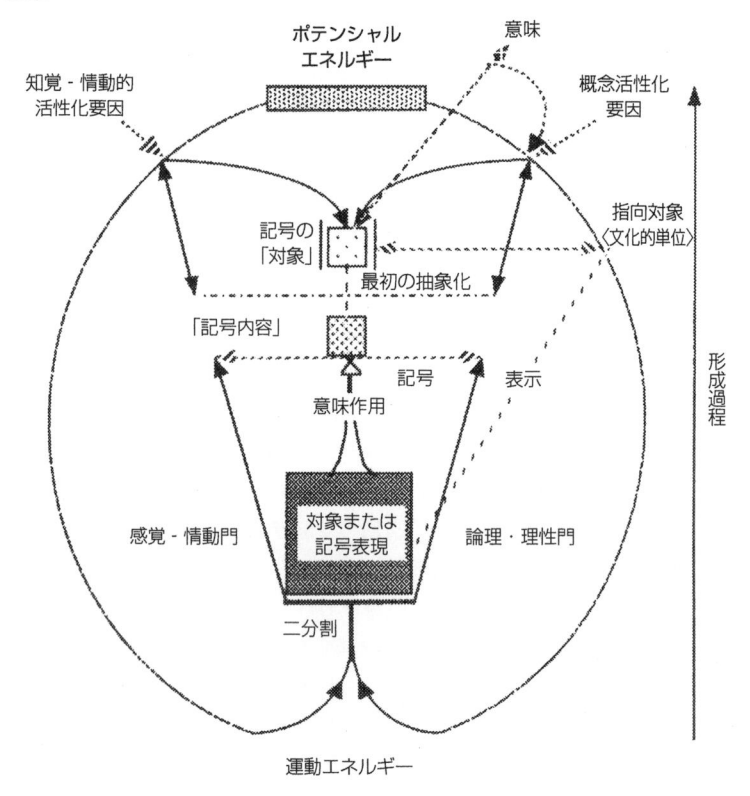

意味作用のモデル
記号，意味作用および意味

図16

　その例として，錯乱性，退行性あるいは解離性の精神障害の患者に，初歩的な連続引き算試験を課すことで，明らかにされた（109）。

　この試験は次のようなものである。患者に次のテストを解くように頼む。a+b=c，c−b=a および c−a=b をきわめて単純な数字で行う（たとえば2+3，次に5−3，最後に5−2など），さらには繰上げの導入によって複雑化する。病理的相では，テストは遅くなるか，三番目の数式（5−2）は解答不可能か，最も重度の場合では二番目および三番目の数式（5−3および5−2）も解答不可能である。この現象は可逆性であり，患者が錯乱状態を抜け出せばテストを解くことができるようになる。

　このように，個々のテストの段階では引き算はうまくできるが，一定の秩序に基づいてコード化してまとめられると，もはやできなくなるのは，統合を指令するのに必要なエネルギーの不足を示しており，意味作用の過程に直接依存していることがわかる。

3- 意味作用の様々な型

　この意味作用の図示は，事実のひとつの解釈であることは間違いない。さらにそれを論理的に強化する必要がある。一方では，ある安定性に加わる変わりやすさには驚かされることがある。他方では，生じる多くの表象は，この過程が適応の力学的世界に位置していることを示す。それゆえ，意味作用は，いくつかの変化を受け，環境とその時代の特徴的な形によって固定される。

a)　時空的座標系の様式の役割

　ある現象を検討するための意味作用は，すでに採用される時空的座標系と密接に関係している。従ってその意味作用は相対的なものである。事実，この座標系は，構築に加わる最初のエネルギーの基本型から生まれる。検討プランを特定するエネルギーの分割，抽象化を生じさせる分離，外部の演算子の再導入による再構築の方向付けが介入する。しかし集合は，最初のエネルギーの拡散に起因するつながりによって，その現象の表象でまとめられている。そこから，意味作用は，たとえば二次元性から四次元性へ移行するなど，時空的座標系が定まってくると，豊かになる。

— 二次元的アプローチ

　二次元に単純化した図式の利点は，始めのおおよその見当で，最初のエネルギーの自然な可能性を示すことができることである。この最初のエネルギーはいわば隠喩的には，これらの連携のうちに含まれている。実際，この図式は，精神的組織の種々のレベル，すなわち身体 - 本能，感情 - 情動，知性（イメージされた表象，観念の自動的働き，精神的総合），異なる性質で存在する様々な自然現象の把握，それらの進展，変化，あるレベルから他のレベルへの移行，空間と時間の相関関係，精神機能障害の種々の形とのつながりといったものを一挙に表すことができる。このことは，一般的座標系のきわめて抽象的かつ機能的性質に由来するもので，現実に遭遇するあらゆる状況に適応可能である。それゆえ，認識において起こり得る様々な形 - 恐怖症などの - 最も単純なものから - 幻覚といった - 最も複雑なものまで，システマル法が示すように，最も古典的なものから最も現代的なものまで - に近づくための手法の基礎として有効である。

　この単純化された座標系の利点を示す簡単な例として，以前に検討した恐怖症が挙げられる。不安 angoisse を感じている人が，必ずしも恐怖を感じるわけではない横断歩道に立つことができたとすれば，恐怖を引き起こさせ，現実の表象がその人を押しつぶして障害を作り出す可能性のある土地や特殊な環境の存在を認めてしかるべきである。もちろんこの不安は，この事件とは別の不安を来す緊張感と共鳴して，それによって再活性化されることさえある。ここでは，二分割と分離した要素の再統合モデル（理性門による精神的表象および感性門に関係する不安）は，きわめて図式的かつ一時的に，バーチャルな方法でこの病理的現象の構造を再構成する。さらに，この病理現象の構造については，後にみるようにこのモデルが現実のすべてではないこと，また抑制を取り除くのに十分かどうかを深く検討する必要があることを認めた上で，正しいとすべきである（図15）。

第 3 章　表象

それゆえこのような二分割されたモデル化は現実の現象すべてではないが，臨床経験が示すように，治療効果を引き出す助けになる。

二分割が適切であり，障害を構成する二つの主な機能に対応するとすれば，その進め方は認識にとっても治療にとっても有効なことは明らかであり，二つの構成要素それぞれに対する作用は，それらの病原の抑制的な隠れた絡みあいを解体する。それらの絡み合いを外すことによって，主体は行動の自由を再び手に入れることができる。私たちが数々の回復で認めたように，この方法は有効である。これにより，患者は，通常の治療（分析的心理療法，化学療法，など）に長い間抵抗していたにもかかわらず，最も単純な形で，数日というほんの短期間で治癒が可能である[62]。そもそも，この手法は脱条件付け行動療法で広く用いられている。しかしながら，この手法も失敗することもある。二分割の続行により，患者の神経精神システムに最も深く刻み込まれた動機，不安 angoisse を作ったり維持させたりするものを明らかにする。この場合は，もちろん，不安に対するより強力な治療，または適切な心理療法による徹底的な治療に頼る必要がある。

しかし，複雑性の背景にまで切り込むよりきめ細かな探求には，空間的なものであれ時間的なものであれ，二次元的な古典的手法ではそれぞれ大きな差異のある次元を再統合するのには不都合であることは明らかである。それゆえ，この手法は多くの次元を混同していて，あまりに単純化しすぎるように見える。このように，古典的思考は，患者の体験する空間，観察者の空間，それらの相互作用および環境との相互作用を唯一の空間的秩序に還元するが，実際には人間の思考が多次元的であることは明らかである。

－ 四次元的アプローチ（136）

それゆえ，絡み合っている様々な次元をよりよく把握したい場合，それらの次元を展開する必要がある。なぜならそれらの次元の数が増すほど，検討を要するデータは識別され，隠された力学の表象がよりはっきりしてくるからである。従ってこの手法は，様々な次元を同列に置くことなく，体験された空間 - 時間，体験の異なる空間と時間，現実の空間 - 時間とバーチャルな空間 - 時間から客体化可能な空間と時間を区別できる。さらに，絶対的量で，たとえば個人的階層尺度で認識される部分的空間を宇宙に関わる総合的空間と同一視することなど許されないことである。

確かに，問題は単純ではない。なぜなら，バーチャルに可能なことが実践的観点で有効とは限らないので，医療行為に必要な実際的態度の必要性を絶えず念頭に置くべきである。ところで，知覚できる宇宙に対応する三次元を超えると，私たちの精神は，臨床的で安易な方法で事実の複雑な構造は非常に理解しにくい。他方，時間的次元がどうであれ，客観化可能な体験のすべての次元に通用する時間の普遍的な矢が存在することが認められている。たとえ，生物の時間性には多くの型があり，また理論物理学では時間的遡及が認められたにしても。

---

[62] 不安 angoisse についてはさまざまなレベルでの消去技術が知られている。すなわち，反射療法，生理的脱条件付け，化学療法，カタルシス性解放である…病因的表象には，同じように不安なイメージに対して安心させるイメージの貼り付けによって，さらには系統的な脱条件付け，あるいはまた多少とも根本的な長期の精神療法によるものまである。

それゆえ，研究目的で表象を明確にするためには，データの記録を四次元で検討するとよい（図8bと17）(136)。このことはいずれにせよ，物理学や宇宙論のようなより「厳密」科学を支えている座標系につながるという長所がある。それには付属した現代的理論のように学際的関連付けをする他はない。
　空間的三次元は，観察される主体と外部の環境にかかわり，この認識領域の範囲を限定していく。しかしながら，空間的三次元はそれ自体では固定的な意味作用はない。それは不変の性質を表わしてはいても，検討される研究プランの性質に応じた相対的性質も有している。
　不変的意味作用は日常の三次元空間的次元に対応する（二つは患者に関するもの，もう一つは周囲の環境）。一つは，観察者によって直接客観化できる目にみえる要素の記録を可能にするし，もう一つは患者が伝えるきわめて内的かつ主観的な深い要因の記録を可能にする。三つ目は環境に固有のもので，現行の理論と観察者の座標系を記録する。このように範囲が限定される研究野の特性は，様々な関わる要因の出会いによるものである。

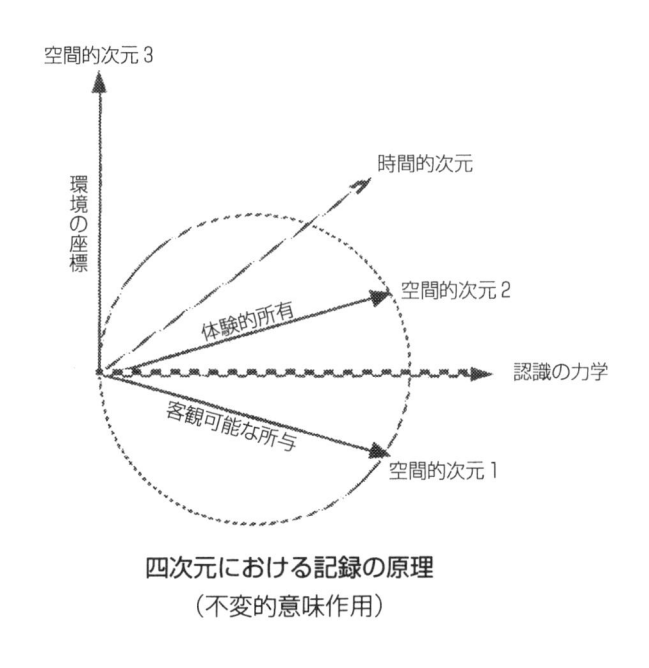

四次元における記録の原理
（不変的意味作用）

図17

　これらの同じ次元相互の相対的意味作用は，検討する研究分野の性質によって左右される。従って直接目に見える現象はいろいろと変わり得る。すなわちそれが既知の認識全体の研究なのか（疾患の歴史，精神病理学的症候群または障害の歴史），個々の障害の分析なのか（特異的な障害の力動に関する研究），あるいはバーチャルに開かれた大きなシステムの集合（精神システムの集合の作用）の分析であるのかによって変わる。同様に，環境の座標系の性質も研究対象の性質によって変わる。古典的認識の歴史は，特に観察に影響をもたらし得る様々な方法と理論を考察している。特異的な障害の分析により，観察者の採択する推論の様々な方法が引き出される。精神シ

第3章　表象

ステムの機能全体の分析は，障害をできるだけ巨大な集合の中で理解させる。従って，種々の可能な論理的座標系によって，系統発生的，個体発生的および臨床操作的目標に訴える。この三つ目の軸はある意味で座標系のカーソルに役立ち，最も明確なもの（形をより具体化する）から最も類推的なもの（感性的意味作用にまで開く）までである。

時間性によって成り立つ第四次元に関しては，観察できる現象の継起の順序，それらの力学的機能，前向活動の統合，さらには起こりうる遡及活動および場合によっては起こり得る急激な変化を記録することができる。

従って，これら四つの次元は，立証可能と思われる多様なデータのいくつかを記録できるという利点がある。これらのデータの合流点は，それらの構成する領域の力学的諸要因の合わさった結果を明らかにする。そこで，変幻自在のネットワークになっている研究対象の現象は，もはや通常用いられる二次元的座標系のような単純な線形性によらずに，検討できるようになる。

従って私たちは，このようにはっきり異なるアプローチの概念的断絶と，そのことによってもたらされる利点を一挙に理解する。これらのことは，企図する研究の主題と目標によって全く違っているためである。私たちは一つの適用例として恐怖症を挙げ，その病理的構造をバーチャルな展開によってうまく位置付けることができることを示した（136）。

b）　意味作用の変化

意味作用の過程の構造化は環境の活性化要因によって開かれている。これらの活性化要因が変化すると，それらの変化は，システムに新しい目的論を課し，その組織，空間における方向付け，さらには連続性または非連続性を決定し，多かれ少なかれ感性門と理性門に重要性を与える。

きわめて単純な例として，直線で真ん中から切断された円の表象について，感性的および理性的な観点からどう理解されるかを考えてみよう。二分割によって分離されると，「感性的」には二つの構成部分が像を構成し，操作者の違いによる様々な切断の仕方によって，明らかに質的効果は異なる。

円と，直径に相当する直線部分の組み合わせは，感性的なやり方で自由にやれるし，一つの空間を二つの面に位置付けることができる。それは，本書ですでにみてきたように（図5参照），多くの組み合わせが可能である。さらにより進んだ（数値化された）方法で実行し，最初の図形を正確に再構築することもできる。さらにこの組み合わせは代数の公式（$2\pi r+2r$）で表わせる。それゆえ，感性門に訴えると，理性門だけに訴えるよりもはるかに知覚しやすいのである。

この線分と円と掛ける演算は，直径の周りに円を回転させて一つの球体を作り，空間の変化を必要とする。ここでは公式で表すと（$2\pi r \times 2r = 4\pi r^2$）である。この二つの門は相補的であり，ある意味で同じくらい重要である。

割算の演算に関しては，もはや直接感性的な観点からの意味はない。逆に，理性門の役割がここではより重要であろう。なぜなら，それは決して最終的に決定的に明示できない超越数で表わされる非連続性を意味するからである（22）（$2\pi r : 2r = \pi$）[63]。

---

[63] 1974年には小数点以下100万以上がわかり（3.14159265358…），それ以来，小数点以下数千万桁がわかり，この数の限界はつけられない。

こうしてある現象の意味作用は外的座標系によって根底から修正されるということがわかる。

c) 意味作用の安定性

逆に，あるシステムを閉じるということは，その意味作用を安定させるには都合がよい。精神システムの力学的観点では，この安定性の性質を理解することが重要である。それだけに，システムの形の安定性と精神システムの安定性とを混同してはならない。この精神システムは開かれた構造の進行をはっきり示し，様々な力学を働かせることで恒常的なバランスを保つ。この問題はきわめて一般的である（J・-B・グリゼが指摘しているように，この安定性は物質の領域では慣性の形とやや類似している）。またこの安定性は，構成された力学的システムの構造に記憶の痕跡を残す過程の助けを必要とするが，これは別の問題である。

こうしてある創発のレベルが，基準となる座標系を修正する外部の活性化要因によってもはや再活性化されなくなると，固定させるか，さらには退行させる傾向のある慣性の力に従うだけとなる。従って，それは，再活性過程で生じる新しい意味作用と関連して，次第に神話的意味作用を持つ表象を生じさせる。そこで私たちは，精神医学についての認識が固定化される場合，それらの認識の進展に当たっては神話化される傾向があったことを古代の著作で示した（174）。しかるに，このきわめて一般的な現象は，J・-P・ヴェルナンが，コンフォード（193）の理論に従って，イオニアのギリシア人の神話的思考から理性的思考への移行に関して指摘しており，また他の学科についても同じことが言える。

精神現象で構成された計り知れない数の異なる形態を前にすると，なぜあるものだけが比較的安定性を保っているのかが問題になる。精神医学はある程度の例証を示すことができる。昔の「精神疾患」の概念は，大半の学派でかなり類似した方法で多くの名前がつけられていることがわかる（躁うつ病，統合失調症，妄想，など）。ところで，これは偶然でもなければ当然予め自然に決まっていたわけでもない。それは，より特殊な意味作用を構成する機能構造の中での自然なエネルギー特性（分割，振動，方向軸など）の結果である。実際，機能障害は，興奮やうつ病といった運動エネルギーの欲動レベルに生じることもあるし（「躁うつ精神病」），感性門および理性門と関連して生じることもあるし（精神の分裂または「統合失調症」），ある現実的現象の表象からその表象の観念へうまく適合できないことから生じることもある（力動的統合によるもの，または「妄想」）。

同様に，環境要因に対する自己調節回路の開閉装置は，さまざまな周辺状況や同じ状況での思考発展の条件次第である。精神医学的思考はまず精神病院の閉ざされた場所で発達し，次に同じ型の専門的環境で発達し，この事実から集中できるようになり，さらには固定し，一見安定した形に近い。そこから患者にとっては現実であると同時に観察者にとってはバーチャルな存在，比較的不変である形と概念が生まれた。このことは，精神医学の自律的性格や一般的認識を形成する種々の独立した専門分野の一般化，すなわち群島症候群と呼ばれる現象を説明することができる。個人や観察者の生活条件が変化すれば，おそらく状況も変わるだろう。いずれにせよ，精神医学では，施設や精神病院の開設，開放病棟や外来治療の創設により，すでに精神障害やそれらの相互関係の外見上の様相が変化している。この専門分野の他の専門分野への開放および精神科医と他の専門医との対面により，精神医学は古典的な地位から他の

第3章　表象

専門分野に対して，より開放された状態に移行して，徐々に学際的になることが想像される。

こうして意味作用の種々の段階が形成され，思考システムの連続的な統合を示すことができる。このように根底にある基礎的形態，より複雑な精神病理学的形態，集合の形態を例にとると，哲学的思考の運動のように考えうる意味作用の様々なグループがすぐに浮んでくる。

一　道具としての基礎的形

複数の門の相互作用によって，今後神経心理学の研究者には「数値性」（または「数の意味」）の存在を認める者も出てくるであろう。これは生きている存在の能力であり（特定の動物種も含む），量的変動に刺激されて行動する能力であり，脳の生物学的進化と関連があるかもしれない。さらに，人間はこの量を象徴の構築によって正確に表わすようになるかもしれない（A・ドエンヌ）(39)。ところで，このことは論理門の役割を想起させる。これは「記号の対象」の創造に関与するので，数の領域では確かに重要である。この記号の対象だけでは，体験された現象すべてを表せないだろう。その性質そのものも，記号が表現するとみなされているものの性質によって変わる。遭遇する状況，アプローチの方法，関連する現実，自然の法則などによって左右される。実際，それは，整数，有理数，無理数，虚数，複素数，超越数といった様々な性質を規定するものによって明確になる(117)。事実，フレーゲが指摘しているように，数はそれ自体では自然に存在しないので，その法則は自然の法則ではないが，自然の法則に関する判断には適用される[64]。

このように精神システムが研究対象として，それに固有の独自のポテンシャル・エネルギーを用いる場合，二分割は動的エネルギーの形では二重の表象をもたらす二つの門を示す。ひとつは精神システムが知覚するものと同様の感性的なもの，もうひとつは精神システムが認識するものについての固有の論理である。それゆえその再構成は知覚されたものと理解されたものを統合する。

たとえば，観点の採り方によっては，数の1はポテンシャル・エネルギーの特性によってもたらされる運動エネルギーの表象であると認識されるだろう。従って，感覚-情動門の観点からすると，それが知覚された外的現象の一つの表象にすぎないとする数字の古典的概念に戻る。第二の理性門の観点からすると−フレーゲの観点−数字はある概念を対象とした言表に過ぎない。数の意味作用については，それに0，1，2，3などといった記号内容を付することができる。従ってゼロという数は，そこでは何もないという概念，すなわち運動エネルギーの欠如，ギリシア人の「vide」,何もないrienの最初の文字（ギリシア語）に属する。ゼロはインド人によって再度取り上げられ，その後アラブ人が数学に利用することで定まった[65]。

---

[64]「外的世界，空間全体では，概念も概念の性質も数もない。それゆえ数の法則は本来外部のものには適用されない。つまりこれは自然の法則ではないという事である。しかし数の法則は外部世界の事物を説明する判断には適用される。すなわちこれは自然の法則の法則である。数の法則は，自然現象間の関係は規定しないが，自然の法則を表すものの間の関係については発言できる…それゆえ数の実在の問題は，考える主体，または数が関係を表している思考対象に対して起こる」（フレーゲ）(62)。

[65] *La Recherche*, n° 355 ; Juillet/Août, 2002, p.107, 参照。

しかしながら、ここでもまだ、感性門のみが思考の「対象」へと導けるわけではない。なぜなら例をあげると、私たちの感覚、感覚直観でも把握できないきわめて大きな数が存在しているが、認識不可能なわけではないからである[66]。このことは感性門と理性門との間に密接な相互作用のある証拠であり、感性門は外的現象に応じ、理性門はこれらの数に関する法則に応じる。

従って、私たちは現在の精神医学が心理テスト項目に頼ることでいかに道をふみ迷う危険があるかがわかる。すなわち、観察される現象に対する数を確認しようと試み、数の階層尺度および分類基準に頼って、これらの体験された現象を表わそうと試みているのである。しかし実際には、精神障害の研究は、これらの分類基準を、関連する法則を選び出した観察者の判断に適切に委ねることから成り立つべきである。

さらに、個々の文法的形態や語彙的形態もこれと同じ観点から検討することができる。こうして感覚-情動門は、理性論理門とともに、それらの相互関係の調整を介して形成に参加することがわかる。たとえば、シレプシス（一筆双叙法：ある語の本来の意味と比喩的な意味とを重ねて用いること）や隠喩（固有の意味から記号的意味への移行）や換喩（様々な方向への意味の移行）によって、同じものではない、対象や状況を喚起する場合である。

― 精神病理学的形態

精神病理学的形態の意味作用は、類型的形では安定しているとしても、座標系の取り方と同時に経過の可能性によっても変わる。この意味作用は門の出会いから得られ、エネルギーの分割の際に得られる機能の接合による障害にほぼ近い再構成を意味している。

前に記載した広場恐怖症の初歩的な例がそのことをはっきり示している。これは、平面の視覚における恐怖症は道路の精神的表象と不安 angoisse の精神的表象とが結合してうまく構成されていることを示している。しかし、この二つの要因が結合しただけでは、その人が道路の表象と直面するのを必ずしも妨げるわけではないし、また他の状況に接近することも妨げるわけでもないし、広場恐怖症の人が特定の状況で恐怖に陥るわけでもない。それゆえ、構成に加わる他の要因や他の考えられる意味作用の存在が容易に考えられる。

しかるに、四次元的視野では、他の門との出会いを生じさせることができる (136)。恐怖症の形は精神障害の種類として一定の安定性を示すけれども、恐怖症-強迫観念、妄想的観念への移行や、他の病理学的構造などを取ることで、相補的意味作用をとることもできる。

― 思考の一般的運動

このようにして意味作用のモデルは、質と量の両面のアプローチを通じて正常または病理的世界を具象化する。それにより、認識に関する理論の発展がよく把握できる。従って、意味作用は、コネクショニズムや認知主義に関するのと同様に、関連現象についての解釈の内的システムと客観化できる外的システムの間の操作的分離に左右さ

---

[66] ゼロ、1は、感覚的な方法では考えられないものである。少ない数は直観の対象と考えられるにしても、1000 の 1000 乗のまたその 1000 乗以上となると私たちの認識以上とは言わないまでも、直観的にはわからない。（フレーゲ）(62)

れ得ることがわかる。その結果，「あらかじめ決定されている外的世界に適合した表象」に達する。しかしながら，ヴァレラが指摘しているように，この態度は総合的な意味を確立するには不十分である。また，総合的意味に関する適切な疑問，特にこれらの解釈の創発を示すことが必要である。なぜならこれらの解釈はあらかじめ決定されてはいないからである。ヴァレラにとっては，「行動化 d'enaction」現象は「脚本の筋」と「役者」のようなものであった。それゆえ，意味作用は現れるものの内的な質のみによるわけではなく，観察者と表される外的世界の現象からも出現する。

そこでヴァレラは，認識の最初の運動は最初の表象の処理を元にしており（象徴的レベル），意味論的観点からは十分でないことは明らかであると主張した。またこの運動は，「準象徴的」レベルを導入することで，情報のより洗練された解決をもたらした。コネクショニズムが解決したように（191）。続いて，遡及活動が加わってシステム形成と関連し合い，続いて構成中のシステムの「行動化 d'enaction」概念が導かれた。しかし，この概念は常に次の事実を考慮に入れていない。すなわち，このシステムで起こり得る目的論と外的要因は，それ自体，記号を「記号の対象」へと抽象化する過程の間接的反映と考えられる点である。ところで，先に述べた，この抽象化現象または自然の超越性による素描化の現象は，あるシステムの集合の機能の方向性を十分に把握するために重要である。実際，自然秩序の超越的形態はバーチャルな領域で発達し，エネルギーの二分割から取り入れる。こうして超越的形態は，ある程度感性的，感情的および／または知性的表象，および抽象化による想像によるので，とりあげた領域の性質によって象徴的または隠喩的性格を帯びる。

これらの様々な形態はもとより相互に協調しあうか，あるいは一方を他方によって説明することが可能であり，同じ表現レベル（音，色，匂い…などの感覚的レベル）の内部に存在するか，あるいは様々な表現レベル（言語と感覚，感覚と概念，概念と精神性など）の間に存在し得る一致が起こり，学際的芸術研究の基礎が明らかになることすらある。

構成された力学的システムの機能の評価は－最終的には開かれるが，操作的過程の間は一時的に閉じられる－活性化要因の性質に依存する。この活性化要因は，そのシステムに戻ることで，システムの機能的アプローチの極を決定付ける。基礎となるこの基本型によって生まれた連続的形態の増幅により，思考の大きな動き，特に西洋哲学的思考によくある大きな方向付けに加わるだろう。この関連は，C・J・ブラン（19）がはっきり示しており（図18），主体にあれこれの観点を選択的に採らせる活性化要因を付け加えることができるモデルである。

II - 形態化

最初のエネルギー衝撃が記憶の痕跡や動的形成図式を目覚めさせ，様々な意味作用の可能性の土台となり，次第に様々な構造が形成され，構造同士で統合される。これらはさらに外的要因を反射して，認識手段の効果を検討し，投入できる力学のイメージを検討する（図1参照）。

これと同時に，エネルギー的つながりの拡散によって集まった部分的力の一連の相互関係が作られる。こうしてそれらの相互関係は，進行するに従って，外延的な動的力学構造を構成し，隠れたエネルギーの機能に応じて独自の進展を遂げる。

そこから，一つの座標系が生まれ，知的な「存在」が形成される。意識の萌芽が現

れ，意味作用の機構が発達する。それはある意味で他の環境活性化要因と出会うとき，新たな形の前兆が現れる。この機構の拡散と作られた形の増加から，意識現象が芽生え，かくしてこれらの表象に基づいた一連の認識が生まれる。

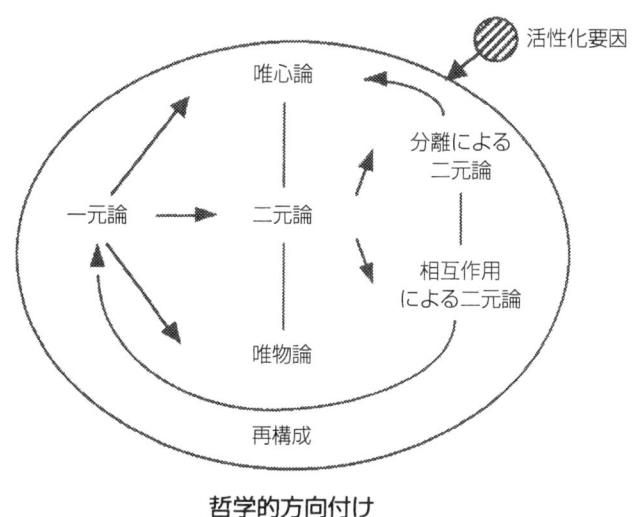

哲学的方向付け
（C・J・ブランによる）

図18

　操作的手段は，表象を多くの様々な意味作用へと加工するが，それらもまた検討されている研究対象に依存している。どのような専門分野でも，獲得から意識思考に至る様式の分析に役立つはずである。精神医学の分野の関心は，思考構築の諸要素そのもので構成される部分についてである。これらの要素は特異的で，特別に複雑な性質があるので解決の障害になる。そのため，反射性の刺激が生じ意識化が促される。従って，私たちの戦略は，最も基礎的なところから出発して最も複雑なものへと移行し，途中で他の専門分野からの諸要因との一致を喚起しながら，表象を分析することである。このことが，思考作用についてのこの体系の一般的な価値と思われるものを示すことができる。

　通常の戦略は，認識する主体と認識すべき対象（または主体）に対して交互に視線を保つことである。これは事実，この認識の主体と「対象」の間に存在する諸々の関連，すなわち最初のエネルギーによって生じた原初のつながりの諸証拠を可能な限り確実に把握することである。言い換えると，意味作用をもたらす表象を生む関係を探すことである。

　認識対象に自然のツールを適用すると，このように次第に複雑さを加える一連の部分的意味作用と総合的意味作用を引き出し，次いで多様なバーチャルな形態を引き出すことができる。おそらく，分割が反復するため，統合的な面はある程度失われ，取り組んでいる現象の性質は弱まる。しかしながら，対象，構成された基本の形および予測的全体の形の間の絶え間ない往復によって近似的再構成がなされ，記号表現の集合のバーチャルな形態に至る。

　その結果，利用可能な精神エネルギーは空間と時間を同時に巻き込む二大領域へと分割される。一つは感覚的かつ直観的な仕方で知覚する「現実」領域に配置され，も

第3章　表象

う一つは秩序を打ち立てようとするバーチャルな領域に配置される。それらの領域は，お互いに絶え間なく連絡を取り交信しあう。これらの部分的エネルギーは，遭遇する現実の力と照合され，環境，検討領域と取り組む対象によって様々に異なる形態を生む。それゆえ，最初の精神エネルギーは，無数の特異的・部分的な形で，ほとんど無限に反射し合うポテンシャルを潜在的に備えている。そして，ア・プリオリな制限なしに時空の野で構成され溶け合い，そのすべてがその作成に寄与している。創造されたエネルギーの様々な流れは配分されて，時空的モデルに従って形態を整えて行き，すべてが構築に加わる。このことは，次のような自然の操作的つながりの存在を説明している。すなわち，認識それぞれがより一般的な認識に統合されると同時に，観察者の精神的組織レベルのそれぞれに応じて統合される，普遍的かつ巨大な規模の座標系の構築に加わる。最も一般的なものは時空性であり，多くの面で，現実でもありバーチャルでもある単位である。

　それゆえ一見最も単純な形態化であっても，ある程度の複雑性を含んでいる。すでに指摘した通り，ギリシア人の考える形には相互に関連のある五つの異なる言葉が含まれている。すなわち，**モルフェ** *morphé*（事物の様相であると同時にその事物に特有な質），**シェマ** *schéma*（形が流れの中にあることをそのまま存続できる形），**リトモス** *rythmos*（形の生成），**エイドス** *eidos*（他のすべての感覚をまとめて超越し，事物の真の性質でもある目に見える形，対象が理解可能なこと，世代から世代へと受け継がれていく型である），そして**パラデグマ** *paradeigma* である（156）。それゆえ形態化は，このエネルギーの自然な複雑性を，気づかないうちに解釈する主体の表現欲に直接結びついている。点，直線，円，数はその明白な証拠である[67]。

　従って，より複雑な形態化は，ある対象ないしある概念を表わす心的イメージの形態化である，それは，しばしば多数の意味と意味作用のあることがわかってくるにつれて，象徴的意味まで持つようになる（M・エリアーデ）（51, 120）。

　さらに，形態化は専門分野の違いによって変わることは確かである。専門分野で最初のエネルギーの複雑性の解釈が明らかになると，人間科学のように，分析の困難さがすぐわかる。現在の科学知識のただ中にある精神医学の形成は特に困難なことは明白である。事実，この専門分野は二つの対応の間を取るだろう。その一つは，専門分野を超える危険を侵すことを恐れて内向的になる態度であり，比較的安全ではあるが活力に乏しく，一般的かつ基礎的問題を解決するにはほとんど役に立たない。もう一方はより大胆で，他の専門分野にも開かれて可能性に富んでいるが，そこから一般的な教訓を引き出そうとすると，それらのことを知悉する必要がある。それゆえ，起こり得る学際的発展の道しるべが必要であるが，きわめて込み入ったものであろう。

---

[67] 点が多くの次元に用いられることはすでに述べた通りである。直線は2点間の最短距離のことであるが，ユークリッド，リーマン，ロバチェフスキーを参照すれば分かるように，平行については多くの解釈が可能である。すなわち，二つの直線は概念的座標系では決して交差しないが，逆に，場合によっては，つながったり，違った方向に向かったりする。数学的公式では，円は超越数パイを含んでおり，パイは無限である。1という数自体は一見したところ最も単純であるが，様々な解釈が出来る。場合によってはある唯一の外的現象を表したり，またある場合にはフレーゲのように「内と外，空間と時間を包含する概念の言表であったり，時間と空間の外にあるものだったりする」（62）。

1- 遭遇する困難

学際的障害は一般的なものと特異的なものの二種類があるが，それらははっきりと線引きすることができる。

a) あらゆる専門分野に関わる一般的な障害

これらの障害は様々な専門分野の集合の構造化と関係する。守るべき条件がいくつかある（118）。J・ビーダーは，科学的専門領域のデータを別の学問が受け入れる場合，受け入れる方の専門分野は独自の方法によってすでにある程度成熟していなければならず，それを自らの領域にどう書き換えるかが問題であると指摘している。そうでなければ，「類似したまがいもの」に留まるリスクが大きい（16）。事実，そこに注意しなければ，データを即座に移行することは，規定を間違えた概念に新しい言語を移動させるだけになりかねず，誤った唯名主義に落込み混乱を招く恐れがある。しかし，これはまた，それ自身に新しい発想を生み出す類推的理解を可能とする隠喩的言語となろう。

b) 専門分野によって異なる障害

これらの障害は，いずれもそれぞれの専門分野の取り組み方に同じように関係するもので，研究対象の性質による違いであることが多い。

例えば，精神医学で認識を統一的観点で見ようとするのは，すでに空想的であると考えられる。なぜなら精神医学の理論は多様であり，それぞれがア・プリオリに対立しているように見えるからである。いわんや，その観点が理性的かつ論理的に構築する道をたどっている場合はなおさらである。なぜなら精神医学の対象の認識は，同一性の上に築かれた進め方だけでは網羅的なものにすぎないからである。従って，個々の症例研究または実りの多い感性的類推による進め方によって得られる，新しい照明について考えるべきである。

反対に，自然科学は，やはり不可欠かつ相補的な直観を除けば，論理過程の上に多数の認識を築くことができる。諸々の障害により，特に研究対象の性質をできるだけ詳細かつ正確に分析することが困難となるので，客観的，立証可能かつ反論可能なアプローチに頼る必要が生まれる（K・ポッパーによる「反証可能性」の問題）（166）。

c) 障害の乗り越え

これらの障害は，線形的思考で乗り越えることは困難だが，避けて通れないわけではない。このため，精神医学の臨床家は，精神医学に含まれている明確な対立を，還元的に消滅させるか，概括的に乗り越えるかの二つの方法で，統一的観点に立って打開しようとした。

還元的見地は，複数の理論を無視して，見かけ上の基準に中心を置くものである。これは無理論的ではあっても実践的な方法として，現在では広く用いられている。その例として，階層尺度と基準論的アプローチによる分類法の実例がある（DSM，CIM）[68]（2, 3）。しかし，その妥当性は，R・ミゼスが指摘したように，この還元主義，線形性および比較的閉鎖的な思考回路のために限定されたものに留まっている

---

[68] DSM：精神障害の統計と診断の手引。CIM: 疾病の国際分類。

第3章　表象

(145)。

多分野にまたがる見地は，これとは逆に性質の異なった研究対象を規定する，恒久的な仮説的法則に基づいている。すなわち，専門分野を越えた循環的学際的臨床理論である。多数の開放をもたらす研究方法であるが，残念ながら蔑視を招きかねない。

論理的見地からすると，数学が引き合いに出される。しかし数学は精神医学よりもはるかに厳密である[69]。

2- 精神の調整

精神エネルギーの構築は，研究対象の性質（形式論理的推論）または主体に関わる特別な場合（病理学的人格，例えばパラノイア性人格など）を除けば，最初から修正なしに厳密かつ体系的方法で行われるわけではない。通常は平衡状態が得られるまで振動が生じる。これらの振動はまた進行中の機能と同様に形や意味作用にもかかわる。

a) 形の調整

すべての形は出会う対象と観察者の認識手段によって作り出される。理論的には，複雑な現象の場合，観察者は様々な機能を組織化し，また特定の原理によって確立された秩序によって到達しようとする。ところで，精神医学のような人間科学では，諸要因は性質が異なっているので，様々な指向対象や機能から把握される。精神障害に適用しようとすると，個々の要因の多様性（症状，徴候，見かけの原因，推定される病因，進行の特徴など），それらのプロセスや方法を想起するしかない。

それゆえ，ここで形のバーチャルな分野での練り上げは，利用可能な方法，採り上げられる戦略，進め方および採択される座標系による。従って，これらの表現に振動が観察されるのは容易にわかる。集められたデータの集合を秩序立て，空間と時間というバーチャルな分野で表現するためには，観察者は，表象をただ一つの記録にずっと閉じ込めないで，全く異なる，さらには対立している相補的な対のパラダイムを持つべきである。その利点は，最終的にはパラダイムの総合で統合できるという点であり，それは，集合に対してより一般的で，開かれた，確実な意味作用を与える。

こうして空間と時間の次元および様々な基準のパラダイムの統合が可能になり，次第により一般的な認識に達し，検討すべき現象の複雑性に限りなく接近することができる。

形の時空性

バーチャルな転写には多くの要因を考慮に入れる必要がある。**空間的次元**は，個別的な要請，すなわち，個々の対象または人それぞれへの要請，さらに対象の集合または個人の集合に関する一般的要請に応じなければならない。**時間的次元**は，対象または主体の体験の歴史的要請を考慮に入れるだけでなく，対象，患者および観察者が属する時代も考慮に入れなければならない。

---

[69] 例えばカルダン，ワリスによる虚数の出現に続いて，ガウス，アーガンド，コーシーの複素数，十九世紀のリーマンによる複素関数の大きな修正により，いくつかの専門分野が結びつけられ，代数と幾何学のように全く異なるものまでに及んでいる。

基準のパラダイム

認識のパラダイムは進展の途中で変化する[70]。それゆえデータの表記はパラダイムの選び方によって変わる。T・S・クーンが指摘したように，新たなパラダイムは必ずしも以前のパラダイムを追放するわけではないが，より有効なことが明らかになると，以前のものと置き代わる（91）。また，それは以前のパラダイムと共存し，二つ目のパラダイムと統合してさらに強力になることもある。多くのパラダイムの対はこのように考えることができる。例えば，最も重要な対の中でも現実 - バーチャリティー，形態 - 力学，質 - 量といった対を挙げてみよう。これらは最も重要なものの中に入り，網羅的ではないにしても，認識の大きな軸を形成する。

現実 - バーチャルの対について言えば，それらの表象は観察者の態度によって変わり，感覚的または潜在的な知性的表象にとっては大なり小なり重要である。

形態 - 力学の対について言えば，観察者が優先させることができるのは，明らかになったり隠されたりする現象，固定したり進行したりする現象，さらには分離が不明瞭で疑わしい現象に対してであり，これは個人現象や集団現象の表象を，ある決められた時期で順序だてることができる。

質 - 量の対について言えば，これが選択されるのは，方向付けの違った表象を組み合わせる場合で，明らかに可能な限り最も緊密な相互関係を基礎付けたい場合である。このため，精神医学では研究対象の異なる性質を前にして，観察者は，定量化によって質的なものを補完しようとして定量化を構成要素に適用したり，障害の集合の組織化に適用したりする。

パラダイムの総合

作動 - 拮抗するパラダイムの統合は，それらのパラダイム間のそれぞれの効果を乗り越え，より抽象的な座標系に到達できる。この座標系は，それらのパラダイムを包含するのみならず，それぞれのパラダイムから得られた以前の形のデータを統合することもできれば，場合によっては以前の形に遡及作用が働いて，それらの形の間や既存の形全体との一貫性をさらにしっかり保証することさえある。それゆえ，現実をバーチャルに結び付け，形を外的および内的力学に結び付け，質を量に関係付ける一般的座標系を選択することは，きわめて望ましいことだろう。さらに，その結果が重要なのは，後述するように，それらは認識の全体的組織化，実践的な適用に影響をもたらし，また基準の選択および使用される思考方法に対しても影響をもたらすからである。

パラダイムの変化による形の調整は，精神医学的症候学の最もありふれた最も代表的な症状についても認められ，意味を変え，形の増加の原因となる。

b) 機能の調整

機能調整を生じさせる形と機能は，すべての事柄について，予め決められた様式で働くように生じるわけではない。知覚または認識された基本的形は，観点を変えるか，三次元の日常的な空間の軸を変えるとき，−結局これは同じことだが，観察者に変化の感覚をもたらす。その対象の外見上の形態は，球体のように全方向に完全かつ

---

[70] パラダイムは，あるコンテキストを特殊な意味作用に縛りつける用語であるが，それに特有な事は，ある一般化の可能性を秘めている事である…類推的に，ある特殊な状況というのはパラダイム的である。それは類推によって，まだ構成中のある別のかくかくしかじかの状況にまで広げる事に役立ち得るからである（F・ゴンセト）（70）。

第3章 表象

同様に発達しているとき以外は，変わって見える。ところが，それは一方向または複数の方向に選択的に発達するので，いくつかの方向に引っ張られ，付随して起こる機能の変化がわかる。この現象は物理科学にも人間科学にも認められる[71]。こうして量子物理学では，「スピン」という名前で見せかけの形の評価の複雑性を示そうとしていることがよく知られている。

流動性と変容

流動性と変容は，精神医学では精神の可塑性の問題を提起する。これらは，環境の刺激，精神システムの機能の力学的強度の変化，時たま起こるそれらの再組織化と結びついているだけでなく，空間における方向付けとも結びついている。

この方向付けの調整概念がもたらしたものは豊富である。これは方向調整による座標系，機能および形が何故に変容しやすく，時間や時代によって変わり，異なる結果をもたらすのかを直観的に把握させてくれる。形態化は実際には，外見的要素から何らかの方法で行われるか，あるいは他にも隠れた機能によって行われる。この隠れた機能は，エネルギー分割の最初の効果を一つにまとめるつながりのおかげで，最終的に理性的思考によって認識されることになる。外見的要素からの場合，形はある意味でエネルギー領域の産物について行なわれる区別，諸々の感覚と最初の意識化によって作られるといえる。これは精神医学では，例えば，症候群に加えられる見かけの症状であり，進行因子や見かけの病因発生学 étiopathogénie によって補完される。隠れた機能の場合は，さらに付け加えられ，組み合わされ，重ね合わせられて，見かけの症状を構成する機能である。幻覚はこのように種々の機能によって構成されている。

従って，作られる形態の多様性や，観察者によって違って評価されたりする形態の多様性を知ることができる。ともかく，フロイトがあの時代に示していたように，これらの見かけの形は，バーチャル世界で置き換えられたり，圧縮，連結されたり，すべてが同じ意味作用，同じ情動と捉えられたりもする。

たとえばフロイトは夢の研究で置き換えにおける連想の鎖の役割について語っている。これは，備給エネルギーを移行させて，表象から離れることできる。逆に，圧縮の場合では，同じ表象がそれ一つだけで複数の連想の鎖を導き出し，それらの交差でその表象が見出される（63）。

この観点の変化が重要なのは，認識の一般的組織化の形成を意識させるからである。特に分類法の問題，さらに他の諸科学の中での精神医学の置かれる位置の問題で，これは本書の中心テーマである。そもそも，この同じ問題は古典物理学や量子物理学といった「厳密」科学にも認められる[72]。

もう一つの重要な確認事項は，あらゆる個人の思考は感情-情動，理性，直観および論理的に可能な様々な流れを統合するという事実である。ひとは直面している認識

---

[71] 量子力学では，波の形はある一方向に向けられると，私たちの三次元空間では独立した三つの振る舞いによって方向付けられる（別々に観察する人の角度によって，それを**スピン1**と呼ぶ（形が回転によって変わらない，**スピン0**の空間は除く）。観点を変える事で二つの方向をもつと考えられる形の場合，五つの独立した方向が可能になるが，それを**スピン2**と呼ぶ。以下同様に続く。一般的に表現すると，$2j+1$の独立した方向をもつ形である。ただしjは**スピン**。(32)

対象に応じてまた能力に応じてそれらを実行している。これはある程度の調節と適応が前提である。従って，この思考は，働いているシステムの形と機能の構成に表れる変化と調整に従っている。この機能の増幅は，エネルギー分割による種々の形態の出現を司っており，精神医学や「厳密」科学などあらゆる学問分野で認められる[73]。

機能の増幅は，私たちが，「振動作用の d'oscillateurs」という隠喩的な用語で示しているバーチャルな機能構造から生じる。実際，これらの振動作用は，自己調節されたシステムの力学全体を，その主体の使えるエネルギーの出会いとその時の状況と対象から作られる一般的状況に当てはめる機能の再編成にすぎない。

古典的精神医学がその一つの証拠であった。精神医学は，最初は症候群と疾病単位形成に集中する機能を好んだが，続いてP・ジャネが示したように，世界と信念の把握能力に差異をもたらすレベルの変更機能について検討した。精神医学は依然として，行動主義や新行動主義のように，互いに条件付けを行い合う反射機能を受け入れていた。それは，多数の専門分野と精神薬理学を加えて根底にある生物学的機能にまで広げて，視野を深めた。また本能-情動的欲動などに重点を置いた精神分析の寄与を受け入れた。

これらの方向付けの変化が，バーチャルな段階的再結合の試みを生むことになる。例えば，推論レベルの精神医学では，論理的機能が種々の形をとる。論理的機能は，取り組む現象の性質に合わせた全体的機能として，共通の土台から生まれたものとして示され，「機能論理」と名付けられた（123, 139）。

[72] 実際，物理学では古典的概念と量子論で，素粒子に関する事では驚くほどの類似性がある。古典物理学ではこの対象を表現するのに無限に小さな点という。一方，量子物理学では波動の重なりに対応する。同様に，粒子に運動が加わると古典的時間空間で説明される状況は，量子力学では，もはや時間と空間が同時的には存在できず，この二つの次元のいずれかにおいてしか存在しない。

[73] 数学の歴史上の大事件を大ざっぱに簡単に振り返って見ると，この専門分野ではさまざまな変遷があった。事実，これは新しい観点を生む数多くの激変による進化なのである。宇宙の秩序の発見として数学が重視されたピタゴラスやプラトンの時代の後，アリストテレスはあらゆる正確な推論はわずかな規則に還元できること，三段論法を信頼するよう強調した。一方ユークリッドは幾何学において公理がこの学問体系の基礎であることを示した。十七世紀になるとデカルトが論理は数多くの確証の連鎖が特徴であることを示して本質的な改革をもたらし，幾何学は代数と実数の上に成り立っているという。ライプニッツはデカルトを批判し，計算による論理を確立し，その場合，矛盾のないことの重要性を強調した。十九世紀にはブールが論理の代数を発明し，カントはア・プリオリな総合判断と経験とは関係のない分析的判断を区別した。逆に，フレーゲはア・プリオリな判断に批判を加え，自然数の遺伝的 hérédité des nombres 概念に基づく数学的帰納の一般理論を唱えた。彼は記号論理学，数学の基礎となる代数を作り，集合論概念によって，これを論理に直接応用する事を考えた。リーマンの場合は複素数によって算術と幾何学の統一を考えた。カントールとデデキントは集合論を確立し，超限数の概念を発見した。この超限数の概念は算術が純粋に論理である事を述べて連鎖の概念と結びつけた。ペノは算術を完成する論理思考の公理を導入した。ラッセルはあらゆる集合の集合は存在しないと言う事実から集合論には矛盾があることを示した。次いでツェルメロとフレンケルは集合の公理系を提唱し，それからフォン・ノイマンはこの理論を固める土台となる公理を提唱した。さらにヒルベルトは，あらゆる直観的内容を捨象した公式化に夢中になり，命題が真理であるためには矛盾のないことを証明しなければならないとし，これは後に無限記憶のコンピュータの種類であるチューリング・マシンを生むことになる。しかるに，その直ぐ後に，何世紀に渡って徐々に洗練されたこのすべての体系は，証明できなければ真実とはいえないとするゲーデルによってくつがえされた（151）。このように数学のような厳密さを前提とする科学においてさえ，方向性と理論は時代によって変わるのである。

第3章　表象

適応機能：機能論理

　通常の推論は，最も厳密な形では同一性に頼るのと同様に，弱い形では多少とも「強い」類似性に頼る。従って主体は検討対象に自己の推論を適応させることができなければならない。主体は同一性から類似性へ移行することができなければならないが，その場合，―同一性は，体験的現象を類似性に変える進め方をする危険があるので―類似性は十分に「強い」ことが明らかでなければならない。逆に，次々に抽象化することで強い類似性からバーチャルな同一性に移ることもできる。それは同一性に結びつく明確な型の論理も，類似性に結びつく自然な型の論理も同様に導ける機能構造をしばしば気づかずに利用しているのである。従ってこの構造は，すでに検討した初発論理によってもたらされた推進力によって得られる。

　このようにブール論理は仮説-演繹的方法と数学的操作によく用いられているが，それ以上に日常的論議に使われる自然の論理と開かれた循環論法の際にも使用されている。この第二の態度は精神医学に用いられる推論に特徴的な態度であるだけでなく，日常の認識でも用いられる。この二重の歩みは前に述べた「振動作用」に対応している。論理の型の新しい機能の仮説は，一方から他方への相互的移行を滞りなく行い，それらを統合して，自在に検討する現象に当てはめ，さらに，変更によって，それらを標準化することが可能であり，理性門に統合される。

　しかしながら，この進め方のシステムの自己調節は，ア・プリオリに信じられるようなはっきりしたものではない。観察者の目には，二つの言説はほぼ同時に比較的まとまって見えるが，二つを対比すると違っており，その一つは現実と一致せず―臨床でみられるように―形式論理学的思考にもならないし，自然論理学的思考にもならない。従って，状況はさらに複雑になる。実際，「自分の理性をモノの認識に上手く導くため」に，この機能は類推の「重み」を推論の輪の中で調節する現象であろう。その調節は，検討されている対象クラスの性質と学習で得られたデータ，あるいは以前に経験したときのデータの性質に依っている。

　従って，この機能構造は，形式論理と自然論理を含む論理モデルの第三の構成要素であることが分かる。機能構造はある意味で見かけの形であり，統合された機能の二つの部分集合の証拠であり，二つはともに内的外的に連絡があり，自己調節の特性を有している。

　最初の機能の部分集合は，類推の侵入を阻みながら推論の輪の開閉過程を条件付け，推論にはっきりした性質を付与できる。これはまた明らかに，以前の知的学習，特に獲得した論理的-数学的下部構造と関連している。

　もう一つは，最初の機能に随伴するものである。これはむしろ主体の信頼性の程度と関係する類推の拡散方式であり，主体の対象または状況に対する一種の本能-情動的賛同または共鳴と考えられる。それは，この現象に対する投影や本能-情動的同化によって，研究される現象の性質を考えさせる。それゆえ信頼性の程度はきわめて変動的である。類推は思考の対象，つまりその内容について行なわれ，内容は単なる想像的な表象に還元されてしまう恐れがある[74]。

モデル化

　それゆえモデル化の作用はある意味で患者や観察者の論理機能の第三の面と考えられる。私たちがそれを「機能論理」と表現したのは言語の単純化によるものである（図19）。

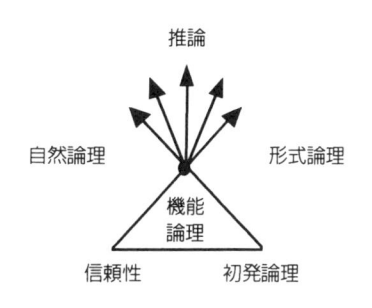

機能論理

図 19

　この「機能論理」は厳密に言えば「論理」ではない。たとえば，古典的論理とか直観的論理とかファジー論理は論理であり，それら自体でシステムをなしている。機能論理は，実際には論理の流れの間の振動を支配し，相互の移行を可能にしている。これは他のもののように構成された論理ではなく，推論の調節に役立っている機能構造である。

　前に区別した論理の二種類の型（形式論理と自然論理）を近付けることで，形，内容および機能論理によって構成される三次元の力学モデルを提唱することができた（123, 124, 129, 139）。

c) 結果

　機能論理は，研究対象の性質に，形の論理または内容の論理を自在に適応できるだけではない。機能論理は潜在的にそれ自身の中に形と内容の論理を含んでおり，それらの間で調節を行う。従って，機能論理は，理性の下位構造に基づいた知的合成の統合を容易にし，理性の下位構造は信頼性として現れ，理性的回路の開閉システムとしての役割を果たす。

　このことによって，機能論理は，初発論理の直接の延長であり，種々の形に構成され論理的方法と類推的方法を様々な割合でまとめる。論理過程と類推過程の根は共通であることはすでに示した。こうして突然の断絶が起こることがあっても，一種の論理的および類推的力学の連続体が作られ，それは推論の進行と遭遇する検討対象の性質に応じて明らかにされていく。

　従って，この機能論理はある意味で初発論理の作用であるが，初発論理と同列に置くことはできない。なぜなら機能論理は，すでに形成された信頼性の力学と初発論理の力学が，当の現象と接触してもたらされた結果を同時に統合するからである。別の言葉で言えば，初発論理と機能論理とは，同じ一つの循環的機能の鎖のバーチャルな

---

[74] その例として連想的操作と中間的要素を備えている一要素群が挙げられる。それらの要素はそれぞれ逆も含んでいる（＋操作と０の中間要素に気付けば，付加である。×操作と１の中間要素に気付けば，掛け算である）。そのリスクは内容を形と混同することにあるが，リスクはまた観察者に向けられる。観察者は内容と形に直面して個人的態度を有利に選択するか，無意識の欲求，閉鎖，あるいはそうでなければ，論理回路による対応を優先させるかす
る。そのことは推論の輪に多少とも感情 - 情動的負荷を介入させる。これら二つのシステムが自己調節し合い，関連現象に与えられた意味作用に従って論理の形を変える。

第3章　表象

二つの側面である。初発論理は推論の力学に加わる諸要素を構成し，機能論理は扱う対象に直面するより，統合された力学的結果であり，二つともこれらの力学が適用される「対象」の性質に依る。

そこで機能構造の変化は，精神障害に特徴的なコミュニケーションの破綻，進行性の破壊およびそれらの中のあるものの変容をよりよく理解できる。このことは体験された時空の混乱についても同じで，論理や類推の働きによる精神的構成の組み合わせに関係している。このことは様々な型の精神的混乱の理解を可能にする。

一般的な操作的観点では，観察者にとってこの機能論理の利点は，精神医学的モデルと他の専門分野のモデルの比較を容易にすることである。ただし，それらの出会いのレベルを明らかにして，認知された類似の重要性をよりよく確かめることが条件である。機能論理は検討対象と世界の性質に応じて，思考の進め方や適用される言説の変更を可能にする。

3- 見かけの形の多様性

前述の現象は，部分的には創造的エネルギー形成の多様性を説明しており，何度も繰り返されて，認識に反響する。

新しく増える形の再認識は，精神病理で認められるようにありふれている（症状，症候群，疾病単位，徴候，分類法）。これは機能調整だけではなく，観察者の視野の拡大および位置する概念化の段階と関係付けられる。

a) アプローチの相対性

ある現象にアプローチするためには，現実的性質ないしバーチャルな性質がどうあれ，諸々の構成要素，関わっているつながり，観察者や環境との相互関係を前もって把握しておかなければならない。ところで，すべての研究は，論理的な型および／または類推型の思考過程に頼ることを意味しているので，明確な研究対象についても，暫定的なものでしかないだろう。最初の手段についてはすでに何度も取り上げた（69, 118, 124, 129）。これについては簡潔に振り返るのみにする。第二の手段は，それら固有の特徴に加えて，継続的表現の中で，つながりの存在自体をまた支えている。本稿ではこれをさらに詳しく見ていこう。

現象の性質，類似性，さらには同一性を評価するには，論理と類推の役割を区別する必要がある。本書では研究の詳細全体を振り返ることはできないが，簡潔に述べるとすれば，これらの現象の間に類似する要素が多くあればあるほど，それだけ多くの類推が生じる。しかもこれらの類似性が強くかつ多くあればあるほど，ますます同一性に近づく。

定義可能な物質的対象（せめて操作的方法による瞬間だけでも）が準-同一性を引き起こすことがあるにしても，同一性はとりわけ抽象の領域，すなわちバーチャルな領域に存在する。現象が生命現象や精神現象のように，より複雑な性質のものであるとすれば，同一性は多かれ少なかれ強い類推に道を譲る。この際に，現象間の，そして観察者との相互関係は，もはや刺激-反応のような緊密なつながりではなく，価値が類推の力と密度の高さをもたらす，より緩やかなつながりに支配される。このように，観察者は精神病理学的現象の領域においては，原則として形式論理を見捨てて，蓋然的論理，ポシビリストの論理，ファジー論理に頼らざるを得なくなる。

ファジー論理に頼る場合，現象間のつながりの密度が高いほど，確立される関係は確固としたものとなる。密度の高さが異なる現象間の関係は，程度の問題として評価され，特定の，蓋然的，可能的，不確かな現象などに関わる問題であることが認識される。

たとえば，数学用語では，例を挙げると同一性によって x=y+z は y+z=x と言えるとすれば，確実な現象はこの図式をおおよそ守ることができるだろう。また，蓋然的な現象についても，それらの内部で確実な現象がほぼ存続していると，正しいと認められるだろう。ところが，当然，不確実な現象はこのような図式は当てはまらない。

その上また，これらの等価の現象の順序を考える必要があるが，時には見誤ることもある。二つの現象が相互に統合して三つ目の現象を構成し，以前の状況とは必ずしも同一ではない新しい状況が構成される[75]。このことは統合の意味に関係し，はっきり決まった意味を持つばかりではなく，特定の環境条件によっては異なる意味を持つこともある。これは自然科学では明らかなことであり，人間科学ではなおのことそうである。

それらの結果が重要なのは，指向対象と観察者の推論の質が直接，結果に依存しているからである。事実，見かけは類似していても同一でない現象では，一見よくできた推論でも結果はでたらめなものになることがある。さらに，指向対象の変更は当然，推論における論理 - 類推のペアの変動を伴っている。

論理と類推は共通の根を持ち，性質の異なる研究対象と遭遇して二次的に明示されるだけに，問題はさらに微妙である（137）。ある専門分野が，研究対象として情動を取り上げて類推に頼ろうとするのと同じく，別の専門分野では厳密な物質的な秩序を研究対象とする。

結局，性質の異なる専門分野で通用するものは，同じ専門分野内でも通用する。それゆえ私たちは，まず精神現象へのアプローチの困難さを知り，類似しているが同一ではない現象に向かう比較研究と差異的研究に頼ることの必要性を知る。

b) 一見まとまりのある形

誰にでも当り前に見える形もあるし，見ている主体や組み立てる観察者が作りあげる形もある。例えば，精神医学では，多くの障害がそのことを証明しているし，それらの構成要素を検討することができる。従って，比較的単純な形は，身体的不安 angoisse のようないくつかの基本的な症状で作り出されるが，他の体験される症状は幻覚のようにさらに複雑である。しかもある研究分野の歴史のように観察者によって構築される表象全体については，一層難しいものとなる。従って，この単位は考慮すべき要因の多様性を含んでいることがすぐわかる。

このことは，症状のように一つの形を様々に解釈できることが原因であり，複数の意味作用を一つにまとめようとすることが問題なのである。症状の規定は研究する現象の性質，採択する観点や座標系によって異なる。例えば，身体医学では症状は単一の現象として捉えられる。それは，一つの構成要素である疾患の診断には役立つが[76]，

---

[75] まず生きている細胞を構成した水素，炭素，酸素などの分子では，細胞をありきたりの条件では作り出すことは今日に至るまで決して出来なかった。

第3章　表象

しかし精神医学では，精神的次元，周囲の環境，および流れの多様性が症状をさらに複雑にしているので，もっと流動的となろう[77]。それゆえ，複雑な研究分野では，いくつかの実例を詳しく検討して，認識の中心問題を一層はっきりさせる必要があるだろう[78]。

自然の基本的症状：（胸を締め付けられるような）不安 angoisse の現象

（胸を締め付けられるような）不安 angoisse の現象は，一見したところ，体験される単一の現象としてありふれた例であるが，ア・プリオリに考えられるほど単純なものではない。（胸を締め付けられるような）不安 angoisse は，十九世紀末のフランス学派では人間存在の内的緊張の身体的側面とみなされており（ブリソー），一方では，精神的不調は不安 anxiété と名付けられた。それに対して，フロイトはこれら二つの側面を示すために，ドイツ語の「Angst」という用語を使用して変造してしまった。こうして，二つの側面が一つの現象に混合され，病因の統合的解釈を容易にしたので，フロイトは最初の著作で「蓄積され発散されていないリビドーの緊張」と定義したのである（97）。精神分析の成功はこのようなものであり，不安 angoisse に対して意味作用と多義的名称を当てはめることができた。それは，アメリカの精神科医に再度取り上げられ，不安「anxiety」という名前が付されたが－当初身体的なものであった－（胸を締め付けられるような）不安 angoisse は，その後さらに DSM で「パニック発作」と名付けられたものを指し示すようになった（2）。この名称の動揺は，最初のフランスの概念の妥当性を，臨床的にも客観的にも妨げるものではない。実際，身体的不安 angoisse は，腹腔神経叢の，また時には原腸骨動脈神経叢 plexus iliaques primitifs の深い拍動によって起こる疼痛から客観化できるし，自律神経的構成を証明している。従って，このようにして起こる疼痛は精神的不安 angoisse では存在しない。それゆえ，この現象は，身体‐精神的組織における二つの異なるレベル，すなわち同一ではなく，生物精神的統合に対応するレベルなのである。これらの事実の解釈は，たとえこの二種類の現象が共存できるとしても，あるいは一方から他方への移行が認められる場合であっても，恐怖症的不安 angoisse phobique と強迫症的不安 anxiété obsessionnelle は容易に判別できる。

精神病理学におけるこの基本形の興味は，一見単純な形でも，症状が実際にはア・プリオリと考えられるよりも複雑なことを理解させるところにある。これは体験された現象的現実，エネルギーの集中，身体または精神レベルで現れる緊張，または二つのレベルで同時に現れる緊張を説明するもので，そこから一つの力学的統合，すなわち患者にとっては苦しい現象を物語っている。これを説明するのに，主体は隠喩的な表現にしばしば頼る。例えば，身体症状を胃が重いといった固有受容体的感覚に頼っ

---

[76] 一般の医学的観点で，ガルニエ‐ドラマール事典（66）では，症状を障害の構成要素として規定している。すなわち「症状は人体 organisme の中で病的な状態が起こす特殊な現象である」。医師が発見し（客観的症状）または患者の告げる（主観的症状），複数の症状が診断を可能にする。

[77] ポロ（167）の精神医学マニュアルは，さらに症状の存在論的な面について述べている。症状は「症候学的分類に当てはまる徴候であり，精神病理学的には行動的かつ幻覚的行動全体に統合される」。この項目の著者はさらに精神分析的観点から，症状はメタ心理学的，局部的，力動的，経済的面からも考慮されるべきであると述べている。

[78] 全体に関わるこの問題は，いずれにせよ，精神医学に特有のものではない。数学や量子物理学が証明しているように，自然科学にも当てはまる。

たり，喉や胃の玉，万力，鉤爪といったイメージによって表現されたりする。このことは，このエネルギーの集中がかかわっている自律神経叢と関連している。症状が精神的なものである場合，主体はもはやそれをイメージとして表現することができない。従って，主体は言いようのない不快感とか，はっきりした対象のない不安とかいった概念的様式で表現する。これらの身体的または精神的形態が共存するか，一方から他方に移るという事実は，こうしたエネルギー集中の可動性，移動，さらには連結を物語っている。

複雑な一般症状：幻覚の現象

一方，幻覚は体験される複雑な単一現象の典型例であり，この意味でより深い分析に値する。これは，「対象のない知覚」という最初の古典的な定義よりも，実際にはずっと複雑なことが分かる。

私たちは，最初のエネルギーの配分が，結果として認識のあらゆる要素間に科学認識論的つながりを生むだけでなく，また，特異的で複雑な現象に立ち向かうことのできる操作的手段も生むことを見てきた。ところで，こうした分割の効果は，現実主義的態度と線形的推論に基づく，精神医学の古典的な流れにも見られるし，より概念的な態度およびその他の論法，特に循環的推論の様式を中心とする現代の精神医学の流れにも認められる。

精神病理の中でも最も複雑な症状の一つである，幻覚現象の研究は，ここでも操作的二分割についての関心を呼び起こす。幻覚は，H・エー（18, 54）が長い間研究し，精神病理学の「要 la clef de voûte」とみなされた。事実，幻覚症状は，最も表面的で最も初歩的なものから，最も隠され最も複雑なものまで，様々な面からの分析を通じて，二分割の作用をよりよく理解させてくれる。その実像は，古典的および現代的研究を通じて容易に得られる。

ー 古典的観点

例えば古典的な研究文献を例にとれば，1890年に発表されたバイヤルジェの概論がある（10）。その多くのデータは，二分割と同じ単純な手段で多くの情報を得ていることを示している。これは最初の古典的な寄与が得られると同時に，それを確認し，変容を示し，現代の構造的データをそこに統合させ，症状の複雑性を理解させ，当現象の再構成を可能にする。

隠喩的には，幻覚現象は複雑系の複数の力学的激突の創発とみることができる。これは次のことを想像させる。理性的進め方による一連の二分割により，現象の実在性から刻々と変わる様相に至るまで，できるだけ厳密に描写していくことで，このしわくちゃな複雑なものが容易に開かれることになり，多数の意味作用が明らかにされる。そのことによって，幻覚症状の変容がさらによく理解される。

バイヤルジェは幻覚症状についての論証をきわめて明確に示した。彼はその時代としては新しい二つの疑問を提出している。一つは記述的次元，もう一つはそれらの意味作用に関係する病因発生学的な次元である。

第一の疑問は「幻覚は純粋に精神的なものか，あるいは精神-感覚的なものか」ということである。彼はこうして組み合わせることのできる二つの階層を挙げている。「私は，精神性幻覚を視覚と知性的表現と呼び，精神-感覚的幻覚を視覚と身体的表現と呼ぶ」。次に彼は知性的幻覚および感覚的幻覚の一覧すべてを区別し，関係のあ

第 3 章　表象

る感覚機能と精神機能によって部分集合に分け，発現の順序までを認めた（聴覚，視覚，それから味覚，臭覚，触覚…）。

　これらの幻覚症状の地形図は，こうして同じバーチャルな中心構造をめぐって検討することができる。バーチャルな中心構造は，体験される内的な現象と環境の外的現象とが出会うとき，関連する機能の様々な方向や方向付けによって，様々な形や主題を生じさせる。このことは，しばしば今日の患者に認められる，様々な型の幻覚の流動性と変容と一緒に進行しているはずである。次の図はその説明である（図 20）。

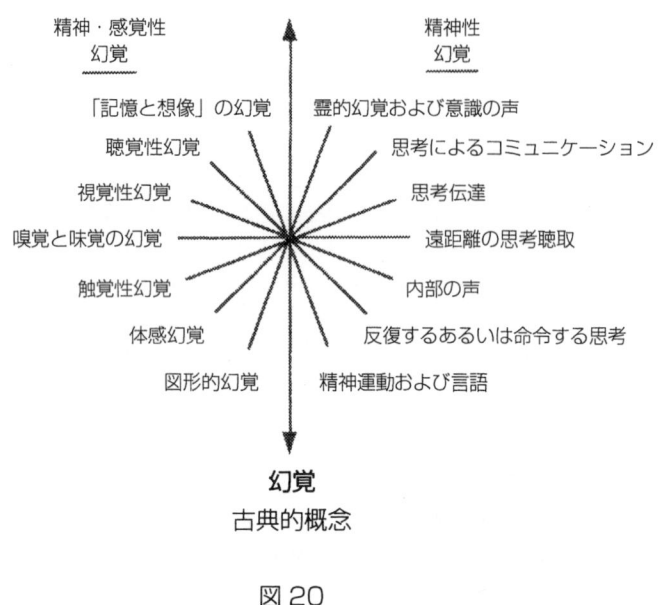

```
       精神・感覚性              精神性
         幻覚                   幻覚

    「記憶と想像」の幻覚　　霊的幻覚および意識の声
       聴覚性幻覚　　　　思考によるコミュニケーション
       視覚性幻覚　　　　　　　思考伝達
      嗅覚と味覚の幻覚　　　　遠距離の思考聴取
       触覚性幻覚　　　　　　　内部の声
       体感幻覚　　　　　反復するあるいは命令する思考
       図形的幻覚　　　　　精神運動および言語

                 幻覚
               古典的概念
```

図 20

　バイヤルジェはさらに，この症状を時間性の古典的座標系との関連で二分割の方法で説明し，そのために覚醒から睡眠へ，睡眠から覚醒への移行の影響を強調している。こうして彼は，異なる意味作用の導入を展開させる（半睡時の入眠時幻覚と覚醒 réveil 時の出眠時幻覚）。この現象が時間的次元において線形的方法で表現されるとすれば，二つの次元（時間性および空間性）の座標系で曲線的にも表現されることに留意されたい（図 21）。

　最後に彼は幻覚の**流動性と変容**を指摘している。

　彼の後に他の古典的学者たちも幻覚症状を空間性との関連で同じ二分割によって説明しており，大きさの概念（大視症または小視症），バーチャルな地形図を導入し，幻覚が局所的でも全体的でもあり得ること，それらの意味作用を多様化できるとした。

　局所化された幻覚は，身体または精神活動に関係し，様々なレベルがある。例えば運動領域では，言語性ないしは図形性の精神運動性である。知覚の幻覚では，触覚性幻覚と体感幻覚である。知性的領域の幻覚は想像したり観念化されたりする形である。さらに「陽性の」幻覚のほかに，コタール症候群のいわば陰性の幻覚もある（36）。想像性幻覚は，ウォルフのいういわゆる縁取られた幻覚で，知覚される空間に想像上の空間が取って代わる。道徳的な領域では良心の声などがある。

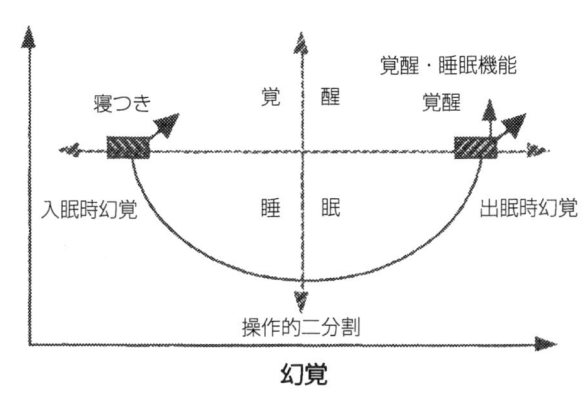

```
          ↑     ↑
          │ 覚 醒  覚醒・睡眠機能
   寝つき  │     覚醒
   ▨━━→  覚    ▨━↗
  ←━━    │     ←━━
   入眠時幻覚 │  出眠時幻覚
          睡 眠
          │
          ↓
        操作的二分割
                        →
            幻覚
    覚醒 - 睡眠 veille - sommeil 機能の影響
```

図21

存在全体に**一般化された幻覚**は，また二元的表象の様式で現れることもある（自己像幻視または二重像）。

バイヤルジェが提起した二番目の疑問は，幻覚の**意味作用**についてである。ここでも彼は二分割に頼る。彼にとって問題は，**「この現象が脳または感覚器のなんらかの特殊な変化によって説明しうるか否か」**であった。このため，彼は幻覚を内／外の断裂との関連で考えた。**「幻覚は内から外へと生成される，すなわち正常な感覚とはまったく反対の方法で生成される」**と考えたのである。そのことからの彼の結論は，幻覚は**「記憶と想像の無意識的な行使や，外的な印象の一時停止や，感覚器の内的な興奮と結びついている」**ということである。

同様に，G・プティはその後この見地から，外的にせよ内的にせよ可視的自動 - 表象を指摘することになる（167）。さらに，患者が，異常な性質を認識しつつも幻覚に表れた対象の現実性を信じることがあるという事実により，H・エーの表現に従って，幻覚症 hallucinose と名付ける（54）。

― 現代的観点
比較的最近の古典的な線形的データを飛び越え，現代の線形的かつ循環的推論に直接移行することで，研究対象をもはや実体の不変的形態とは考えず，過程的かつ構築的な力学的形としてとらえるので，二分割のときに他のデータも現れる。

こうしてシステマル法は―理論的基礎は後に検討するが―一連の二分割によってもたらされ，幻覚のより詳細な研究を可能にする。すなわち患者の内的世界に入り込むことを試みるもので，患者から観察者へ，観察者から患者へと行き来しつつ徐々にデータを調整していく。

システマル法の循環的方法によりデータの構造化がさらに正確にできる。それは以前の進め方に反して表示されるわけではなく，それらを補完するが，選択した座標系によっていることに変わりはない。観察者がこれらのデータと指向対象との融合を試みたい場合，最近の形成に寄与した以前のやり方の統合を試みる必要がある（図22）。

線形的方法と循環的方法を統一することに関しては，ア・プリオリに明らかなわけ

第3章　表象

ではない。なぜならそれは量と質を統合することになり，新しい論理‐論証的で比喩に富んだ言語を予想させる。しかしながら，学際的視野がこの統一に妥当性をもたらす理論的観点を可能にしたように，たとえ古典的見地から離れても，統一化が可能なことは明らかである。

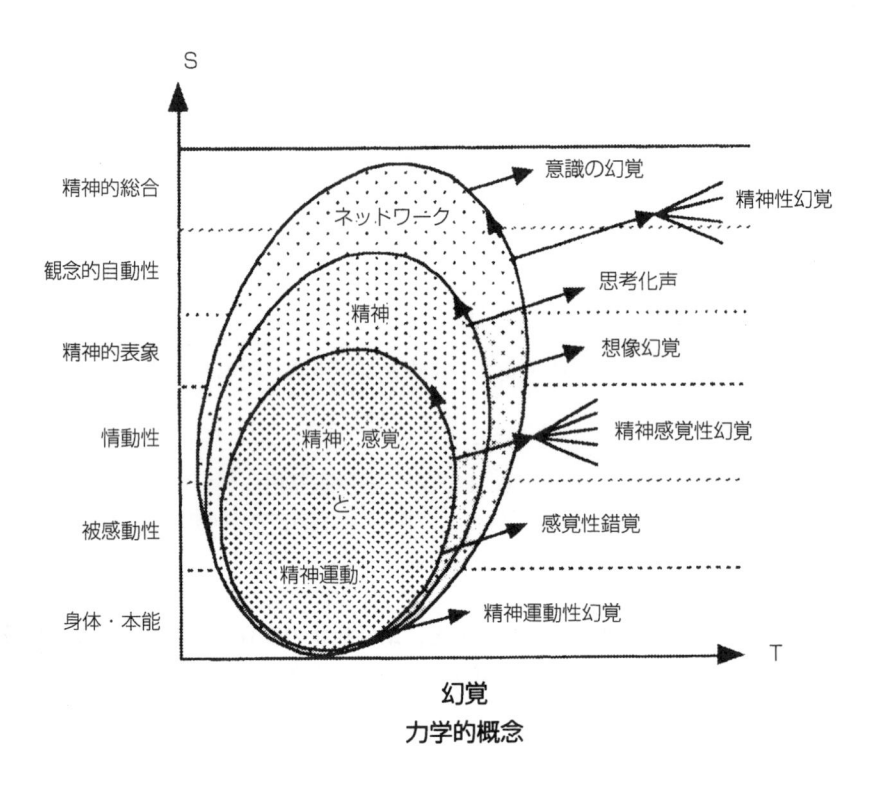

図22

システマル法の臨床応用では，方法を構成している二分割のやり方を延長して，バイヤルジェの初期のデータを確認し，幻覚の一般的構造の概念によって補完するのである。この構造概念は，分割によって区別された種々の要因のバーチャルな再構築として，すなわち，精神の遡及前向活動のネットワークを構成している複雑な力学的組織のシステムの作用として理解される。従って，容易に想像できることは，ある型の幻覚から別の幻覚への移行は，機能不全によって冒されたレベルとあるレベルから他のレベルへの移行による障害レベルに従うということである。

そこで操作的二分割による構成作用については次のように理解できる。得られる規準モデルを基にして，記述的な面，力学的な面の再構成が可能であり，同様に症状とその折々に見られる変形についても，関連する様々な力学的要素を一つ一つ取り上げることで，バーチャルな建築学的構成が可能である（132）。しかしながら，このことはD.S.M.（2）にもいくらか見られるような，線形的思考に特有の技術的手段を見捨てさせることになろう[79]。

[79] このような放棄は科学の歴史においては珍しいことではない。科学認識論的観点や学際的観点から見ると，例えば現代の計算機のように，三世紀も流行していた対数表を見捨てることになった技術的な進歩がある（149）。

操作的二分割はこのように幻覚の**記述的主題系** *thématique descriptive* を見分けるのに役立つ。それは患者の個人的な歴史と結びついており，また，より一般的な意味作用の**力学的構造化**については，さらに発展的可能性を示す。この主題は，ある事実または感性的類推によって，主体の注意または体験がどこに集中するかによって変化する。この構造は，また，システムの統合を変え，従って，現れる現象を変える関連する機能レベルの機能的重要性に応じて変化する可能性がある。

　例えば，幻覚を来している女性患者を観察すると，幻覚が長期にわたる強迫観念の後に発現し，妄想確信へと変容し，さらに抑うつ期に幻覚へと変わる様子が確認できる（113）。同様に，以前から入眠時幻覚を来していた別の女性患者は，二次的に視覚性幻覚に苦しんでいる。

　これらの事実から明らかなことは，幻覚症状は実際には複数の隠れた力学過程によって構成され，はっきりとした型の幻覚形成が一時的または長期的に重なりやすいだけでなく，ある形態から別の形へと変容することもできるということである。
　要約すれば，強調すべき重要な事実は，観察の仕方と的確さが認識に影響するということである。ここでは操作的二元論が障害の分析には特に有効である。操作的二元論が，見かけの現象の中に，変容を明確に示す要素の多様性，差異化，個別化をはっきりさせる（132）。さらに線形的方法から循環的方法への移行によって，症状を構成する力学，その統合，さらに，起こり得る変容に介入してくる要因をよりよく把握することができる。
　例えば，操作的構造モデルに当てはめると，幻覚症状の変容が，精神の建築的構成の異なる部門で働いている要因に直接結びついていることはすぐに理解できる。それを理解するには，使用する方法の種々の特性を想起するだけで十分である。
　時空性を参照すると，基本的二元形態ではあっても，幻覚は，精神感覚的性質（例えば，ガリバー幻覚または小人幻覚など）が示すように，体験される空間性の障害がしばしば現れる。あるいは，幻覚の精神的特長（思考化声）が証明しているような，体験した時間性障害が幻覚としてしばしば現れる。従って，幻覚の構造化は，空間と時間を組み合わせの関連でより明確にできる。

　1970年代，簡単なテストで，私たちは，精神‐感覚性幻覚と重症の空間性障害との間に相関関係があること，また精神性幻覚と時間性障害の間にも相関関係があり，障害は混合した形で結びついていることを明らかにした（111, 118）。これらの相関関係は観察例全体にわたって見出された。テストは百人近い患者に対して実施されたものである。それらの相関関係は，明らかに他の要因も介入しているので一定ではなかったにしても，構造的蓋然性を証明するには十分に有意義なものであった（図23）。

　幻覚の臨床における操作的二分割の有効性をここで思い起こすと，これらの相関関係が再認識される。この相関関係は，これらの障害の特性と様々な構造的側面との間に存在し，それ自体，操作的二分割によって確立された観察法を通じて見出される。
　このように**組織化のレベル**が，幻覚の内容を決定付ける。すなわち，身体的主題や本能‐感情‐情動的主題，知性的主題またはそれら全体である。内容は，主題を変化させるような，過去に体験した表象との類似性によってよみがえるが，一方では情動

的な混乱が幻覚性確信を変化させることもある。
　統合の力学もそれらの変容と関連している。従って，覚醒 - 睡眠 veille - sommeil 状態の変化は，幻覚が覚醒から睡眠へ移行する時と同様に，その逆の場合にもよく発現する。しかるに，これらは，大規模な集団を対象にしたM・オアヨンの調査が示したように，普通考える以上に多く認められる。同様に，統合の変化も，感覚的錯覚から精神 - 感覚性幻覚への移行や精神性幻覚への移行，あるいはその逆の移行を裏付けている（113）。

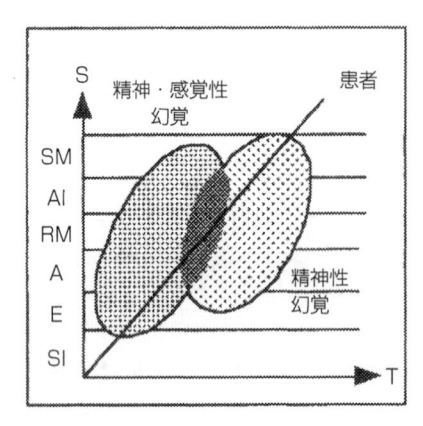

SI＝身体・本能　　　　RM＝精神的表象

AI＝観念的自動性　　　E　＝被感動性

A　＝情動性　　　　　　SM＝精神的総合

精神性幻覚および精神感覚性幻覚

図23

　バイヤルジェがすでに指摘したように，**コミュニケーション**も幻覚の決定に介入する。また感覚遮断の実験で多く認められているように，主体はそのとき，もはや通常の外的刺激に影響されることなく，内的な精神的力学だけに従っているのである。
　精神システムの部分的**自己調節**と全体的**自己調節**は，様々な機能の集合を調節する役割を果たし，体験的時空野に関係するか，あるいは思考回路に関係する。

　このように体験の空間 - 時間の構造化調整に欠陥があると，注意能力の低下と対になり，内的想像の歯止めがきかなくなり，内的想像は，精神錯乱に認められるように，日常の時空野からはみ出す。
　同様に，自己調節は思考の基本的な回路を調節している（信頼性および初発論理）（129, 140）。P・ジャネが指摘している通り，障害があると，自己調節は妄想か否かを問わず，確信を不安定にする。このことは，信念のレベルの変化と関係があり(88)，幻覚の形を変化させ，患者は正常な機能から病理的な機能へ，またその反対へと迅速に移行することさえある（127, 128, 129）。

　最後に，バイヤルジェの二番目の疑問に関するデータは同様に，**幻覚性確信**の性質

によって補足されることに注目したい。事実，確信の程度は，信頼性と初発論理とそれらの相対的働きの機能の研究を通じてアプローチできる。それらの相対的働きは幻覚性確信の流動性を明らかにする。

このように，複雑な幻覚の世界を少しずつ開いていくと，幻覚の構造の中にさらに深く入り込める。幻覚の構造は，操作的分割を用いて，特に，孤立した諸要素を識別して再統合するのに役立つ二元的方法を通じて，複雑な世界を表す。幻覚は，一過性または持続的で巨大な力学的構成が創発する証拠である。すなわち，自発的にあるいは様々な構成要素に対する作用を受けて，種々の臨床型にしっかり固定されることもある。こうして，体験された複雑性のすべてを意識化することが可能となり，一見奇異な幻覚の現象が客観化できる。

複雑な統合形態の構築：「精神疾患」の歴史

さらに複雑な統合形態は，より基本的な形の再編成によって構成される。再編成は，症状，進行要因，見かけの原因または多様な仕組みなどと関係する。「精神疾患」，症候群および疾病単位がそのことの優れた証言である。それらは，観察者が観察される現象を前にして，多かれ少なかれ複雑で特異的な思考の構築を用いて，どの様にしてそれらの表象を構築したかを示している。さらに，第二段階として，構築された様々な形態の組み合わせが精神医学の認識の歴史に関与する。

ところで，あらゆる学問分野で認識の歴史は一つの型だけではなく，数多く存在する。一連の時間的に起こる事件だけで認識される歴史は，社会的または経済的指向対象によって把握される歴史，あるいは科学認識論的関係で語られる歴史とは異なっている。細部に埋没しないようにするには，まず時間 - 空間的座標系を明らかにすれば，歴史全体を俯瞰する観点が得られるだろう。

一つは具体的に，目に見える認識の進歩を記述することである。これは次々に個別化されて明らかになった形を調査することである。もう一つはさらに抽象的で，データの集合が認識の他の部門と保っていた構造様式に対応している。他の部門の認識は異なる専門分野の認識と連絡することを可能にする。これら二つが結合して，記述的であると同時に力学的かつ多方向性の構造的つながりを生じ，関連する専門分野の異なる側面を強固にするだけでなく，他の専門分野との関連も強固にするのである。

精神医学の例を再び取り上げてみよう。その形態の歴史があまりにも広大すぎて，ここで詳細にすべてを想起できないとしても，それらの確証には事欠かない。精神医学の歴史を大まかに簡潔に描くと，大きな連続的発展段階を図式的に把握できる。これらの段階はある程度重なり合い，からまりあっている。そのことを理解するには，その主題の概念を覆した画期的な発展の時代を検討し，それぞれの主題の概念の中で，発達を可能にした時期を検討するだけで十分である。それぞれの時代は，ある程度次の時代に多少とも持続して受け継がれ，それらの期間は期間同士が様々な形で重なり合っているので，数多くの錯綜した流れが生じる。この時代や期間における指向対象を，二分割により細分化すると，きわめて複雑な状況がいささかはっきりする。そのとき，精神医学とその形式の歴史が最終的には人間の思考の関心事であった種々の分野が反映されていることにおおむね気付くのである。

事実，これらの時代と時期をざっと思い浮かべると，以下のような図式となる。

最初の神話的な時代には，精神的な混乱は「狂気」とみなされる。これは悪の作用であり，この障害に襲われた人間は，狂人とみなされ，牢獄に入れられた。

第3章　表象

　二番目の時代は，1789年の革命に続いて始まり，いわゆるより識別的な「道徳」の流れが起こる。臨床的な現象と道徳的な面が区別された。この識別は，精神的混乱を客体化可能な肯定的領域に位置付け，多数の分析的発展の道を開き，古典精神医学の流れを作ることになる。かくして，「狂気」は疾患となり，疾患は種に分けられる（160）。

　古典的には，この第二の時代の出現はピネルに負うところ大であり，牢獄の患者を解放して癲狂院で手当をするようになった時期である。それが可能になったのは，分割によって精神障害のカテゴリー化が徐々にでき上がったためである（160）[80]。こうして十九世紀初頭から，特に医学的，人間中心的，記述的かつ病因発生学的な考え方による精神医学が生まれた。これは種々の形をとって今日まで続いている。最初，精神医学は，ますます識別的になる自然な経験主義的論理過程に基づいて，症候群と疾病単位を特定した。その後，より機能的，精神力動的な関心を呼び起こし，論理優勢であったり（P・ジャネの心理分析），類推優勢であったりした（S・フロイトの精神分析）。そして，勢いにのって二十世紀の間中続いたのである。しかしながら，十九世紀と二十世紀の橋渡しの時期に，精神医学はまた，神経行動学的興味（動物実験，反射学，行動主義，動物行動学および人間の行動学的研究）に向けて広がり，二十世紀中葉には社会的および文化的現象に注目した（反精神医学，民族精神医学）。またこれと平行して，人間存在や思考様式に関する哲学的考察にも開かれた（現象学，実存主義）。最後に，精神医学は，二十世紀中葉から，心理学的さらには神経精神分野の研究を補完するために，生化学のような，生物学的データとの相関関係の上に，精神医学を基礎付けようとしたのであった（精神薬理学）。

　第三の時代は，これも二十世紀中葉に位置付けられ，科学的思考と現代技術に基づいた精神医学の夜明けとなる。特にサイバネティクス理論，情報科学および統計学を取り入れた，全く新しい概念の登場がこの時代の特徴である。これらの学問は観察者の視野と方法を変えたのであった。かくして臨床家は線形的かつ原因結果論的思考の進め方から，いわゆる「循環的」さらにネットワーク的思考の進め方に移行した。疾患は精神システムの単なる調節不全となった。閉鎖された病院施設で治療されていた病者は，外来診察が可能な患者と考えられるようになった。こうして新たな理論や見地が生まれた。すなわちシステム理論的，集合論的研究，認知主義，コネクショニズムであり，これらの方向付けはすべて，その手段のままに現代的技術に細分化され，以前の時代の流れと錯綜した（定量的基準論的精神医学）。

　しかしながら，この歴史全体を通じ，次の段階の予測あるいは以前の段階への回帰を認めるのは容易であるし，それにこれらの段階は概念化の差異のレベルでお互いに錯綜し合っている。例えば，精神科医のある者は，状況要因をもとして，予測的飛躍にのめり込むことになった。こうして十九世紀末にモロー・ド・トゥールは大麻との相関関係に注目し，一部の人々を薬理学的運動に駆り立てた。これは，実証的機能的精神病理学の前提となった，二十世紀初頭からのP・ジャネの場合も同様であった。それでもやはり，精神医学には，歴史に応じて**新たなものの侵入によって活性化される全体的概念進展の周期**が存在しているのである。こうして症候群や病態から経過へ，さらに機能障害へと移行した。

---

[80]「精神病の異なる種類への分類」の章（精神病またはマニーについての医学哲学概論，1801）（160）。

このように精神医学の歴史は，複雑に入り組んだ，見たところ性質の異なるいくつもの時代や時期が重層していることを示している。科学認識論的観点から用いられた進め方を考慮にいれると，全体の流れがわかって興味深い。それによって思考の集合の構築がわかりやすく説明できる。
　こうして観察者が一見単純な（実は相当複雑な）形態化に気づくと，どのようにしてさらに複雑化する表象が創発したかがわかり，精神障害のより全体的認識にたどり着くことができる。その形態化そのものが最初の諸々の認識の反射の結果なのである。
　従って，この進展は最も自然な認識に始まり－多様な類推的方法から論理まで混ざり合い－類推を主体とする認識へ，次に論理的認識，あるときは経験的，またある時は形式的，蓋然論的またある時には，ファジー論理的認識へと至るのである。しかし，進展は，最初にデジタル化され，続いてファジー論理様式のさらに質的なものに至るまでは，前進・後退を繰り返して，無数の変形を示す。（図24）。

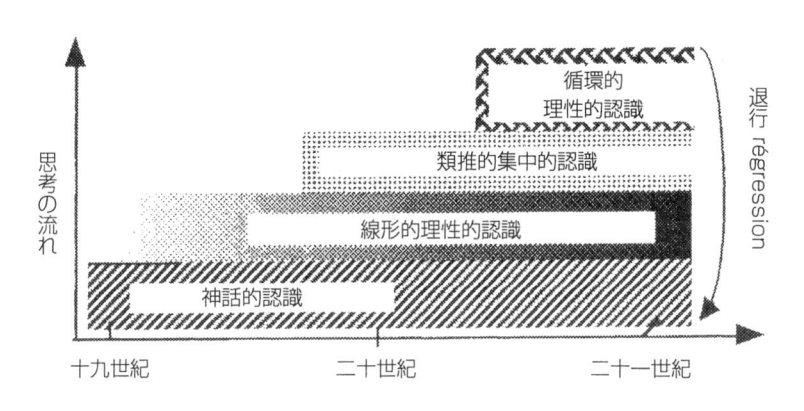

精神医学の時代

図24

　要するに，認識の進展が，哲学的・倫理的考察によって方向付けられ，精神医学的知識が広がるほど，観察者は自らの認識回路を追い求め，再び取り上げていることがわかる。観察者は，次第に拡がり，深まり，より確固となる思考過程を通じて認識回路を作るが，それはともかく，陥りがちな神話的退行に陥らない場合である。神話は，常に潜んでおり，科学的方法まで広ろうとするが，それは思考のより包括的な活動に認識を統合することを忘れて，もっぱら理性面だけで考える場合である。
　こうして簡潔に歴史を振り返ってみると，認識の広がりと深さには，二つの異なった相補的な面がはっきり現れる。一方では，観察者の思索はさらに抽象的になり，ますます高度化する思考手段と技術を用いて，認識の時代を推し進める。他方では，時代と研究領域の発展は，患者の基礎構造と様々な部分集合の深まりと対になって進む。
　従って，精神障害に関する観察者の認識は，認識に特有のバーチャルな構造化とは逆方向に発展することがわかる。従って，精神医学の歴史は，観察者の精神的展開と患者の障害の掘り下げという，二つの反対の過程の後に続く様々な流れを結ぶ，科学認識論的つながりの上に築かれる。
　しかし，発展する形の再統合は特に複雑である。それは，時代の流れの中で，諸々

第 3 章　表象

の学派やそれらが環境をどう理解するかによって変化する。このため，再統合は，認識の段階的な再統合の時代である今日では，特に困難なことは明らかであり，複雑な表象を新しく組織化する方法について深く考察する必要がある。しかし，これらの事実を四次元的に解釈すれば，様々な認識全体の力学を連続と切断によって明確に示すことができる（135, 136）。

　　c）　複雑な表象の組織化：分類法
　複雑な組織化の問題へアプローチは，精神医学の歴史の途上における分類法が考察の基礎となる。なぜならこれの分類法はよい例を示しているからである。実際，この種の組織化は，研究対象，進め方および原理が異なると，非常に難しいことを示している。この領域では，提起される問題の複雑性はほとんど極限に達するので，図式化はどうしても欠かせない。
　よく知られた平凡な概念に関連付けると，分類法の様々な型を位置付け，多くの疑問にすぐ答えることができる。特に分類数の増加の矛盾を指摘しよう。これは網羅的自然分類法がないことと対比される。このことは，DSMで「特定不能，鑑別不能，非定型，代償性障害，その他の障害など」と名付けられた分類法が示している。その理由を理解するには，分類法の性質，理由，方法および進行方向を考えてみるのがよい。すなわち，機能的な仮説を提起させる。
　このきわめて厄介な問題の重要性はきわめて一般的であることである。これは，科学全体に見られ，従って，実際に学際的であることがわかる。その目的は，学際性によって行使される行為によって世界を切り分け，一定の秩序に従って得られた表象を整理することである。こうして，私たちは最初の精神エネルギーの作用および本書の主題に立ち戻る。

特徴
－ 分類とは何か
　分類は，無秩序に見える自然現象の組織化された表象である。分類は，観察される現象間に，また現象と観察者の間に築かれる関係による複数のクラス classes の体系によって構築される。また検討の目的によっても左右される。
　従って，中心問題は，これらのクラスの一つ一つをどのように分け，どのように特定するかを知ることである。クラスは，特定の機能の類似性とある程度の合意に基づく共通の特徴をもとにして形成される。しかし，クラスの間には空虚または解決しなければならない相互浸透が存在している。従って，初期の境界はゆるめにとり，さらなる変化に向けられるが，一方，相互浸透は存在するいくつかのクラスの別の組織化を生じさせるために必要である。言い換えると，分類は現実の現象と観察者のバーチャル世界との間のシーソーによって生じる。このように格付けは，観察された現実と全く同一というわけではないおおよその認識から生まれ，進展と変容を説明するものである。
　また，これらのクラスは，分類すべき対象の特性を説明する要素から構成されていることも考慮する必要がある。これらのクラスはあるものを別のものにぴったりはめ込むこともあり，その場合は割り当てクラスということになる。しかし，これらのクラスは，分類すべき対象の集合の部分的性質を反映していない。従ってまた，資格のある全体をよく説明する，クラス集団を考慮する必要もある。これは，同質でない成

分を含み，絶えず洗練され，それ自身に所属する（J・-B・グリゼ）。これは，人間科学，特に分類法の異なる精神医学で見られる例である。基本的性質をもとに観察される精神障害の最も近くまで迫ろうとする人もいるし，注目される部分の全体的性格によって説明しようとする人もいる。

精神医学の分類法の原理は，モデルを情報科学に負っている（134）（図25）。

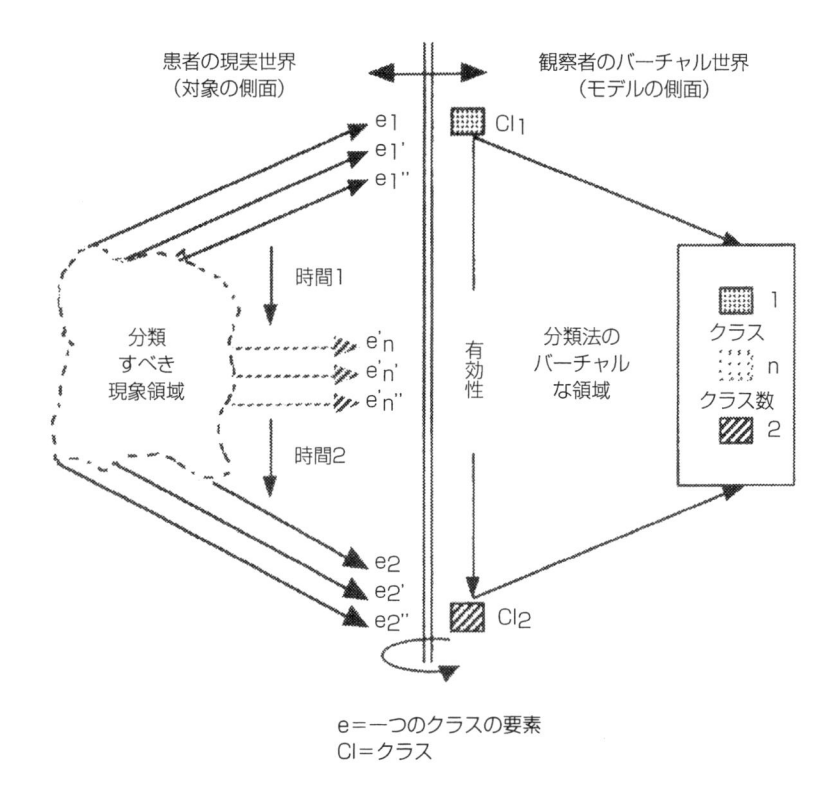

分類法：一般的原理
(D・ヴォデーヌ図を引用)

図25

この一般的モデルによって，自然現象の組織性欠如，分類法の整理された特長および文字データの抽出（e）が再統合されて，クラス（Cl.1および2）が形成されると強調できる。また，これらのクラスの個別化に必要な時間に気づくべきであり，二つの時点の間には，新たなデータから抽出されて新たなクラスを形成する，中間の時期があることにも留意する必要がある。これらのクラスの間に残る空虚は，徐々に，続いてできるクラスによって埋められていく。クラスはさらに再集合して様々な分類法を形成する。それゆえ，分類法の進展は，分類の領域を段階的に埋めることや，クラスの拡大または修正によってなされる。空白は次第に少なくなっていくが，それらの複雑性の全体的説明はできないので，たとえほぼ満足すべき説明を用意できるとしても，空白はいつまでも残る。私たちは，このバーチャルな空間を埋める方法がいくつかあることを検討しよう。

しかしながら，精神現象に取り組む場合，体験の特殊な性質，観察者と患者の間に

第3章　表象

築かれる関係および文化的環境の影響のために,困難さはさらに大きくなる。従って,諸々の現象は,異質な集合で構成されており,しばしば不調和で不安定であるが,症状,徴候,原因,および様々な病因が統合されている。それらの進行は必ずしも一定ではなく,その表出は多数の隠れた機能の領域から起こる。すでにみてきたように,採択した座標系,コミュニケーション,患者と観察者の相互作用,思考様式,環境の影響の多様性などはさらに状況を複雑にする。しかも観察者の認識の進展,文化的要請および遂行される目的を加える必要もある。

そこで,まず提起される問題のすべての困難を最初から見ていこう。なぜならば,分類は,研究対象,すなわち物理学的,生物学的,精神的－特に精神医学的(精神障害,精神療法,治療薬)－社会的,文化的など,および検討する現実のレベルに依存しているだけではなく,また観察者のバーチャリティーのレベルと相互作用にも依存しているからである (図11を参照)。従って,障害の現実とその表象との関連は,観察者と時代によって変わるだけである。このことは,障害の複雑性と表象の過度の単純化との間に存在する距離を物語っている。それゆえ,分類はすべて正確ではありえない。なぜならそれは同一性よりも類推に依存しており,そこから避け難い限界が生じるからである。

－ なぜ分類なのか

このような難点があっても,分類の要求は避けられないだろう。ところで,分類は一般的,特異的理由を通じて,またその推論の領域によって正当化されるのである。

一般的理由としては以下のものが挙げられる。

- 研究対象について語るには人間の表象能力が必要なこと。
- 実践的観点から,現実をよりよく把握するには,現実に関わる作用の場を創造し,観察者と関わる対象との間に関係を作り上げること。
- 共通言語を探しながら,他者とともに問題に取り組むこと。

このように分類は集合の組織化をもたらす。その長所は,分類で得られる以上の可能性によるものである。例えば,分類によって臨床家同士の交流が容易になる。しかも,さらにまとまった研究,正確な測定,疫学的活動,治療適応の指示,予防措置,法的事例の扱いなどが可能となる。こうして,最終目標は,個人から社会へ,さらに文化へと進み,多様になっていく。区別が適切であれば,分類を使用する人は,障害をしっかり認識し,さらに有効な活動をすることができる。

特異的理由にも留意する必要がある。これは観察者と環境に関係するものである。個人的または科学的な意図や興味(研究,疫学,治療,文化的多様性など)が介入することがある。環境が強いるもの,例えば,その主体の社会的地位の変化,社会の再組織化,当局と専門家の間のコミュニケーションの良さ,法的秩序の必要性などについても考慮すべきである。このように,精神医学では,分類のやり方は,個人的動機さらには社会政治的動機など,ピネルに負っている。例えば,ピネルは,はっきりしない狂気の神話をはっきりした疾患の明確な表象に変容させ,科学的精神医学の設立に貢献したのであった。

考えられる観点の多様化を前にして,この一般的構造は容易に出会える条件を築く要求を生む。そのために,実践的な態度と観察者間の信頼の要素,例えば,異なる分類法間のより詳細な照合が検討されたのであった。その場合,より以上の正確さがどうしても必要な研究については,ややこじつけ的解決にならざるを得ないこともある。

— 分類をどのように組み立てるか

観察者のバーチャルな領域で練り上げられる分類は，戦略のたて方と方法の使い方にかかっている。

練り上げの戦略は，集められたデータの集合を組織化し順序立てるために，変わりやすく，あきらかに進行的である。これは，ヴァゲンスベルクが指摘しているように，様々な状況によって支配されているように見える（195）。

- それぞれの現象がある一つのクラスに入り，これが分類を強固する。
- ある現象がどのクラスにも入らない場合，形が複数化し，理論に発展する。
- ある現象が二つの異なるクラスにまたがっている場合，分類を厳密に修正して，新たな形を作り出さざるを得ない。
- 現実よりもバーチャルに優位性を付与する，別な位置付けも考えられる。従って，あるクラスが空いている場合（理論的に検討されたクラスにいかなる障害もあてはまらない場合），有効な理論的分類を予言していると考えられる。

前に詳しく述べた理由で，臨床家は，すでにエネルギー分割作用の形成について検討し，次の三組の作動 - 拮抗パラダイムをめぐる時空野にクラスを広げた，すなわち現実／バーチャリティー，形／力学，量／質である（134）（図26）。

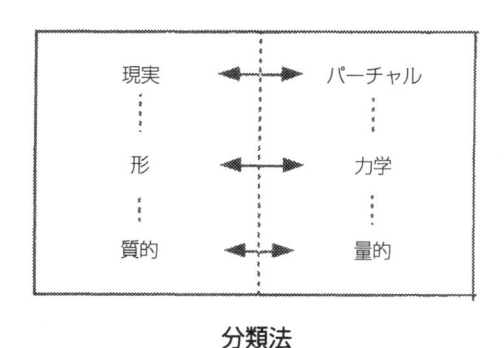

```
現実 ←→ バーチャル

形   ←→ 力学

質的 ←→ 量的
```

分類法
作動 - 拮抗パラダイム

図26

使用する方法のうち，考慮するべき三つの手法を手短に想起しよう。進め方，障害の分割，推論の様式である。

その方法は線形的であるか循環的である。線形的論法の場合，展開は原因 - 結果の様式に基づいている。これらは表象の質面に関わり，経験論的で古典的かつ基準論的分類に役立つ。循環論法は，観察者から研究対象へ，またその逆へと移行し，ネットワークを考慮させ，分類法をすでに存在している線に変えるだけである。

分割様式は存在論的であるか，操作的であるかのいずれかである。存在論的な分割様式は，障害の様々な種類を観察することにあるが，それは経験的分類法による結果である。操作的な分割様式は，種々の形態，力学を区別することであり，精神力学的分類法と機能的分類法の場合である。

使用される推論は，論理が優っている場合と類推が優っている場合がある。形式論理は精神医学には適用されにくい。分類すべき現象の性質は同一性では処理しきれないからである。それゆえ，形式論理は強くも弱くもできる類推を通じて，しばしば緩

第3章　表象

和される。そこで自然論理，さらにはファジー論理が想起されるが，有効であるためには十分な重みのある類推に頼る必要がある。すなわち共通した特性が十分な数だけ必要である（72, 124, 129）。

そこでピネルは，マニー，メランコリー，痴呆，白痴を区別することができたが，後継者たちは，新しい症候群検出のためにこれらの障害をさらに細分化しなければならなかった。確かにそれは，もはやピネルの分類に満足するという問題ではないが，そうかといって彼の分類法が誤っていたということではない。なぜならそこには常にその時代の分類法を導いている大きな線がみられるからである。

様々な型の分類実現

用いられる妥当なパラダイムと方法によって，現実の表象は異なる。しかし，これらの対になったパラダイムの一つだけを採用したり，構成要素の一つだけを採用したり，不適切な方法をとるなどすると，不十分なあるいは誤った分類法にしか到達できないので，どうしても変更が必要になる。精神医学の歴史はまさしくそのことを証明している。例えば，変更の著しい現代の四つの重要な方向付け，すなわち古典的現実主義的態度，基準論的態度，混合的態度および集合論的態度を取り上げてみよう。
- 古典的現実主義的態度は，外見形態と質的パラダイムに基づいている。これは，観察者のバーチャル世界に基づいて障害の感性的な現実面を重視するもので，様々な種に区別する。この態度が古典的分類法を支配した。すなわち，古典的分類法は疾患の医学的概念に頼るものであった。古典的分類法は，症状，徴候，病因発生学的特徴およびより特異的な進行によって形成されるクラスを使用している（図27）。

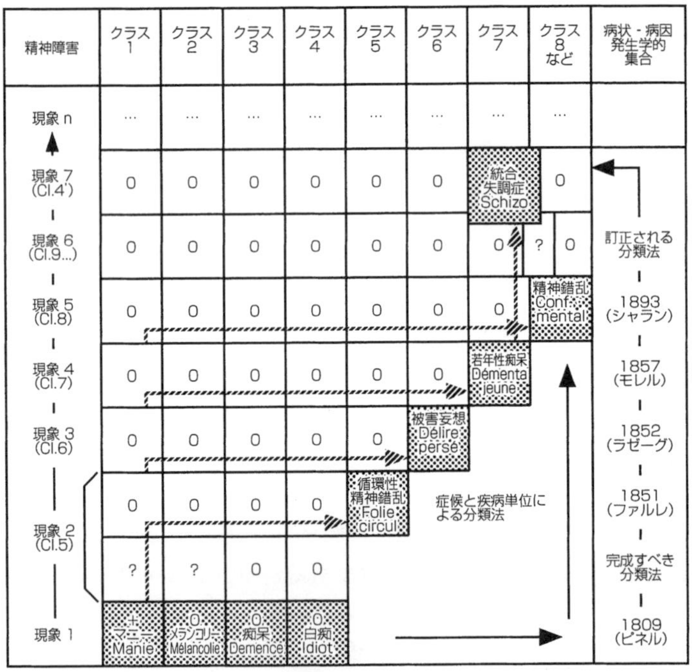

古典的分類の様式

図27

いくつかの特徴が目立っていると，区別された多くのクラスの中に複数の臨床的形態を区別することができる。これが，ピネルの1801年に最初の概論で発表した基本的に「精神異常をはっきりした種に分けること」である。これが，最も明快かつ説得力のあるマニーという病理的現象から出発したことを想起しよう。すなわちマニーは，精神異常をこの形とみなして，さらにいくつもの他の形に小分けされた（160a）。しかしながら，方法論的には，時に遭遇する異なる現象的現実に適合させる必要があった。そこで，ピネルは，研究分野を別の形へと広げなければならず，1809年の著作でそれを発展させた（160b）。こうして彼は，第二版のタイトルからマニーという用語を抹消した。しかし，「マニー」は，ある型の疾患を特定して，「メランコリー」，「痴呆」，「白痴」と命名した別の形と区別するために，残したのであった。

その後，多数の別のクラスが検討された。たとえば，いくつかの症候群の実例があり，フランス学派の分類法の拡大主義をよく示している。注目されるのは，そのやり方が，前もって考えられた分類法の領域を埋めるためのものであったことである（36, 55, 160）。

しかしながら，理論上の選択肢は使用者に異なる解釈を呼び起こす。たとえば，フランスの分類法は症候群を重視したのに対して，ドイツ学派の分類法はクレペリンのいう重要な疾病単位を中心においた。十九世紀末から二十世紀初頭にかけて，P・ジャネとS・フロイトによって精神力動的因子が導入され，異なる見方とともに，その時代の症候群様式を考慮に入れて，新しい症候群を生み出すことになった（精神衰弱，不安神経症 névrose angoisse，恐怖症，強迫神経症など）。

- 基準論的アプローチは，量的パラダイムを加えることにより作られた。これは，1971年に米国のセントルイス学派が確立し，専門委員会のもたらした実りであり，種々の解釈や以前の分類法の一貫性の欠如を解消した（169）。

基準論的アプローチの目的は，徴候と症状のより忠実度の高い相互評価をすることであった。顕著に実践的かつ無理論的な観点は，研究のためのものであった。こうして，この観点は評価の階層尺度，統計および情報科学の影響下で，診断基準という恣意的概念 concept arbitraire を導入した。恣意的概念は，操作的側面から，患者の体験する現実について臨床家のバーチャル世界を再び優位に戻したので，その結果患者にさらに機械論的な外観を与えたのである。専門家会議は，統計学的かつ情報科学的ビジョンから，精神医学の臨床の無理論的観点を取り入れることを目論んで，はっきりした構成要素を組み合わせて古典的なカテゴリーを再発見したのだった。

確かに，このようにアプローチのやり方は，実践的に解決しようとする面では評価すべきものがある。しかし，これは，臨床を物象化する理論であり，患者の多彩な体験を前にして，思考のはめ込みを表していることを忘れている。そうすると，障害や，検討すべき患者の表現によって形作られる状況をいささか生気の欠けたものにしてしまう。従って，これは障害を現実的意味のあるものとして考えられた，客観化可能な外観の中に閉じ込めてしまうことである。

以前の古典的流れはすべて精神障害から出発していた。これら古典的流れは，精神障害を特徴，特性，原因から探り出したが，無論，どのような観点，進め方，方法および理論を選ぶかによって変化する。これらは，本来の障害に似た障害を探し出すのに有効なあらゆるモデルを創出したが，探し出された障害が認識の鋳型に当てはまることはなかった。障害はある程度うまく表現されたが，これらのモデルと直接マッチしたとしても，生き写しというわけではなく，新しい臨床形態を生み出すこともあった。

第3章 表象

基準論的流れを使用すると進め方は逆になる。はっきり無理論主義を宣言すると，基準論的手段により，障害は，目に見える形を説明する項目全体に当てはめられるが，それらの統合と力動的変容についてはもはや説明できない。さらに，臨床的推論には欠かせない類推過程は重要であるにもかかわらず，隠されている力学的構造は無視されている。この無視にはまた適用方向の逆転が加わる。事実，類推はモデルから事前に介入し，もはや経験的な観察所見によるものではない。これは理解の及ぶ範囲を狭くする。換言すれば，モデル化の精神が起こる場合，創造的類推は観察される現象に対して二次的であること，つまり事前の類推的精神に対して二次的である。

従って，基準の概念はきわめて記述的で，客観化が容易であり，見かけの現象を切り取って示す。こうしてあるグループに属することを確認する包含基準と，別のグループと差異化するための除外基準が存在するのである。このことは英数字的記号体系を可能にしてよりはっきりした区別を可能にする。こうして，基準の再編成により，障害のカテゴリーに基づくクラスが生じる。原理的にはこれらのカテゴリーの中で見当をつけることが容易になる。しかしながら，検討する要素と性質が異なれば，多くの軸に沿った整理が必要になる（図28）。

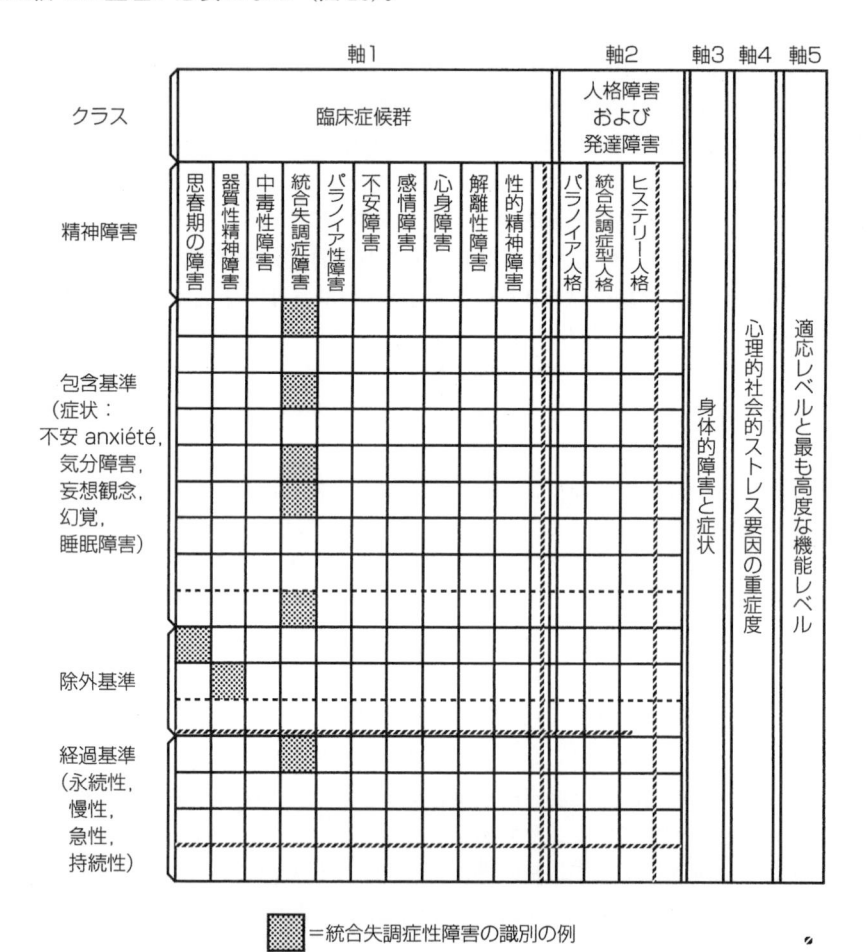

診断基準における分類の様式（DSM Ⅲ）

図28

要するに，この構成はすべて，情報科学的に自動化された登録を目指すコード化方式によって表され，いくつかの規則，すなわち，多軸コード化の必要性，同じ方法と同じ秩序で実施されたコード化の存在などを含んでいる。そうすると，このシステムが重すぎるのは明らかである。システムは，多かれ少なかれ観察者を硬直した概念の枠に閉じ込める。しかも極端な場合には，研究対象の精神現象の生きた現実を，単純な概念的構成システムに還元するので，精神医学の専門分野の性質までも変えてしまう。従って，G・バシュラールの主張によれば，詳細性と正確性との間に混乱が生じ，より詳細な研究がここでは正確性を犠牲にして行われるのである。

　この方向付けがDSMの系譜の起源であった。1979年に発表されたDSM IIIがその型である(2)。次に，DSM III Rで修正され，さらには次を期待してDSM IV (3)となった。これらの様々な診断手段の違いがどうあれ，採択される態度はきわめて実践的で，思考は線形的かつ記述的で，医学的モデルはカテゴリー的である。診断は常にコンピュータ計算が可能な項目に記入され，諸要素の組合せと多軸的評価を拠り所にしている。多軸データ（ここでは5軸）による障害の性質の差異を示すと，図式的に示した上図のようになる。

　DSM IVは，統合失調症に対していくつか新しい面を加えている。すなわち，「ねらいは，身体‐精神の二元論から解放し，精神と身体の障害の関係を新しい観点から再検討すること」である。しかし，根本的な変更は何ら行われていない(3)。いずれにせよ，その限界は，しばしば観察項目に複数の意味作用があること，環境の影響について内的および外的な精神‐力動的統合を欠いていること，および障害の流動性に関する項目を欠いていることである。

　‐混合的取り組みは，体験される現象の精神力動的次元を再導入することにある。

　十九世紀末に精神病理学派（P・ジャネとS・フロイト）とともに出現した精神力動的次元は，特に小児や青少年の場合，基準の組合せでは障害を説明することができないので，1980年代末に再び取り上げられた。事実，小児や青少年はまだ精神の発達が完全ではないので，未だに成熟度，教育，環境などに依存しており，機能不全は固定された基準ではうまく範囲を決められない。

　こうして，小児精神医学では，混合型の分類法はR・ミゼスが作り上げた。最近修正された「CFTMEA」[81]は，特に自閉性障害や精神障害の面が充実している（145, 146, 147, 148）。これらの面は，主体の経験の複雑で力動的現実と観察者のより抽象的なバーチャルとを妥協させようとしている。従って，見かけの形に秘められた欲動的かつ関係的な力動を再導入し，さらに，基準論的組織の修正へと導くのである。その利点は，基準論的分類法が度を越した拡張を押し止めたことであるが，だからといってその量的貢献を抹消するわけではない。

　CFTMEA分類法は，まず包含基準と除外基準の二軸性の統計であるが，軸Iには－基礎的な臨床カテゴリーの近くに－精神病理学的観点を導入する。そうすると，特に人格障害，症状学的に変動する障害，および小児特有の病理に対応することができる（52, 145）。軸IIの場合は，関連因子と場合によっては病因因子に対応する。小児の多軸分析の必要性は，N・ピュイ‐ヴェルジュが強調した（168）[82]。

　全体的に，これらの分類の様々な型の存在は，それぞれの分類の支持者間の連絡が

---

[81]「小児と思春期の精神障害のフランス分類 Classification française des troubles mentaux de l'enfant et de l'adolescent」。

第3章　表象

問題となる。しかるに，この問題は解決が難しい。なぜならそれぞれの分類が観点を異にするからである。可能な分類法の広がりを前にすると，さらに古典的な型の分類法に由来する，コード化された，CIM10 [83] を加えなければならないが，観察者の選択は難しいだろう。実際に，理論的な観点から，パラダイム概念のレベルを変えるならば，こうした概念的困難を越えることができる。

　- 集合論的取り組みは，分類を進展させ，新しい概念化のレベルを創発し，**それに加えてそれらの連続的な移行**を示す。しかも，それは，二元的な一般的機構の役割を際立たせることができる。

　このため，分類者は，種の差異を区別して，全体的に認識した最初のレベルから，より識別的かつより抽象的なレベルへと移ったことを注目すべきである。図式的には，狂気の最初の神話は，疾患概念となり，それから様々な種から基準に還元され，次に経過と機能を切り離して後の力学的側面に含めることになる。

　理論的には，概念化のレベルの変化はまた，採用したパラダイムに関係することもある。しかるに，このことは分類法を変えることになる。例えば，分類者は，疾患，症候群および疾病単位の概念を，機能の概念に置き換えることができる。そうすると，「形／力学」という対のパラダイムでは，ある面ではそれらを構成している形よりも力学に優先権を与える。また，「質／量」の対に優先権を与えることもできる。その場合，もはや現象を構成している多数の個々の要素に優先権を与えるのではなくて，論理 - 数学的集合概念から再組織化して，現象全体の量と質を同時に組織化する方に優先権を与えるのである（115, 134）。

　従って，これらの変化は，新しい型の集合論的性質を備えた分類を生む。これは，バーチャル世界において見かけの形の下に隠れた力学，すなわち量と質を結合する。量は形を構成している諸要素にのみ関係するのではなく，結合の数値的見方におけるポテンシャルの集合の組み合わせにも関係する。質は見かけの形だけでなく，検討すべき力学の意味作用にも関わる。

　こうして，考えられる様々な分類法の観点を，科学認識論的総合の試みに融合させることが可能になっている。事実，質的であると同時に量的でもある論理が導入されると，あらゆる個人や観察者や患者の現実世界やバーチャル世界，様々な障害，構成している諸々の要因，集合的組織化を説明できる。隠された力学的機能は，うわべの結果によって現れるが，記述的データの収集によって事前の抽出作業から得られる。

　私たちは 1989 年に，ファジー論理に基づいて線形的かつ循環的方法や，集合概念やシステムの概念により最初の構想を作り上げた（図 29）（115）。

　この型の集合論的考え方によると，変化は他の分類法と関連して根本的なものになる。比較的限られたデータの位置発見のために，多数の概念（クラス，症候群，疾病単位，軸，基準の再編成など）を抽出するだけにとどまらないで，この分類は，相当な数の，ほとんど無数の位置付けをすることのできる力学的過程を，限られた数の力学的過程に変える。この過程は，臨床によって具体化されることもあるし，されないこともあるだろう。

---

[82] CFTMEA とその亜分類を参照のこと。すなわち「人格障害および／または行動障害は進行性の不調和へと進む」，「ナルシス的依存的病理に限る」，「人格の病理または神経症と精神病以外の進行性障害に関係するうつ病」，さらにミゼスとケマダが単独の補足的なカテゴリーを付け加えている。
[83] 疾病の国際分類 Classification internationale des maladies 。

その利点は，未だにはっきりと注意を引かないにしても評価できる。この分類はより質的で，より柔軟で，実在する障害の集合ともよく適合し，数値の組み合わせができるので厳密かつ強力である[84]。ともかく，この分類は，エーデルマンとトノニ（49）のような神経生理学者が主張するように，脳活動のニューロンの過程の考え方により近い。さらに，空いているクラスは理論上の予測にあてはまり，後に具象化されることもあればされないこともある。それゆえ，それらの特性の一つは，理論上のクラスを未来に投げかけており，臨床家の実際的経験の限度を超えている。この型の分類は，結局メンデレフが化学の分野で行ったことを想起させる。

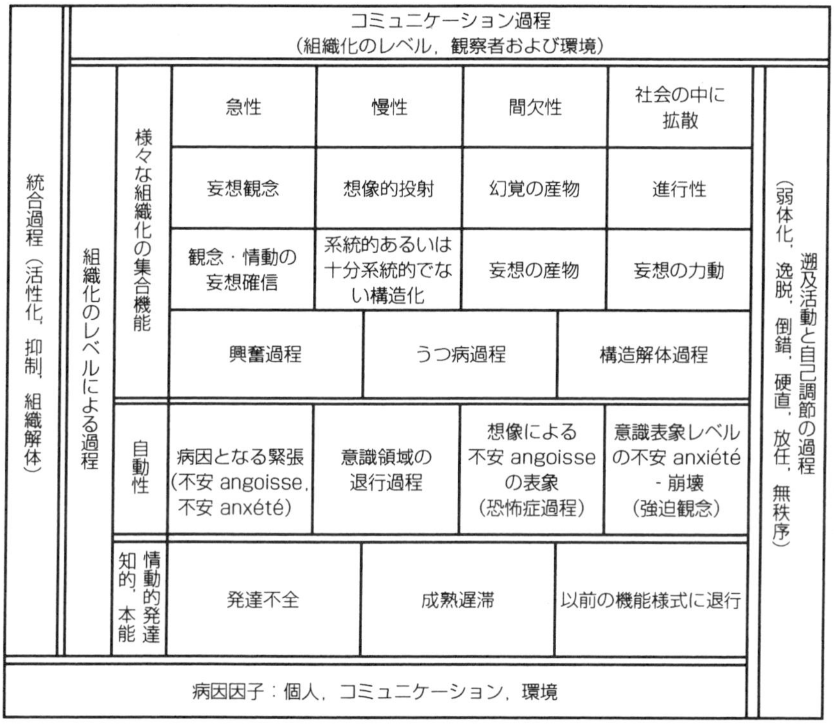

コミュニケーション過程
（組織化のレベル，観察者および環境）
統合過程（活性化，抑制，組織解体）
組織化のレベルによる過程
様々な組織化の集合機能
急性
慢性
間欠性
社会の中に拡散
妄想観念
想像的投射
幻覚の産物
進行性
観念・情動の妄想確信
系統的あるいは十分系統的でない構造化
妄想の産物
妄想の力動
興奮過程
うつ病過程
構造解体過程
自動性
病因となる緊張（不安 angoisse，不安 anxété）
意識領域の退行過程
想像による不安 angoisse の表象（恐怖症過程）
意識表象レベルの不安 anxiété - 崩壊（強迫観念）
情動的発達
知的，本能
発達不全
成熟遅滞
以前の機能様式に退行
遡及活動と自己調節の過程
（弱体化，逸脱，倒錯，硬直，放任，無秩序）
病因因子：個人，コミュニケーション，環境

集合論的分類の原理

図 29

結局，この分類がまた，目に見える現象の内部の力学を抽出することによって，以前の分類法をおおよそ含めることも可能であることから，この分類は，よく知られた一般的科学認識論の法則にかなっている。

確かに，この分類は，他に比べて何らかの絶対的な価値を有するというものではない。しかし，少しでも観察者がその過程と機能の概念についての論理思考を受け入れるならば，確実に位置を割り出す価値を持つ。さらに，この分類は，支える理論と結

[84] 例えば，私たちの集合論的分類では，およそ三十ほどの恒常的な特性（古典的記述による症候と臨床形態の分類より明らかに少ない数）は，理論的には，単純あるいは複雑な，機能障害の数十億の組み合わせが考えられる。

びつける重要な価値がある。なぜならそれは，ある環境に置かれた特定の時代に生きた観察者の，長い経験の結果であるからである。その外的妥当性はまた，他の科学の進歩と直接結びつき，支えている理論を練り上げたのであった。

この統一化を目指す考え方は，集合論や一般システム理論のようなより根本的な理論を使って，現代論理学のような新しいアプローチによって，障害の量的かつ質的な面を一層深くつきとめ，集合論的分類を考察することであり，これは注目すべきである。

― 概念化レベルの連続的移行

しかし，この進展全体についてのいささか退屈な再構築から，複雑な形の概念的変化についての知識が得られる。特に，再構築は質と量の相互関係の変化がどのように起こるかを示す。それはいくらか類推的な線形的思考から，ポシビリストの論理的思考へ，次に循環的 circulaire および集合論的思考への移行であり，以前の概念を包括する新たな概念が実現可能となる。まず比較的表層的な質的アプローチがあり，それから質を犠牲にした量の段階的なエスカレートがあり，最後には量的組織化における概念の逆転を伴う質的組織化の再評価がある。

考えられる様々な分類法に用いられる地形の表面を埋める方法を図式化すると，あらかじめ明確にされた選択の進展に応じる連続的図式，すなわち古典的，基準論的，混合的，最終的に集合論的な図式が得られる（図30）。

このように，古典的分類法では，知覚される多様な現象（症状，原因的および進行的因子）から限られた数の閉ざされた概念（症候群，疾病単位）へと移行する。反対に，集合論的分類では，限られた数の開かれたクラス（過程と機能についての力学的概念）から出発して，かなりの数のあり得る明らかな形へと移行する。これらの形は臨床によって確かめられることもあれば，確かめられないこともある。

従って，これらの分類法で継起する識別は，いくつもの時空的次元で行われる。すなわち，客体化可能な古典的および基準論的分類法の空間-面では二つの次元，精神力学的に体験された空間を考慮する分類法では三つの次元，集合論的分類法によってアプローチされた目に見える（およびまだ見えない）複雑な空間では四つおよびそれ以上の次元で行われる。このように，あらかじめ決められた分類法を比較すると，分類の領域の埋め方の違いがわかる。

― 分類の一般的機構

従って，二分割に基づく思考の一般的機構が，分類法の際にどのように表れるかがわかる。バシュラールは，デカルト的思考を激しく批判しながらも，分類法ではデカルト的二元論の有効性を認めている（8）。

これを理解する便利な方法は，今説明した四つのパラダイムによる組み合わせに頼ることである。経験に照らしてみると，研究対象の現象は現実的側面を示している。すなわち，患者の側面（R），バーチャル面である観察者の側面（V）である。そして障害の明白な構成要素は形式的と同時に進行的な力学的な性質（D）を含んでおり，形（F）に至る。一方，観察者の評価する構成要素は質的基準（Q）および/または量的基準（q）に従ったそれである。この場合，考えられる分類がどうあろうと，形の概念は恒久的であることが注目される（図31）。

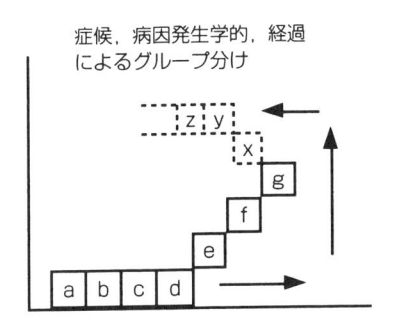

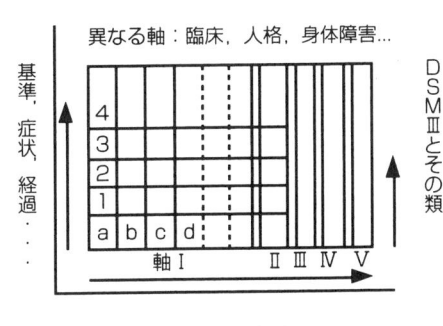

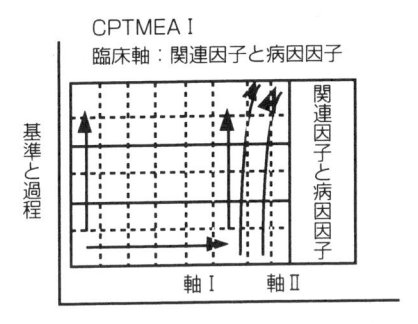

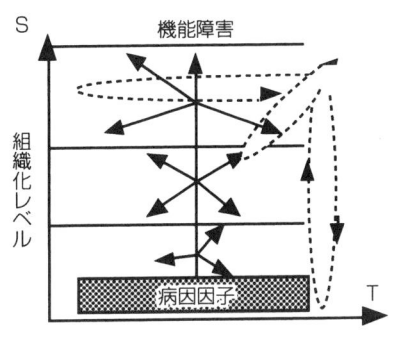

分類法の発達

図30

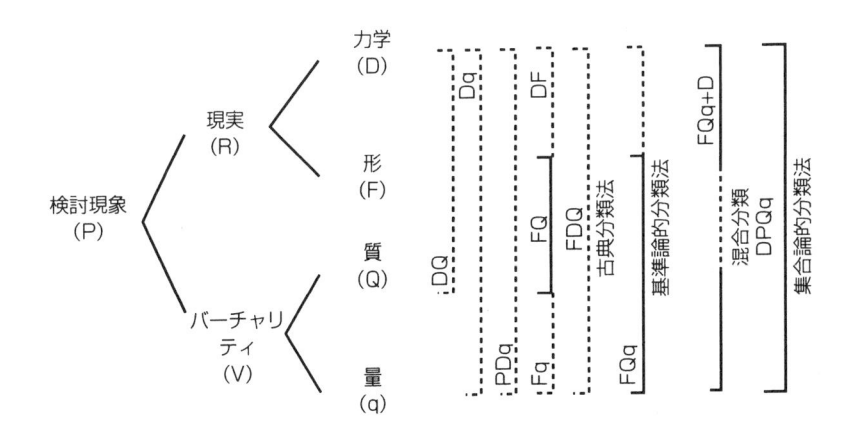

分類法
四つのパラダイムに基づく二元的形成機構

図31

159

第3章　表象

「狂気」という神話的単位から生まれた古代の分類法と最近の分類法は，このように進展して，障害の複雑性を明らかにしたのであった。その結果，分類法の未来は，諸々の障害が含まれるかもしれない固定枠の増加ではなく，生活とケアの新しい条件との出会いに応じて，機能の力学（欲動，過程，ファジーかつ複雑な形…）をめぐって研究することになるだろう。分類法は，さらに拡散された表現になるので直接わかりにくくなるので，不便であることは確かである。

ともあれ，検討要因の集合は，分類がどうあれ，それは何ら絶対的な価値はなく，ある人物，ある決められた目標，その人の知識が得られた時代によって変化する相対的なものである。分類は客体化が可能な経験的現実の一つの解釈にすぎない。従って，分類法は，絶えず進歩する現代的形式で，すべてに適用できるよりコンセンサスのあるものにしようとしても，学者，学派，委員会，文化的伝統によって変化する可能性がある。それがどうであれ，分類すべき現象は常にクラスの概念よりも強いはずである。なぜなら，正しいと考えられてきた理論を無力にするには，ただ一つの障害だけで十分である。とにかく分類から認識は得られない。

以上より次のことがわかる。分類法の進展は歴史上，次々に現れる人間の知識と専門分野の理論的進歩をはっきり示している。それぞれの理論が，現象についての新しいデータの寄せ集めを生み，それら自体が環境の働きで進化するのである。従って，分類法の前進は認識の充実に対応する新しい意識レベルの達成を意味している。そのため，以上のことが新しい組織化の基本型の探求へとつながるのである。

Ⅲ - 組織化要因

組織化要因の機能と表象のすべては，人間の思考でまとめられないならば，存続することも構成行動に役立つこともできないだろう。さらに，組織化要因を相互に結び付けることのできる最低限の組織化が必要である。それは，たとえ操作性がよいという理由だけにすぎないとしても，組織化要因の多様性と同時に，ある程度の統一の必要性を物語っている。そこで，組織化の基本型が形成されるが，その組織化の基本型の最も成果の上がる表現は，形成環境により発展する厳密かつ一貫した操作，すなわち論理と集合論概念を用いた操作から生まれるべきである。

それゆえ，その形成作業は，可能な表象の多様性，思考活動の発展およびその最大の効果を説明するために，まず一般化することが得策である。それは，様々な表現法（言語）と適切な行為（推論の様式）によってなされ，その集合が思考作業の自然な一貫性を表現する。それにもかかわらず，思考作業は，システムの内的・外的な多数の理由によって混乱をきたし，また言語と推論が変化すると支離滅裂になることがある。

1- 統一性の中の多様性

ツール，形態化，進め方，推論，一般的基本型，認識の多様性，段階的総合が，こうして，到達した門から人間の認識や知識に至る巨大なネットワークを構成していく。

思考の主な構成要素を簡単に復習し（言語，進め方，推論），形態化の統合的組織化の必要性をさらにしっかり理解しよう。

a) 言語

科学認識論的つながりに基づく言語の形成は，構成過程の変化に富んだ連鎖によって起こる。連鎖は，互いにつながる感知し得る類推を用いて，想像される表象の組み合わせによって行われる。それは，主体の本能 - 感情 - 情動的負荷と固有のエネルギーとの関連，すなわち自然な言語に関与する類推による。諸々の類推はまた，数と類似する一連の多少とも秩序だった同化できる概念によって形成され，論理 - 数学的言語に関与する。さらに類推は，先行する二つの進め方の組み合わせにより行われるので，論理的 - 論証的言語の性質を帯びている（73, 138）。

言語は構成的柔軟性があるので，文化的環境や研究分野に従って，音声学的かつ記号表現的にずれる可能性があり，呼称の変化から意味の増加まで遭遇する現象に適応することができる。たとえ，身振りであれ，話し言葉あるいは書字言語であれ，言語の様々な表現可能性，およびそれらの構成のただ中に共通する重要な法則があるとしても，すべての個人，すべての文化に共通する集合の一貫性を期待すべきではない。M・ビトボルが強調しているように，「言語は，いくつもある役割の中で内的操作子の限られた役割を果たし…かつ，生命形態を連続的に作り直す過程の魅力的な選択に加わるように機能する」（17）。

従って，言語を隠れた推論からはっきり区別すべきである。言語は，混乱を避け，多少とも混乱にとらわれないようにして，出会う現象にさらに近づくように努めるか，あるいは「厳密」科学で論理 - 数学的言語が実現しているように，少なくとも普遍的な象徴的言語へと向かうのである。

b) 進め方

科学認識論的つながりを生む精神エネルギーは，思考，言語および推論の進め方を統一化 homogénéiser しようとする。現実には，出会う多くの障害，研究分野の性質の多様性，個人や文化の特異性，不確定な病理が対立する。その結果，進め方の集合に不調和な側面が現れる。一方は，本能的，情動的または直観的次元の，きわめて柔軟かつ偶然的なものである。もう一方は，論理が優っている，より一貫性がありより厳密なものである。しかしすべては，個人，遭遇する対象，創出される状況，そのときの文化的環境それぞれに固有な極端に変わり易い様式に従って，影響し合うのである。

それゆえ，進め方を個別化しようとすることは人為的なことである。なぜならそれらの錯綜と影響は複雑であるからである。確かに，その区別はそのまま残るが，大ざっぱな傾向を見分け，それらを一つにまとめることは可能である。私たちは，それらがすでに思考の門，やや還元的，時には大胆な抽象化によって，十分に明快な観念上の総合を打ち立てることができることをすでに明確にした。しかしながら，それは疑いもなく，複雑きわまりない現実を単純化したバーチャルな表象にすぎない。

c) 推論

思考の進め方を構成する様々な様式は，異なる形の言語で表現され，多様な型の論理を創出する。これらの論理は，かなり近似的な，さらには偶然的な自然な型の類推的論理から，最も厳密で確実な数学的な論理まである。従って，これらの二つの性質を帯びる論証的論理を経て，研究対象のそれぞれの性質，すなわち人間科学で好んで用いられる構築に順応するのである（72, 73, 123, 129, 137, 139）。

第3章　表象

　いずれにせよ，採択される歩みがどうであれ，主体は組織化の一般的基本型を練り上げて備える方が大きな利点がある。可能な限り矛盾のないやり方で，未来や多少とも複雑な思考の新しい構築を支えるのである。基本型は，できるだけ基礎的な構成により，おびただしいデータを圧縮して組織化することが可能であり，さらに，周りの複雑な世界に直面する個人のタスクを軽減する。これが情報科学の原理である。

　アプローチの仕方は様々であっても，私たちは，二分割の原理だけが，一般的方法論として，特にデータ圧縮には有効であることを示した。精神障害の複雑な研究でもそうである。これは，本来の性質からして，たとえ完全に到達することは不可能であっても，前もって一つの単位に近づくために，それらの産物を再編成することを意味する。

　それゆえ，想定される基本型の問題は，得られたデータの単位を再構成することである。私たちの一般的なアプローチ法に従って，精神医学の臨床で得られる検証可能なデータについて検討した後，人間の認識へと一般化しよう。

2- 統一性のある再編成

　精神医学で使用可能な再編成の一般的方法は，まず，次の三つの理由からの整理を考えることである。戦略，方法論および安全性である。

a）　戦略的理由

　臨床家は，とにかく，検討対象の個別的であると同時に一般的な性質の解釈の要求に応じるアプローチ戦略を検討しなければならない。ところで，このことは，精神医学における複雑な力学的ネットワークに対応する状況全体に左右される（図32）。

　事実，精神障害は，単なる主体の精神システムだけの機能不全に還元することはできないだろう。それは，患者，観察者および環境の相互関係的な不均衡の結果であり，個別化はされないが，相互に作用し合う複数の実体である。環境はある意味で，患者と観察者を浮かび上がらせる背景である。患者は，環境，外的状況および観察者によって影響を受けている。一方，観察者は，患者との関係，以前の経験および文化的知識に支配されている。環境は主役の反応を条件付けており，働きかけに反応する。それゆえ，作られる状況は，ネットワークを構成している説明困難な複雑な相互関係の結果である。

　アプローチ様式は状況に左右される。実際，研究対象の変わりやすい性質と複雑な関係は，違ったアプローチと特定の戦略の選択を必要とする困難さから生じる。操作的二分割の一般的原理は，この集合の問題との取り組みを容易にする。

　最初の戦略は古典的なもので，まず患者を検討し，次に二次的に環境を検討する**人間中心主義的観点**を採用することであり，さらに，精神医学の歴史が示しているように，生物学的，社会学的，文化的研究などによって認識を豊かにすることである。これは，多数の専門分野にわたる経験的一般的な方法である。最初の戦略は，観察と線形的推論の総和に基づいており，様々な因子から精神現象に取り組んで，諸々の因果的つながりを探るのである。

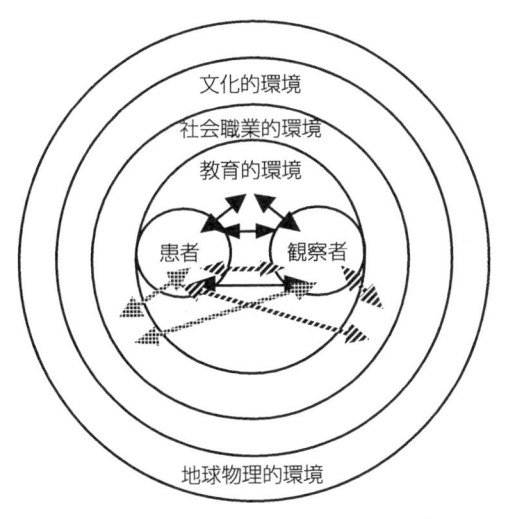

```
         文化的環境
       社会職業的環境
        教育的環境
     患者    観察者


       地球物理的環境
```

精神病理学的ネットワークの形成

図 32

　さらに一般的な第二の戦略は，まず**環境状況での患者の精神構造を一挙にとらえ**ることである。従って，観察は，様々な機能的構成要素をよりよく把握するために，分散してかからなければならない。
　そうすると，観察者はシステムの隠喩に頼ることが可能となり，患者の属している他のシステムとの多数の相互関係によって，精神構造を考察できる。従って，これらのつながりはもはや線形的なだけではなく，また循環的進め方で取り組まれる (124)。これは，専門分野の横断的 transdisciplinaire かつ学際的見地であり，明らかにより満足のいくものである（図33）。しかしながら，認識は，常に精神的構成要素の集合に基づいており，その中には既知または未知の生物学的および身体的な広い世界が含まれている。これが，常にその観点を限定しているのである。
　操作的アプローチはまた，精神医学以外の知識を考慮に入れる必要がある。ところで，精神医学は社会的文化的環境と明らかなつながりがある。それゆえ，精神医学は，現在の一般的な知識，それが科学的であるか，心理学的であるか，哲学的であるか，倫理的であるかを問わず，切り離すことはできないだろう (122)。
　量的アプローチは現在では基準論，階層尺度および統計学に広く行きわたっているが，明らかに数字だけを考慮すればいいというものではない。これは広く質的アプローチがそのことを証明している。精神分析，現象学，実存主義的研究，さらにシステム的，システマルおよび認知的考え方にも数字が必要である。
　もっとも，これは，一般的認識という点では，「厳密」科学についても同じである。それは集合論が示している通りである。

第3章　表象

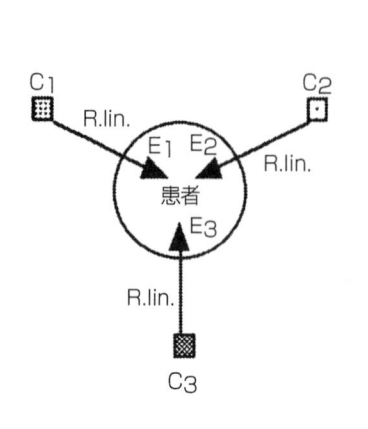

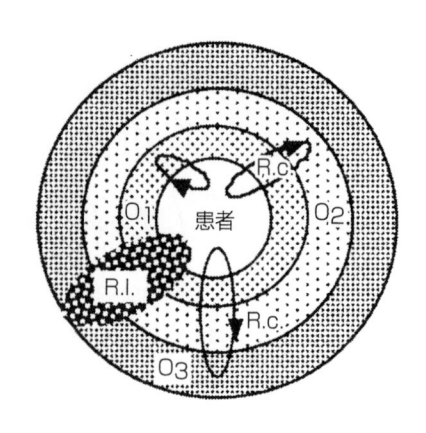

人間中心主義の経験論的方式　　　　脱中心化の集合論的方式

C₁, C₂, C₃＝原因　　　　　　　　　　　R.I.＝相互関係的ネットワーク
E₁, E₂, E₃＝結果　　　　　　　　　　　R.lin.＝線形的推論
O₁, O₂, O₃＝性質の異なる研究対象事物の認識　R.c.＝循環的推論

精神障害へのアプローチ戦略

図33

b) 方法論的理由

観察者はまた，研究対象の構成要素の不調和な性質にも適合しなければならない。

一般的な方法では，**座標系の変化が一般には観察データを変える**。異なる価値からの類推によることと，多少とも根拠のある帰納的推理に頼ることによるものである。そのため，精神障害のように，不調和な性質の構成要素がからんでいる現象を前にすると，隠された座標系の重要性が理解できる。隠された座標系によって，種々の面を持つ研究対象をより統合された方法で取り組むことが可能となる。

この例として，二十世紀の中葉，精神障害についての認識が薬理学的座標系によって変化したことが挙げられる。これは障害を生化学的異常に還元させることになった。限界がどうであれ，この観点は類推と根拠のある帰納のおかげで，明らかに生産的であった。それは，生物学的精神医学の流れが常にきわめて活発であることを裏付けている。

しかし，諸々の類推が不確かであると，誤りに陥ったり，さらには「知的錯覚」に陥ったりする危険がある (180)。このように，最近の研究は数学あるいは物理学的理論（熱力学，カタストロフィー理論，カオス理論など）に頼るものであるが，移し換えが常に確認できるとは限らない。

それゆえ，学際的観点への移行が望ましいが，これも批判を免れるものではなく，新しい操作的進め方によって確かめる必要がある。

c) 操作的安全保障

　専門分野の横断的研究や学際的研究は，確実な臨床と論理に基づくべきであるが，だからといって構築的類推を避けてはならない。従って，観察者は，できるだけ質的および量的観点に立つべきであって，精神構造は数字に還元できないとしても数字と統計に頼る必要がある。このため，観察者は，研究対象の偶発的関連，構造，性質を検討し，集合論的概念を参照することができる。それは，システム的，システマルおよび認知理論とともにありふれたものになった。

　そもそも，この質的かつ量的アプローチの統合は，部分的には複雑な形の自動的識別の試みによって確認された。それは，情報科学のように二元的分析手法によって行われ，諸々の形の構築を部分的にではあるが，具体化するものである。

　こうしてS・グベルマン（76, 77）は同僚とともに，七つの記号（と特徴）と推理の規則をもとに，手書き文字を自動的に解読することに成功し，機械が二元法に従って機能し，手書き文字を形と字句（構造，傾き，丸み，など）の構成要素に合わせることが可能なことを明らかにした。他の研究グループも，音形を基にして言語認識を実現しようとしている。同様に，視覚的および聴覚的形態の組み合わせに関する研究も進行中である。

　この戦略によって言葉の意味を再構築できないとしても，形の再構成はすでに意味の再構成への第一歩であり，意味の再構成にはもちろん他の要素の統合が必要であると考えられる。しかし，この形の認識は必要条件ではあるが，意味の抽出には十分ではない。意味はまた文体系の中の位置によって決まるからである。

3- 集合概念の基本型

　異なる形の論理 - 数学的集合は，ただ追加するだけで統一されるわけではない。また，その集合は，それらの性質や結び付けているつながりを考慮すべきであり，それによって，それぞれに共通する最低限の特性を考慮に入れる必要がある。

　精神医学臨床に由来する，不調和な記号表現の形の統一された表象は，明らかに重要である。これは，精神世界に隠されている数学的領域から着想を得て可能となった。こうした操作は，一定の方法によってペンローズの認識の三つの世界（プラトンの数学的世界，物理的世界および精神世界）の統一性を再発見することである。その場合，それぞれの世界は他の小部分を明らかにすることができるが，謎を見抜くには至らない（157）。全体を検討する観点に立てば，集合論の古典的理論や超集合論的拡大 généralisation en hyperensembles によって，数学的に例証されている集合論的な考え方に傾注することができる。次に私たちは，精神医学的観点からなぜいかにしてシステム概念，さらにはハイパーシステム概念（130）にたどりつくのが正しいのかを検討しよう。ただしカテゴリー概念で修正を加える。

a) 古典的集合理論

　古典的集合理論は，矛盾を避けるためにいくつかの公理によって，集合の再構成を可能にする部分集合を検討するものであることを想起しよう。特に，最も小さな部分集合の還元できない性質は，最初の集合を再構成するために統合された部分の上行鎖を意味している。これは，あるものを別のものにはめ込む最も小さなクラス枠によって表すことのできる基礎についての公理であり（図34），分布の概念に対応してい

る。

　なおまた，集合の元の自動帰属 autoappartenance の欠如は，極論すれば一貫性の欠如を引き起こす。それゆえこの理論は，数学者が軽減しようと試みた限界を示しており，このことについては後述する[85]。

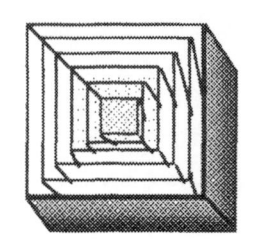

集合および含まれる部分集合
基礎の公理

図 34

システマル法の効果

　それでも，精神医学に適用される古典的集合論がいくらかの利点があることは疑いがない。特に，いくつかの共通の性質を含む，様々なデータ（不調和であっても）を再結合し統合することを可能にする。そこで，私たちは新しい観察方法であるシステマル法を作り上げた。実際，システマル法により，集合の組織化の形から精神構造の検討が可能となる。システマル法は，それ自体臨床によって具象化された精神構造をはっきり示すものであり（118），実践的かつ内的科学認識論的結果をも示している（74, 123, 125, 126）。

　実際，時空的次元で可能な限り最も広い座標系から始めると，空間と時間の二分割は，バーチャルな方式で純粋に操作的で統一的方法による再構成を可能とする。従って，二分割は，客観的側面と主観的側面，それから人間と環境を考慮することになる。

　人間に関しては，二分割は，身体と精神構造，感性と知性，感情と情動，表象および精神的総合，自動的機能と反射性的機能 fonction réfléchie，知性的構築物と倫理的行為というように連続的に関係するのである。

　環境に関しては，二分割は様々な部分集合を連続的に識別することを可能にする。すなわち，近い環境と遠い環境，教育的および社会職業的環境，社会-経済学的および文化的環境，生物学的および地理物理的環境である。こうして，集合および部分集合で把握された精神システムについての基本型が得られる（図35）。

---

[85] 集合論は一挙に完成されたわけではない。ツェルメロ-フレンケルの理論によれば，まず集合を構成するには，いくつかの公理に頼らなければならないことを規定して，対象の再編成の大きさを限定することであった。それらの公理には，和集合，内包，置換，無限，選択などの公理があり，さらに基礎的公理が加わる（フォン・ノイマン）（40）。

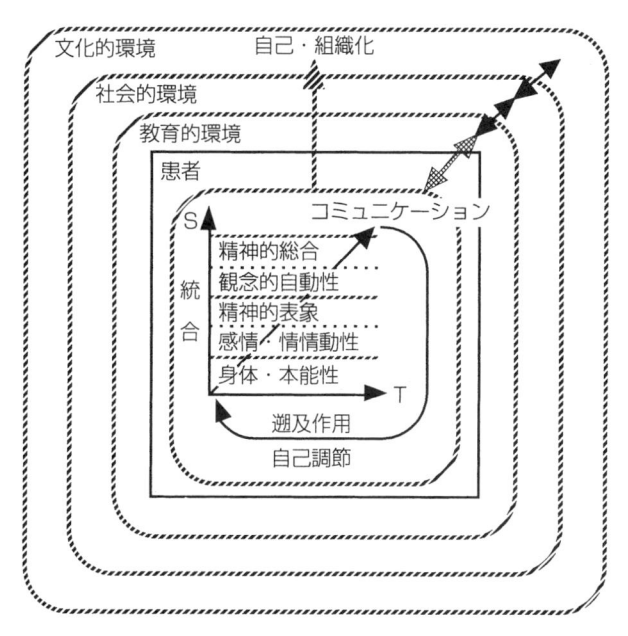

精神システムの集合的構造モデル

図 35

　もちろん，このような下位区分はそれ自体絶対的な価値を有するものではなく，ファジーであり，集合的クラスを形成する。それらは，操作的なバーチャルな構成を作ろうとしているだけであり，各自の選択によって続けられたり変わったりする。しかし，下位区分は，環境における人間存在の集合論的（またはカテゴリー的）概念に合わせようとする特性を有する (129)。目的は，研究される現象の分析と総合に役立て易い，同質的集合の操作モデルである。しかも，得られたモデルは，人間存在の個体発生的進化および系統発生的進化に十分図式的に対応する利点がある。

― 精神の複雑性への適用

　レベル，統合，コミュニケーション，遡及力，自己調節，自己および異種の組織化など，様々な面を表す二次的構成主義（連続的二分割と関係する）のために，このモデルを精神の複雑性へ応用すると，バーチャルな意味作用の空間が区別の進行と平行して展開することを示すことができる。このことは，すでに幻覚などの，複雑な形態について指摘した通りである。こうして，私たちは，社会‐精神医学的現象に関して示したように (122)，病理学的ネットワーク，さらにはそのネットワークのモデル化を検討することになった。また，私たちは精神システムの反復性，再生および再記憶化に踏み込むことができた。すなわち，エドガー・モランのモデル化の表現に従えば，「自己‐遺伝‐現象‐自我‐生態‐社会的‐再‐組織化」である (150)。このように，病理の様々な型から考えられる表現のみならず，現象の複雑性の表現までが創発する (119)。また種々の段階では，時空的類似または差異や，同質な組み合わせか異質な組み合わせかに基づく構造モデルからモデル化が可能となる (131)。使用可能なエネルギーの増加とともにますます小さな階層尺度に観察が広がり，新しい構造の層が見出される。これはホーキングが物理学の領域で強調していることでもある(81)。

第3章　表象

　精神の複雑性を前にしたときのモデル化は，こうして時空性に刻み込まれた三面性によって説明がつく。それは，実際的なやり方で，現象的な現実世界，観察者のバーチャル世界，そして二つの間に操作的世界がある。この操作的世界はまた，徐々に連続的に一方から他方へと移行させることが可能であり，複雑性に常に開いている世界である。たとえ複雑性の問題を究め尽くせず，内奥の意味作用に入りこむことができないとしても，ともかく，ますます複雑さを増すレベルには接近できる。こうして，ますます強力になるそれらの要素の組み合わせに対応できる。

　システマル法に基づいて複雑性にアプローチする原理を表現することができる。従って，状況は三つの面で表わされる。一方では，様々なレベルの複雑さと複雑性を伴う現象的現実が存在する。他方では，一般的かつバーチャルなシステマル・モデルは固有のレベルで表わされる。この二つの間に操作的方法が介入する。そしてそれは，操作的二分割を使った操作的進め方を繰り返し作用させて，観察される現実の増大する複雑性についての部分的モデルを連続して示すに至る（図36）。これほど巨大で説明し難い集合の構造が，いかにして二分割のような単純な操作的ツールで十分理解できるのか，そして認識の多様性の説明と同時に複雑性へのアプローチが可能であるのか，という疑問が起こるのは確かだろう。しかし，この方法は，私たちが，精神医学の臨床でいくつかの興味深い結果を示したように，特に，複雑な精神障害の分析，治療の可能性，分類法，認識の発達，さらに科学認識論的研究に対して，かなり納得のいく表現をもたらすことができる。

― 学際的効果

　この方法はまた，線形的ならびに循環的方法を統合し，多数の専門分野の領域の中で精神医学的認識の理解が可能となる。それはおそらく，おおよそ解決可能な根本的問題[86]や論理‐論証的で生彩のある新しい言語を予想させる根本的問題を提起する（138）。従って，この方法にもまたかなりの**学際的ポテンシャル**がある。こうした連続的段階を通じて，精神病理学的現象の徐々に増大する様々な段階の一連の複雑性の表象が得られ，病理学的ネットワークのモデル化が実現する。二分割が全方向へ続けられると，解放されたバーチャルな意味作用の空間が互いに対応して広がる。そのために，病理学的ネットワークと精神システムのはっきりしたモデル化が検討される。かくして図37に示すように，多数のサブシステムから構成される統合された巨大なシステムが喚起される。

　さらに後で，精神の働きの最も基本的な諸要素から，どのようにして基礎論理的機能構造を臨床から引き出すことができるのかをみていこう。ここでは，とりあえず，**信頼性**と**初発論理**による精神の働きの二分割が，推論の流動性を説明しようとしていることを想起しよう。いずれにせよ，この二分割は観察者が出発した現象の復元を可能にする。もっともこの復元は決して全体的なものではあり得ないことはわかっている。なぜなら二分割は他の要因を介入させるであろうし，絶えずよりよく近似するために再検討されるからである。

---

[86] この統合は，明白さに欠けるが，150年前に，多くの数学者が論理‐数学的観点から解決した。そしてリーマン理論では，虚数量の幾何学的変換による複素変数によって解決した。

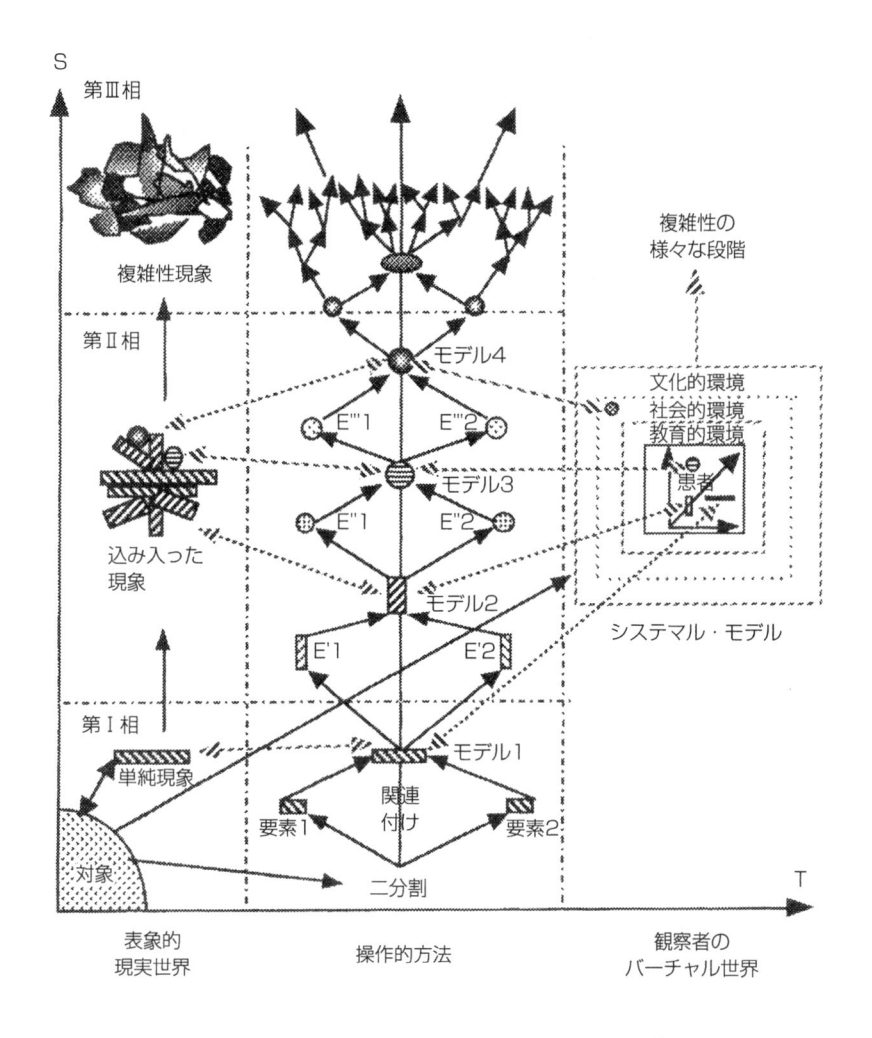

第Ⅰ相＝操作的モデル化（二分割および関連付け）
第Ⅱ相＝統合された部分集合の連続的二分割の結果
第Ⅲ相＝複雑性の段階の分析

システマル法による複雑性へのアプローチ

図 36

第3章　表象

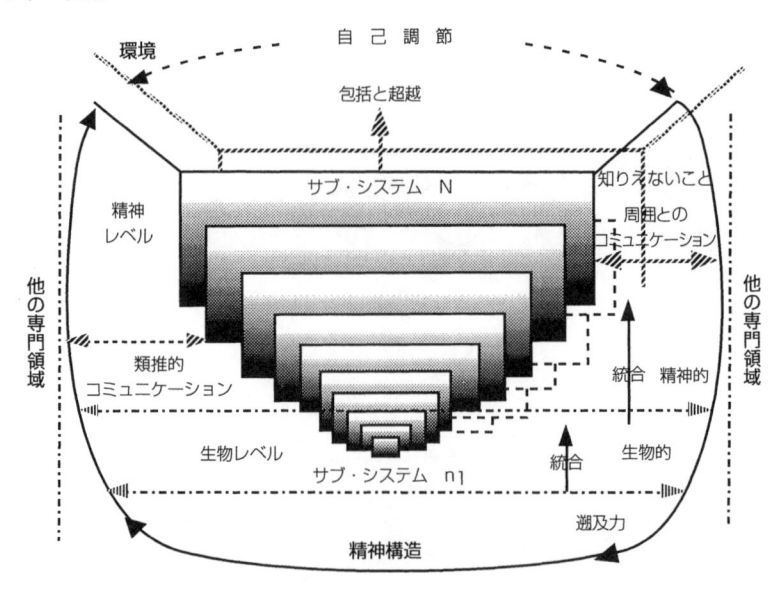

精神医学におけるシステマルな考え方

図37

　分析は，二つの異なる分野（精神医学および他の専門分野全体）で行われ，これら二つの同じ領域を考慮した再構築が容易になる。ひとつは，障害の内的構造研究のための現象に関するもので，それらの種々のデータは精神医学の歴史を構成してきたものである。もうひとつは，精神医学と他の学問分野との間に存在する相互関係を対象とするものである。そこから，集合の臨床的アプローチが可能になる。このバーチャルなモデルから観察された障害を連続的に照合して，二分割の続行の結果である新たな特性を徐々に出現させたのであった。こうして，精神システムの作用に関する情報から得られた，**精神障害の構造化**を明らかにすることができる。正常または病理的な精神の働きの単純化モデルを提案することもできた。精神障害の形成は，精神的組織化，統合，遡及力，自己調節，自己組織化のレベルの存在に基づいている（112, 118, 129）（図38）。

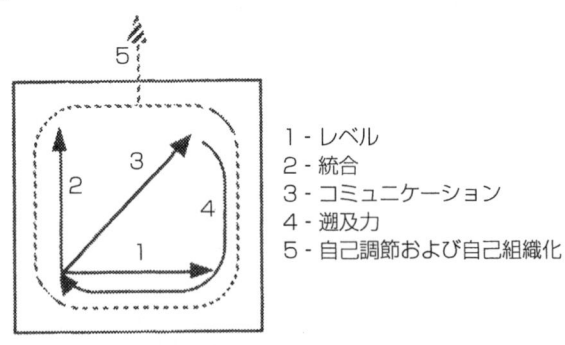

1 - レベル
2 - 統合
3 - コミュニケーション
4 - 遡及力
5 - 自己調節および自己組織化

精神障害のシステマルな構造

図38

従って，精神障害は，種々の形に基づくだけでなく，力学的および構造的特性に基づいて分析することもできる。こうして，精神障害は，バーチャルに個別化された力学的創発となり，それが現れる外的環境と接触して精神システムと再結合し，そこからまた他動調節を受ける。精神現象にアプローチするこの臨床的進め方は，日常生活における他の現象や他の状況にも拡張できそうなことに留意しよう。
　こうして，この方法はバーチャルなモデルの増殖をもたらす。それぞれのモデルは，現実の一時的かつ部分的な表象であることは明らかであるが，もちろん現実とは決して同一ではない。これらのモデルの段階的な構築と平行して，徐々に抽象的になる進め方は，現実との関連で最初の有効性を保ったまま，現実と再度照合することができる。様々なモデルは，還元によって統一的基礎の同一モデルに根拠を置くこともできる。従って，この方法は，精神力学構造の性質に比較的容易に浸透しやすく，そこから構成要素を切り離して分析できるので，特に疾病の体系分類の改定を促すことになる。
　しかし，無分別に適用しても，この集合論的進め方は一定の限界がある。一方では，この進め方は，未知である諸要因を一挙に検討するのではなく，一定の部分集合に基づいてシステムを構築し，次いで，様々ないくつかの可能な意味作用を構築する。他方では，この方法は，機能的構成要素の部分集合の再結合に従って，精神システムを検討することになるが，必ずしも患者本来の独特な個別性を考慮するものではない。たとえそのことが言外に暗示されているとしてもである。従って，より強力な組織化の基本型を検討してみる必要がある。

b) 超集合論

　超集合論は，集合論があらかじめ持つ限界を超えることを目指している。実際，それらの部分集合を検討すると，集合が上方には無限に開かれ，下方には限界があるように見える時があり，それぞれの部分集合はそれ自体では抑制できない。従って，最近数学の世界に現れた超集合論という新理論を検討することは興味深いだろう（40）。
　古典的理論の限界を前にして，英国の数学者アクゼルは，これらの部分集合がそれ自体で抑制可能で，下方に無限に開かれているという仮説を提起し，存在論を最大限に増大させようとした。フォルティとホンセルもまたそれを独立して提起したのであった（40, 60）。アクゼルは，こうして超集合論に到達した（1）（訳注13）。確かに，この理論は論理 - 数学の領域では議論が絶えない（40）[87]。ここで詳しく説明はしないが，ただそれが精神医学に学際的視野をもたらす発端となり，利点となることだけを指摘したい。

精神医学における操作的利点

　超集合論の仮説は，一般的組織化の操作モデルとして利用できそうである。それは，

---

[87] 数学的秩序の限界は一挙に明確にすべきである。J・-B・グリゼは，集合論概念から超集合論概念への拡張はただそれだけにすぎず，集合の部分集合ではないと指摘した。同様にユニーク・クラス classe singulière である限り（人間の思考の場合），超集合論概念はそのユニーク・要素 unique élément が対象である（レスニウスキー）。
[88] J・-P・ドラエが述べているように，この理論は，数学の見地から，「何の矛盾も生じない」，世界の階層的観点を避けて，「より寛大であり」，「より豊かな数学的世界に到達する」（40）。

第3章　表象

　このモデルが，観察された機能不全から始めた精神システムの構造特性の抽出の間接的産物であるという点で，学際的精神医学の指標となることは確かである。
　超集合論の利点は多数ある。この理論は，いわゆる，反基礎の公理 axiome d'antifondation のおかげで，還元不可能な部分集合の概念を削除することによって，存在論を増大させる。これは，もはやこの理論を上行する連鎖にのみ限定するのでなく，また下方への連鎖にも広げる[88]。この理論はまた集合の存在とその特異的一貫性 cohérence singulière も肯定する。さらに，ますます自由になるので，複雑性の現象へのアプローチが容易になる。なぜなら，「それ自体に加わるあらゆる種類の集合が存在する」からである。

ハイパーシステム

　ハイパーシステムの概念は超集合論に関するもので，システムは集合論に関するものである。しかし，それらの差異ははっきりしなければならない。
　システムは同質の実体を組織する。ハイパーシステムは，クラスでまとめられるが，「集合的」(あるいは「メレオロジー的 méréologique」) (訳注14) クラスにまとめられる，同質でない実体を組織する (J・-B・グリゼ)。
　精神医学では，ハイパーシステムはバーチャリティにすぎず，単に性質が異なるかあるいはまだ不明な様々なデータ集合の組織化を可能にする。一方，システムの概念は，むしろ，観察可能な集合の組織化を行う。
　従って，ハイパーシステム概念は，多彩な性質に富む既知や未知の領域から形成されている，巨大で不調和な機能システムの解釈を可能にする。こうしてハイパーシステム概念は意味作用の世界を開くが，検討される精神的データの階層性にア・プリオリに従っているわけではない。超集合の特性からシステム概念への移行可能性を通じて，論理的基礎を確実にするのである。また，ハイパーシステム概念は，機能的かつ特有の統合概念によって，人間の思考をまとまった独特の方法で表わすこともできる。さらに，精神医学的知識の統合構造と基本理論，すなわち物理学的，生物学的，精神エネルギーの移行によって，新しい特性の認識をもたらす。それらは，関連する操作レベルの相同性を条件に，検討対象の構成要素，および可能な二次的類推を他の専門領域につながりをつける。
　しかし，精神医学では性質の異なる，多くの部分-システムが統合されているため，注意を要する。それぞれの部分-システムが，状態の変化に反応し，その次元に固有の統合法則に従い，基底-システムに対して遡及的に作用する。それゆえ，これは，絶対的価値のある固定した方法とみなすことはできない。しかし，単純な操作的方法として有利に用いることは可能であり，場合によっては，専門分野内 intradisciplinaire での応用と学際的応用が同時に可能である。これは後に検討しよう。
　提起されたこの仮説は，操作的理論の観点からも，実践的観点からも，臨床応用と有効性によってさらに裏付けられる。
　理論的観点からは，現在の科学の中で，精神医学で見られる対立は陳腐なものになってしまった。しかし，精神医学の段階的な開放も，遭遇する困難も忘れるわけにはいかないだろう。精神医学の開放は，数年前から生命科学とともに進んでいる社会科学については未だ限定的であるとしても，生物学的精神医学と神経科学のおかげである。たとえ精密科学が常に統計やいくつかの現代技術に還元するとしても，また高度な科学理論で組み上げられた精密科学がしばしば真正面から批判されるとしても，

精神医学と精密科学とのつながりはさらに深くなっている。困難なことは，心的体験が数字や抽象概念や物質に還元できないということである。それゆえ，形式論理的な進め方で直接作り上げたものはすべて，明らかな片寄りの原因となっている。しかしながら，逆に，精神医学的認識の対象に論理-数学的手法が役立つという仮説を，ア・プリオリに排除する姿勢もまた筋が通らないだろう。単純な理由を挙げると，認識はすべて論理的および類推的進め方と関連があり，この二つは根が共通しているということである。論理的進め方は思考の進め方を保証し，類推的進め方はそれを広げるのに役立つ。論理的進め方がないと，類推的進め方は不確かなものとなる。類推的進め方がないと，論理的進め方は固定してしまう恐れがある。この意味で，次のことは明らかである。もしその思考過程により，臨床に基づく不変の特性の抽出が可能ならば，また他の専門分野の思考過程によって十分に厳密な類推によって示すことで具象化できるとしたら，すべての観察者にとって，ア・プリオリに精密科学のデータから着想を得るのを妨げるものは何もないだろう。いずれにせよ，現実世界に直面して数学の役割について対立があったとしても，プラトン（162）やアリストテレス（4）の古典哲学的立場は，現実世界の立場も数学の立場も認めていたことを想起されたい。

　操作的観点によって，あらゆる検討に対してハイパーシステム概念がもたらす最初の論理的確証は，検討対象の様々な性質をすべて考慮するという，固有の性質に起因する。一方，経験的な方法では，人間の精神構造のような複雑系に適用すると，還元主義による片寄りを生んでしまう。二次的類推はいくつかの条件によって起こる。特に，類推は十分に「強く」なければならない，すなわち，研究対象の現象に合わせるには，十分な数の特性が含まれ，さらに認識の構造化と同等のレベルに位置していなければならない。この様な意味から，私たちは，自然現象の研究，さらには技術的意図からハイパーシステム概念を用いて，すでに見たように，精神医学の臨床で具象化できるデータを発見できたのである（143）。

　実践的観点では，ハイパーシステム概念はさらに，**環境にふさわしい精神構造についての統合的観点**を生む。それは，古典的集合論とその操作的特性の拡大に役立ち，観察者はより簡潔かつ自由に適用することができる。なぜなら観察者は，もはや検討対象の現象の厳密すぎる階層性にとらわれることがないからである。こうして，ハイパーシステム概念によって，戦略，研究方法または概念化を変えることなく，異なる現象へのアプローチが容易になる。

　ハイパーシステム概念の臨床上の有効性は明らかであり，システムの概念化の有効性を補って完全なものにする。特に，思考の進め方の循環性によって，超集合の常に開かれている特性をハイパーシステム概念に移すことができる。従って，精神医学は他の学問領域，特に自然科学から今なお距てている障害を克服することが可能である。ただし，他の理論の公理的制約，論理的類推的進め方の秩序，また概念化のレベルを重んじることが条件である。

　このようにシステマル法は，時空性，疾病分類，症候群，諸症状，治療，さらにはカタストロフィー概念やカオスの概念などについて，数多くの臨床的開放をもたらした（118）。さらに，超集合論に頼ることで豊かになった。システマル法は，一般的科学認識論の新たなデータを得ることを可能にし，認識の過程の構造的統一性を示す超集合概念に導いた。そしてまた，私たちの学問分野の複雑な歴史的統一性（133）を示すような，超集合概念へと導いたのであった（129）。最終的に，システマル法は，異なった認識の流れの間，さらには対

第3章　表象

立する認識の流れの間に生じる，予期せぬモデル化の出会いに直面して，メタ認識へと向かうことがある。

結局，ハイパーシステム概念は，超集合概念と同等である。ハイパーシステム概念は，意味作用，精神の複雑性，また人間の象徴活動のようにすべて考慮に入れることにより，精神システム，その障害および環境にふさわしい構成要素の総合的研究を可能にする。そして同じ様式でそれらを検討するのである。最終的には，現在の非理論的なプラグマティズムの方向付けに取って代わる可能性がある。システマル法は，集合概念に基づく論理的過程の機能に何も加えなくても，常に開かれているので，より容易にかつ自由に発展することができる。必ずしも，物理学的，生物学的および精神的データによってあらかじめ確立された階層性に依存する必要はない。

― モデル化

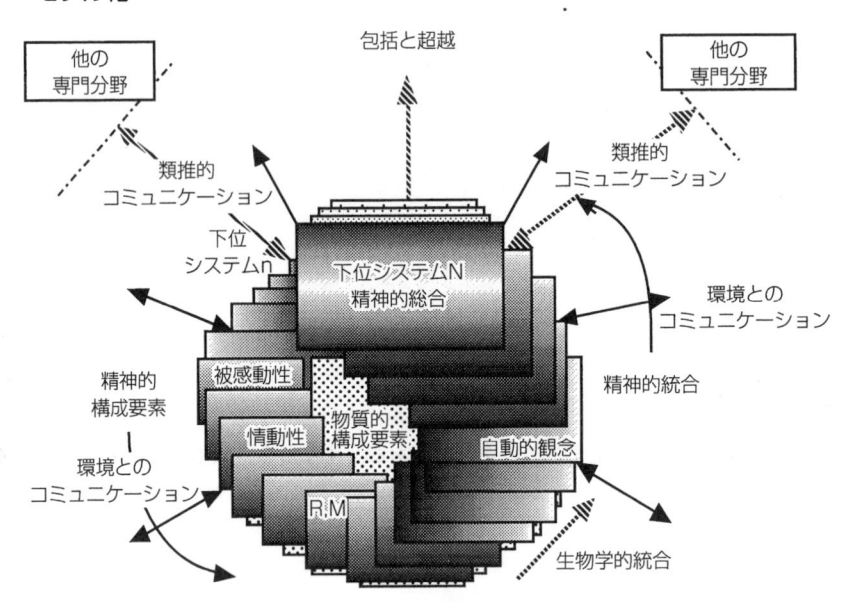

ハイパーシステム概念の基本型

図39

このモデルは次のことを示している。既知や未知の，精神の様々な下位システムが統合された総合的概念として再結合されている。すなわち，最も基本的な諸要素が最も広い範囲の中に質的に融合され，一つの統合したシステムとなっている。ところで，このように表わされた概念は，すでに精神医学からかなり遠い専門分野でもいくつか確証が得られているように[89]，学際的精神医学の核心において明らかになる。

[89] このような概念の重要性を疑うことができるかどうかについては，研究者を比較照合すると最近次のことがわかった。「物理学的および生物学的物質はともに一つの情報と伝達を含むことができる」。これは「生物についても同じ原理と考えられる」。その上，量子論の影響によって，「現実レベルの考え方が明らかにされた。たとえば，物質を，物質‐エネルギー‐情報‐空間‐時間のコンプレックスと関連付ける考え方である(バルサラブ・ニコレスキュ)(84)。

モデル化によって，複雑な形と機能の進展を意識できるようになる。このように細分化され，漸進的に完全性に向かう組み合わせの進め方の観点が，モデル化を豊かにして，認識の進んだ科学領域では完全形的holomorphes発展に至る。そのことを理解する単純な方法は，特に複雑な研究対象である，精神医学の分類法の歴史を振り返ってみることである。

　おそらく実際には，集合論や超集合論は，精神の形と機能の集合的組織化に最もふさわしいものに属する。しかしながら，古典的集合論形態は，基本公理が災いして，やや限定されているようで，未だ知られてはいない部分集合にたまたま通じていることに気付くのを妨げている。そこに生じる超集合論は，ほぼ一般化された開示として有用になってくる。さらに，複雑に組織化されているシステム，特に精神システムを考慮する見地からすると，システム的観点をハイパーシステム的観点に置き換える方が得策であろう。

　しかも，要素，部分および集合が同化できないとすれば，統辞論syntaxeを誤らせ，さらに推論に矛盾をきたす（78）。そうすると，それらの矛盾は論理的推論の階層化によって姿を消す。実際，集合論では，諸々の集合が諸々の要素として含まれないとしても，これらの矛盾はハイパーシステムとその下位システムに頼ることで回避される。

　結局，機能の働きを統一することにより，未だに性質のはっきりしない部分集合の認識が理論的に可能になるばかりではなく，システムの行く先を理論的に理解することができる。すなわち，システムは認識の進歩によって起こる座標系の変化に順応することができる。その例は，集合と超集合概念に基づく分類法が示している。

　分類法のためのパラダイムを徹底的に変更すると，主体の体験と観察者のバーチャル世界を同時に考察する観点の検討が可能となる。現代の物理学や数学の概念の影響下で，完全形的holomorphe観点を重視することが可能である。すなわち，最も基礎的レベルに位置するそれぞれの形が，より複雑かつ多様な形のまま，より統合されたレベルで再発見できることが証明される。ファジー論理と集合論の基本型を中心とした，循環的方法の体系化がなされるので，精神医学で提起される問題の複雑性によりよくアプローチすることができる。従って，組織化，統合およびコミュニケーション，それらの多様な自己調節および多形的他動調節，流動性の起こる可能性，およびそれらの考え得る病因の差異のすべてが重視されて，様々な病理学的過程の統合が可能となる。そうすると，この統合は障害の分類法のための，多方面からアプローチできる一覧表を開くのである。確かに，相互関係の微妙な差異に関する考えられるすべての面を直接説明はできない。なぜなら，それらの面は，バーチャルな組み合わせに頼るしかないからである。バーチャルな組み合わせ自体は，主体の考えうる体験の相互関係すべてを表わしているわけではないが，その近似性はほぼ満足のいくものではある。

　以上の精神医学の形態化の長所は，現在の科学的思考の進展と直結していることである。この意味で，この形態化によって思考とその様々な創発の一般的機能集合のモデル化が検討可能となるのである。

c) カテゴリー理論

集合概念は—30年ほど前に—精神医学をシステムの概念に導いたが，しかし近似的なものに過ぎなかった。

集合は，共通の特性を持つ諸要素，および他の集合（さらには空集合）に対する正確な機能的応用に関わり，相互作用を可能にする。従って，これらは同等性または否定，さらには差異の概念をもたらす。しかし，精神現象は固定された要素から成り立っていない。それらの要素の作用や相互作用は，お互いの完全な同等性を証明してはいない。これらの現象は多かれ少なかれ機能によって構造化され，構成された力学的「対象」であることは明らかであり，同等性は同形性 isomorphismes に入れ替わる。現象は直接または遡及前向活動の環や相互作用によって，次々にお互いを生み出す。それゆえこれらは，現代数学で「カテゴリー」と呼ばれるものにより近い[90]。

この主題に関して簡単にふれておきたいことは，カテゴリーは様々な学問分野（数学，物理学，生物学など）で使える概念であり，1945年にアイレンベルクとマック・レンによって発表された。カテゴリーは，対象の表象（グラフの頂点）とそれらの間のつながり（矢印または「準同型 morphismes」）によって作られるグラフに対応する。「そこでは二つの継起する矢印を一つの新しい矢印と組み合わせる法則が得られるので，結合と同一性の公理が検証される」。本質的な考え方は，対象に関するつながりを重視するものである[91]。これらの対象はシステムの構成要素を表わし，それらのつながり（多少とも不変な単純な構造と複雑な構造のつながり，因果関係，情報の伝達経路，不安定な結合，など）は，考察の瞬間における相互作用を説明する。カテゴリーの成功は，「対象の性質および構造 anatomie がいかなるものであれ，つながりの考察とそれらの操作によってのみ推測できる，対象についての情報の豊かさにかかっている」（A・C・エーレスマンおよびJ・C・ファンブレメールシュ）。ここでは，他の概念（レベル，前束 préfaisceaux，状況 paysages，共-限界 co-limites，直線束 gerbes，調節中心 centres de régulation，複雑化 complexifications，など）を介入させて，かなり複雑な理論にまで発展させようというのではなく，精神障害の複雑性を説明できるモデルを得るために構成できる，有効な手立てを検討することだけが問題である。

従って，精神医学の研究に例をとれば，（胸を締め付けられるような）不安 angoisse と（精神的不調の）不安 anxiété がある。そこで想起されることは，フランス学派の用語によれば，angoisse は感覚的かつ客観的に知覚される身体的な性質の現象であり，自律神経叢（腹腔神

---

[90] カテゴリーは，力学的応用で得られた集合（ある対象）であり（初期には「関手 foncteur」と呼ばれていた「準同型 morphismes」のこと），次の図が示すように，「前-束 pré-faisceaux」に通じる。

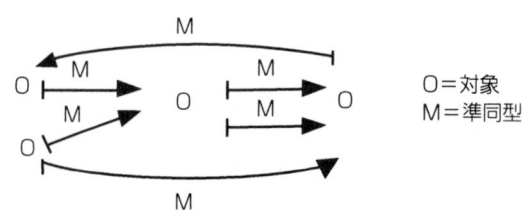

```
        M
    ┌───────┐
  M │  M    M  │
O──▶ O ──▶ O      O=対象
  M │  M    M  │   M=準同型
O──▶          │
        M
```

（「カテゴリーと再癒合 recollement」，P・シャピラ。セミナー「科学思考」Ec. Norm. Sup. 27/11/2002）
[91] A・C・エーレスマンとJ・C・ファンブレメールシュ：創発と目的論。ピカルディ大学，数学の教育研究単位，1994年2月。

経叢，腸骨神経叢，頸静脈 - 頸動脈神経叢）の深い拍動によって起こる苦痛によることである。anxiété は精神現象で，心配または定義不可能な恐怖によって説明され，単独の状態では，客体化可能な構成要素を欠いている。しかしながら，これらの相互関係は複雑で，内的かつ外的つながり，各々のかつ相互の経過，一瞬毎の変動，不確実な因果関係，さらには恐怖症や強迫観念に認められるような他の「対象」とのつながりなどがあり，それ自体が他の病理学構成とからんで複雑なつながりを紡ぎ出すのである。

　（胸を締め付けられるような）不安 angoisse と（精神的不調の）不安 anxiété の間に結びつく多様な現象の巨大な構成全体が，こうして観察者の前に提示される。古典的精神医学は，現われた現象，経過，特定原因を命名し，記述し，いくつかの原因を探り出すことに甘んじていた。それは，仮説的推論的色彩の濃い線形的推論，または基準論的類推に頼っていたのである。集合論的概念は，もう一歩踏み出した。すなわち，（胸を締め付けられるような）不安 angoisse と（精神的不調の）不安 anxiété を組織化の異なるレベルにおける神経精神的緊張の過程と同列に置いて，それらに特有の力学的相互関係をその他の過程とともに検討したが，しかし概念的に同等に扱った。カテゴリー概念に頼ると，単純なものと複雑なもののつながりの概念，観察時間や考察レベルなどによって次々に変化する概念のおかげで，これらの緊張の内的かつ全体的機能に踏み込むことができる。

　それゆえ，集合論で構想されたシステムにつながる近似法を再検討することは，興味深いことであろう。なぜならば，近似法は新たな概念的組織化の基本型に応じて，思考を構造化する性質があるからである。なお，集合論は，同一公理に基づいており，精神医学における諸々のシステムの導入の時代にはほとんど知られていなかった。いずれにせよ―集合論的システムのような―確実に役に立つ，しかも十分一貫性のある類推によって確立された，思考システムを検討することは不可欠である。しかも，今後さらに確かな概念の到来が期待されるであろう。実際，この進行する現象は，一見不連続に見えるものを越えて，思考の展開の中である種の有機的連続性を示している。私たちは，それらの認識と認識の創発に及ぼす結果を検討することにしよう。

第4章

認識

要約 - 表象とそれらの背後に隠れた集合が，環境のただ中にある人間によって方向付けられ，相補的現象の多様性に達し，**認識の最初のレベル**を構成する。これらの過程は，相次ぐ思考のレベルの反射性 *réflexivité* により，相互に関連し合い，統合され，生成される。諸々のレベルの統合には，感覚-情動的負荷だけではなく知的機能も加わり，それらの混合を可能にする。そこから生じる情動的-理性的な諸々のつながり liens の可動性は，妄想確信に関する臨床で証明されている。一般的統合は，全体のエネルギーの力学と遭遇する現象の性質と関係する前向遡及活動の流れによって調節される，**初発論理構造** *structure protologique* を介してなされる。

これらの連続的創発は，自然な**反射性**によって修正され，様々な組織化を包括する創発へと導き，**認識の第二レベル**を特徴付ける。これらの組織化は，感覚的，直観的および想像的，理性的および第二次直観的，次に知的，審美的および倫理的というように，様式が次第に複雑になっていく仕方で示される。それらは，集合論や超集合論の基本型に基づいて研究できる。その典型的な例として，多数の精神医学の流れをもとにした，多次元的な分析，それから精神病理学的機能の様々な解釈が挙げられる（特に精神分析的および古典精神医学的）。精神の働きの内在性の研究ではこの集合の反射性によって創造される解放によって，**学際的志向**が生れる。それが，いくつかの原理（全体性，等質性 homogénéité，調和性），それを明示するいくつかの法則（統合，構造化，再結合），およびバランスのとれた類推的方法に基づく理解のツールを明確にするであろう。

力学的過程と反射性の追求には，以前からのデータもひとまとめに扱う。これにより，諸科学の段階的な再統合を通じて，非常に広い複雑な認識が可能になる。この認識で個人的ならびに集団的論点の遷移が強調され，抽象化によって純粋に操作的な**メタ認識**に到達する。**メタ認識**は，既得の認識の恒久的特性を再結合して，多数の適用法を発見する。特に技術的（情報科学的）および社会的（経済的世界化）適用をはじめとして，地球環境の外にまで広がる（宇宙旅行）。

かくして，人間は，人間を包摂する**思考の第三レベル**に到達する。この思考は，隠喩的表象，精神活動の質的かつ量的公式化，本能-情動的（例外的直観的経験），知性的（科学的発見），審美的（芸術的創造さらには技術的創造）および倫理的（信仰および宗教の礎石）など多彩な表現様式を用いて，創造的想像の扉を開く。最終的に，第三レベルの思考は，物理学的，生物学的および精神的世界の全体論的観点での統合的役割と調節的役割を果たす。それが人間の属する宇宙に共鳴させる思考レベルである。

総論

深層の力学は，未だ意識されず，多数の機能および無数の形で，うねりのように現れる。エネルギー的つながりは，それら多数の機能と形を結びつけ，多少とも一貫

第4章　認識

した方法で自在に組織化していき，その存在と環境の境界面に現れてくる。そして，創発の流れの反射を生む逆の力に相対することにより，自覚が起こる。それはいくつもの方法で行われる。認識の海の表面にたつ白波のように，部分的な認識の形で現れる場合もあるだろう。また，系統だった集合の形のこともあるだろう。それは，同じ性質の研究対象の場合である。そこに異なる専門分野が作られることもある。また厳密かつ論理的で数学的に働く諸要素に支配されることもあるだろう。その場合，様々な流れから本質を抜き出すことを目指して，以前に意識化したものを含むメタ認識をもたらすことにもなろう。

　巨大な力学的集合は，このように，様々な自然発生的成長が構成されることとその作用で確立される相互関係によって構成される。それは，遭遇する対象または認識から選ばれる対象によって促進され，その反射によって，意識活動を構成する創発レベルを浮かび上がらせる。

　しかしながら，この意識的思考やそれらの連続的レベルの創発は，突然一挙に起こるわけではない。連続性と断絶は，操作的ツールと操作的表象が形成されて明らかになり，そこに映し出され，そして認識が組織化されて創造的になるまで続く。こうして，最初の力学的飛躍は，自発的な形から記号表現の形まで，思考レベルの変化によって繰り返され，巨大な集合的力学を発展させる。意識と認識の包括的に発展する束が作られる。

　さらに，もしこれらの認識が，表象の力学的相互関係に反応して，異なる専門分野を実現させる集合を形成すると，形成された専門分野の認識ツールが反射して，同じような仕組みでずっと続いていく。こうして，精神的力学の相互関係から相互関係へと連続する列が次々に作られていく。列は連続的意識化を実現し，ますます階層化された認識レベルを作り出す。このことは，次第に高度化する抽象化レベルまで続き，より観想的な集合のメタ認識にまで至るのであるが，これは，潜在的な遡及前向活動によって行なわれる。

　この果てしない集合の統合の力学は，純粋に想像的な構築であるようにみえるかもしれない。しかし，これは最も基礎的な科学における物象化に認められる。すなわち，様々な部分を次々に結びつけ，ますます強力な新しいカテゴリーを形成するという場合である。

I- 認識レベル

　認識レベルの存在を喚起することは，もちろん，それ自体では何ら実体的価値のない隠喩的表現に頼ることである。この表現は単に流動する機能的構造全体を表わしているか，またはごく短い操作的瞬間を表わす諸機能の結び目を示しているにすぎない。

1- 集合の概念化

　精神エネルギーは，そのエネルギーを与えられた操作的道具の活動を支え，連続的な意識化を起こす。その操作的表象は，主体を取り囲む世界に直面して，数限りない認識へと達し，尽きることがない。なぜならその操作的表象はバーチャルな部分的

モデルにすぎないからである。

　意識化は，段階的に出現し，発達の一般的法則に従うとしても，主体やその環境によっていろいろな仕方で加工され，種々の機能によって，多彩な門を創造する。これらの意識化は，進行的な面を示し，ますます精錬されたレベルへと次々に取り入れていくことを示している。

　観点が定まると，意識化するごとにエネルギー的つながりが現れて，自然発生的，さらに，意思的に用いる操作的ツールを介して，新しい形と機能を出現させる。ここでの，意識化は，思考によって続けられる精神的統合の流れを分析することに相当する。すなわち，意識化を構成する現象の創発から，さらに部分的認識を段階的に獲得し，徐々に全体的になっていくのである。従って，この認識は，抽象化の時に起こるレベルの変化によって，内的または外的な活性化要因の影響で変容する。そこからメタ認識が構成される。メタ認識は，認識の複雑な一般化に相当し，それ自身のうちに先行する認識の様々なレベルを包含している。

　それゆえ，思考を構成する形と機能の出現を説明することは，考え得るいろいろな表現様式を区別することであり，次にはそれらの統合を検討することであり，精神医学におけるつながり，さらに精神医学と他の専門分野とのつながりを説明可能にする一般的な組織化に至ることである。こうして新しい思考レベルが出現する。従って，この一般的現象は，飛躍の続く進行において実現される。飛躍は，増大を続ける複雑性の中で以前のレベルを段階的に超越する。このことは，意識をはみ出す徴候によって意識に現われるが，その発達の全経過中に構成される門との関連にとどまっている。

2- 連続的レベルの形成

　認知され，前もって検討され，観察者と環境との間のエネルギー回路の中に取り入れられたデータは，連続的に統合され，多少とも自動化された認識の諸要素からなる取得した複数のデータとなる。今度は，それらの要素自体が統合の対象となり，研究対象の性質により科学認識論的に見て，様々な認識のレベルを創出する。このため，表面的な感性的データの集合は，反射されたデータの集合とは性質が異なる。こうして思考の中に地層が形成され，これらの認識の対象を研究したい場合，その地層について改めて考え，考察される集合を「広げ」なければならない。回路思考，「広げること」および統合の漸進的な組み合わせにより，より統括的，より複雑な認識の組織化が可能となり，創発思考の出現と構造化に寄与する。

　今度は，このような組織化によって，得られたデータ間で形成される無数のつながりが熟考されて，新しい力学的予測が生まれる。こうして，構造的モデル化の芽生えは，ほとんど自動的に未来に投映される。そこで，新しい型の認識が検討される。それは，すでに獲得された多数の認識の集合を超えたところに位置し，逆に，人間が自由に使えるデータの集合に照らして，多数の仮説の芽生えを可能にする。これが私たちのいうメタ認識である。

　それゆえ，メタ認識の喚起は，周囲の環境と接触して直接形成されるありきたりの認識ではない。それは，初期認識の抽象化に関係のある，自然な超越性の流れの行き着くところである。ところで，あるレベルから別のレベルへの移行は，思考形成に寄与する様々な門に関わっている。それゆえ，この過程は，感覚-情動，理性および論理的側面のみならず，審美的および倫理的側面にも関係する。その上，厳密かつき

第4章 認識

わめて論理的な領域の数学においてさえも，超越数を持つ超越概念が存在する。たとえば，π，虚数や複素数，複素幾何学 géométrie complexe およびシンプレクティック幾何学 géométrie symplectique が次第に広く一般化されることなどである。このことは，このような過程の創造的な力から理性的表現に至るまで示されており，思考システムの最初の統合のきわめて高度な結果として現れる。

こうして私たちは違った現象について，一方をもう一方に還元はできないが，相補的に意識することができる。これは本来の分割，特に操作的二分割に匹敵する。次に挙げる基本的な例がそれを裏付けている。

数字1は，演算記号＋および－を伴うと，相反する二つの違った価値をもつ。こうして構成された二つの数字に別の演算記号，例えば，乗法または除法を付け加えた場合に，当初の整数の性質を変えない倍数または商が得られる。しかし，これらの数字に，概念的に異なるレベルの，例えば平方根といった演算記号を付け加えた場合，ある場合には整数（$\sqrt{1} = 1$），別の場合には複素数（$\sqrt{1}$）が得られる。この場合，性質が異なった，相互に還元できない，しかし相補的であって，異なる知性的構築物に加わっている二つの概念世界があることがわかるのである。これは実数を用いる古典物理学と複素数を利用する量子物理学にもいえることである。さて，一方がもう一方を締め出すことなく，一方を他方に還元することは不可能である。この二つの学問はいずれも異なる分野に向けられたもので，そのうちの一つは概念的跳躍を含んでいる。しかし，この二つの型の物理学の統合をしようとする，かなり厳密な構成理論がないわけではない。

想像的次元を最初から除外しようとすると，その情動的生命，理性および想像力を融合できる人間の精神構造に固有の特性を，ア・プリオリに変質させてしまうことは確かであろう。そのことを忘れると，人間の表象をロボット的機能に還元するおそれがあるだろう。それは，私たちの時代を情報科学的革命による超機械化の時代にしてしまうリスクを犯すことである。特に精神医学においては，認識の精神そのものを一挙に抹殺してしまうことになる。実際，この専門分野の目的は，患者が体験する苦しみの中で奪われたり，失われたりした精神的自由を取り戻そうと試みることであることを忘れてはならない。ところで，この専門分野は，この自由の回復を適当にロボット化できる偶然性に還元できないことを示している。精神医学は，また，患者の先立つ内的外的エネルギーに依存しており，患者は苦しみの存在を乗り越えて，体験する障害の向こう側に再び自由を見出すことができる。もし，意識的思考が出現し，体験される様々なレベルで自己と関連するとき，無限の力学的ネットワークの創発(42)，統合的，自己調節的，さらには他者調節的形態の創造者として現れるとすれば，展開は実際上無制限である。それは拡大方式だけにとどまらず，上昇方式，さらには超越方式でもなされる。それらの方式は，それらを抽象化することで，本来の形を保ち，二次的にそれらの形に折り込む事ができる。

この全体的な進展と相関して，最初の神話の意味作用を失った認識は，徐々に合理化された抽象的表象へと向かう宇宙開闢説の進展が，人間の歴史を通じて，そのことを裏付けていることである（シュメール人，エジプト人，ヘブライ人，イオニアの古代ギリシア人，現代科学の表象）。

シュメール人は宇宙の四大要素（海，地，空，空気）を神格化し，人間の出産の図式に基

づいて再結合させた（90）。エジプト人は混合主義的ビジョンから王，動物，物体を神格化し，アケナトンによれば，それらを太陽の円い形をした唯一神に置き換えて，不在を明確にして，そしてその後で，プトレメーによればファラオ神を呼び戻した。ヘブライ人は，神格化された要素を自然要素に還元したが，そこから唯一神の創造からの産物を創り上げた。イオニアのギリシア人は，基本要素を神格化した神話的性質とその世俗的性質を区別し，人間の持つ諸要素を合理性に結びつける道を開いた（193）。それから，見かけの形態と機能との間に新しい区別が確立され，想像力と理性の可能性が爆発するまでは，さらに二十世紀近くを必要とした。その時から，現代の数学者や物理学者によって大宇宙の大きな機能的組織化がもたらされる。こうして大宇宙は四つの力による場の理論によって把握されることになる。すなわち引力，電磁力，強い核エネルギー，弱い核エネルギーである。この進展は続き，発展途上の認識である量子力学とともにやむことがない。

ただし，最初から条件が必要である。人間が常に現実の観点をますます抽象化する理性的領域へと移行できるとすれば，より一般的な，より統合的な，また豊かな様式に超越できる。たとえ大きく超越できなくても，成長できることは明らかである[92]。

3- メタ認識の形成

従って，メタ認識形成の上昇する抽象的段階では，思考の一般的力学は新たに，すでに確立されている形態化のサイクルと結びつく。それは，ちょうど障害物に当たって引いて，引き波となって，再びその波の上に裏返しになって戻ってくる大波のように，既存のものと新しいものとの共同の力学に基づいた新しい形を生みだす。こうして，すでに形成された回路への力学的形成の再-入が体験され，その延長の構成に役立つのである。また，獲得した最初のデータから生じた，新しい形成は，ある意味でそれらを組み入れ，新たな意識化が生じることもわかる。こうして先行する認識の認識が構成される，言い換えると，より統合されたレベルのメタ認識が構成されるのである。

従って，ある現象の認識が深まれば深まるほど，ますます恒常的な特性が引き出され，新しい抽象的な表象は様々な面を含むようになる。さらに，この現象は，G・バシュラール（9）が強調したように，一般的科学認識論の法則になる。こうして，観察はより高度になり，徐々に意識的な思考を新しい認識のレベルに引き上げる。こうしてメタ認識は，はっきり実在する明確な認識を超越したところにあり，実在する認識を組み入れ，すべてを共通分母として役立てる。その利点は，新しい認識を構成する諸要素の集合の力学的一貫性を証明できることである。こうして，諸々の要素の妥当性によって，関連対象の性質に対する適合性を検討できる。それゆえこのメタ認識は，先行するデータを，認識の最初の源泉との関連でよりよく位置付けし直し，妥当性を明らかにできるようになるだろう。

同様に，この新しい認識は深められるほどに，ますます厳密となって行き無条件で超越的存在になるだろう。それはもはや理性的説明だけでは不十分で，さらに人間

---

[92] バシュラールは次のように書いた。「詩の精神的な種子を得るには…また詩的イメージによって認識の最初の起源を見出すには，現実の働きに非現実の働きを加えなければならない」。イメージは，創造性によって想像的な認識から起源を作る。

第4章 認識

存在と属する宇宙に侵入せざるを得なくなる。G・バシュラールが書いているように，「正確さは絶対的であっても，概要は相対的であることは忘れられている」(9)。

そもそも，この一般的機構は，必ずしもあれこれの専門分野の認識の唯一の次元，あれこれの思考門，あれこれの時代だけに限定されているわけではない。帰納や一般化によって，主体が獲得したすべての認識の集合について，さらにはある時代，文明，さらには人類のすべての認識についても想像することができる。従って，こうしたメタ認識の様々な面は，思考レベルの新しい超越，徐々に一体化する思考を示しており，上昇に応じて，それらの門，特に理性門に頼る。そこには，文化を明示する審美的現象と倫理的現象の結合の可能性があることを検討すべきではないだろうか。

いずれにせよ，理論的には，メタ認識によって，認識のツールの力学にさらに踏み込むことができるので，思考を構成する力学システムのほとんど限定されることのない枠組みに適用することによって，新しいデータを得ることができる。そうすると，それを用いて，思考の集合のよりよい組織化と理解が得られる。ただし，このメタ認識は，以前からある認識の性質を明らかにするため，創造される手段とは区別されるべきであることを指摘しておこう。

数学のように厳密な専門分野では，しばしば，より明確に数式化され，公理化された別の形，すなわち，本当の意味と一致する形で記述される概念を用いて，多くの分野の存在を説明しようとした。しかし実際には，R・ギタール (78) が強調しているように，真の数学的なものではない[93]。

このように私たちは，精神医学において，新しい観点と表象を喚起させて，既存の認識に基づいて確立された固定概念の枠を砕き，思考レベルを解放する。そうすると，観察者は新しい地平に導かれる。ところで，これらの様々な移行の研究は，それらの移行が最初のデータ形成を支配した統合様式において完全形 holomorphe をなしていることがわかる。この集合の組織をもっとわかり易く示すため，まず統合過程を想起することにしよう。

II - 最初の統合構造の創発

これらのいろいろな意識レベル niveaux de conscience の間に，形成の統合が働いている。これらの統合の集合は，特定の仕事に特異的な多数の機能で連結された，最初の認識レベルを構成する。

---

[93] R・ギタールによると，「たとえ検算理論，モデル理論があるとしても」，「メタ数学は存在しない」。なぜなら「数学には基礎になるものがない」からである。「よく出来た逆説的な書く行為…」と考えれば「数学には根拠となるものがない」，そして「書くことは基本的に切り貼り操作に頼っている」。数学のメタとはレッテルと無機能のことにすぎない。ギタールにとっては「数学の対象は厳密さであり…直観と文字の間の堆積物についての理論的関心事，正確さと正しさに関する事であり…数学的作業は実際，議論の余地のない絶対としての確証の上に成り立っている」。

1- 形成の統合

　形成の統合は，異なる性質の構造を組み合わせることが前提である。

a) 統合の多様性

　こうして操作的分割によって，認識の中へと一層深く浸透することができるが，次のことを念頭に置くべきであろう。認識を生む思考は，相互依存する機能全体を構成するとともに，それらの機能の間にも同様に生物学的要因および物理的・社会的・文化的環境などがあるということである。それゆえ操作的二元論は，これらの様々な要因に依存している。こうして，徐々に思考の内部機能の中に深く浸透できるのである。

　ただし，検討される機能によって，それらの統合は違った方向で起こる。きわめて感覚 - 情動的統合から理性的，審美的または倫理的統合に至るまで。

　それゆえこれらの統合は，種々の進行様式に頼り，感性的形態ではより類推的に，形式論理的形態ではさらに刺激 - 反応的様式に，また審美的および倫理的形態では混合的様式に頼る。

b) 感覚 - 情動的負荷

　推論と情動性は，これら二つの欲動に従う体験の二つの大きな極であるが，分離することはあり得ない。

　病理学的領域での，情動的負荷の役割はすでに証明済みである。現行の心理学でも同様である。周知のように，推論は隠された情動的負荷によって特徴付けられ，論理的展開と衝突する以前の体験によって偏向が加えらる。それゆえ，それらの役割の結びつきは，どんな推論でも否定できない。こうして話者は時に，重要な感情的または情動的影響をもたらした出来事に起因する刺激によって意思に反して誤りを犯す。さらに，これらの負荷は出会う対象の類似を通じて再活性化することもある。

　純粋に明確な論理過程に身を委ねたいと思った場合，これらの負荷と距離を置き，少なくとも軽視するか抑制する必要があることは確かである。それゆえそれは，根が共通している論理と類推の過程の間を往復する運動，ネットワークの中の運動であり，モデル化を推敲するために注意しなければならない。しかしまた，こうした体験によってうまい推論にたどりつくこともあり，経験は貴重である。

　情動と推論について語ることがよくあるとしても，それらを生む隠れた思考の構造と回路については言及されることはまずない。ところで，思考はいくつかの機能から構成されているように見える。諸々の機能は，相互に依存し合ってネットワークを構成し，相対する対象の性質に従って，変わりやすい作用の集中性がある。さらに，この複雑かつ変動する全体性は，集合のバーチャルな時空性の中に位置して，きわめて複雑である。実際，全体性は恒久的構築において，多方向的で，検討対象の構築に付随し，客観化可能なそれぞれのレベル，それらの統合，体験される様々な環境に特有である（118）。ところで，私たちは，この全体性が，こうして創造されたバーチャル世界で図式化されて，思考の中で分離不可能なものを線で結ぶことを見てきた。

　従って，知的領域から生じた現象のみを問題にすることはあまり意味がないだろう。なぜなら，感性的および情動的構成要素を遠ざけることになってしまうからである。これらは精神の働きの集合で重要な役割を果たしている。同様に，精神構造の最

第4章　認識

初の力学に加わる，情動的な次元の諸要素を，突然生じる知的構成に直接移行させようとすれば，精神の働きのモデル化に思わぬ亀裂を導入することになる。

それゆえ，過渡期の機能構造の集合の存在ばかりではなく，知的機構の根源にも情動性にも機能構造の起源があるということを検討せざるを得ない（123, 129, 137, 138）。それは，私たちが「初発論理」および「機能論理」という用語で呼んできた形成であり，それらの構成要素は精神の働きの集合との関連で明らかにされなければならない。

c) 機能の形成

感覚 - 情動的負荷の影響は，他の機能を通じて明らかになり，過渡的機能構造，すなわち初発論理構成に加わる。初発論理は，研究対象または関連対象の性質によって変化する。このことは，またシステムの外の活性化要因に依存する意味作用の問題，および精神分析の立場の問題につながる。しかしながら，この言説は必ずしも感覚 - 情動的負荷だけに左右されているわけではないので，精神分析と混同されることはない。

こうして観察者の進め方を知れば知るほど，線形的および循環的方法の共存と統合に気付かされるのである。線形的方法は，原因 - 結果モデル，言い換えれば刺激 - 反応モデルに対応する。循環的方法は，検討対象と観察者を介入させるだけではなく，観察者の指向対象，対象の性質，さらには主体と対象に外的環境までも介入させる。こうして，対象の性質，観察者の基準の多様性，それらのあらゆるレベルでの相互作用を一挙に考慮しようとすれば，線形的かつ循環的方法の組み合わせに頼るほうがよい。これは，特にシステマルな進め方にみられることである。

こうして，バーチャルな機能の役割が現れ，それぞれ異なっているが，この集合の作用を目指して協力する。バーチャルな機能こそ，私たちがあらかじめ機能門の概念，すなわち，精神システムの自然な機能の概念によって示したものである。

2- 機能の役割

対象の意味作用，すなわち経験した現象の意味作用が何であろうと，人は，それをそういうものとして解釈し，それが加わっている集合と関連して解釈せざるを得ない。ところで，人は，たとえ存在を全体として完全には「理解する réaliser」ことができなくても，存在を自分から区別し，自分の外側に置いてみる能力がなければ，固有の存在を信じることはできない。外側に置くと突然はっきりした表象が現れる。このようにして思考機能の中に，目標に応じて種々の道が現れ，すべてが同等 homologues に見える（少なくとも類推的に）統合された機能から構成され，個人の目標に至るように機能間で調整が計られる。

こうして，感覚と精神に外部の対象として現れるそれらの存在が，認識され，次いで解釈される。対象の総合形態，輪郭，質，構成的機能がそれだけで評価される。すなわち，それらの様々な分割から意味を表現できるのである。ところで，意味を表現するものが現れなければ，この進め方はそれだけでも複雑である。それは，生命現象の結果であるので，対象との関係を活性化したり，活性化されたりできるので，現実の微妙な問題を提起する。

それゆえそれらの門の構成をよく理解するためには，自分から離れて観察してい

る患者の身になって把握し，次に共通の特徴を解釈し，別々に検討すると，操作的二分割を通じて起こる過程に従って，構成単位の働きを復元できる。

それらは一次的な諸要素から生じ，レベル毎に，次々にそれぞれ異なった二次的構造を生む。二次構造のそれぞれが，各レベルの機能に適合する役割を有し，新たに形成された構造全体が新しい機能を生み，今度はそれ自体がまた新しい機能を生む。それゆえこれらの門には，上行と下行の機能的特徴があり，構造的「対象」と機能によって構成され，ある意味で数学的な「カテゴリー」の仕方に近い。

それぞれの門は，他の機能との広い統合の中で様々なレベルの組織に関わる。とにかくこれは，「厳密」科学の領域でも，物理学者が量子理論で認めたように，現実の様々なレベルを想起させずにはおかない（154）。

たとえそれぞれの目標が他の付随的門が加わって始めて完全に達成できるとしても，すべてはすでにそれぞれに固有の目標（感覚-情動的，理性論理的，審美的，倫理的）を持っている。

門の概念の個別化を可能にしているのは，これらの共通の特徴の集合であり，思考の創発の検討が進むにつれて明確になる。

a) 情動的負荷の作用

このように，情動性と理性的構成要素は密接に関連している。このため，それらの作用はきわめて多形的であり，すでに検討した「振動子作用」に類似している。信じる能力は，存在の本能-情動的生命に深く刻み付けられており，本能-情動的生命の精神的方向付けを条件付けている。それゆえ信じる能力は，情動的負荷に大きく依存している。この情動的負荷は，精神の働きと様々な構成要素，特に最初の理性的思考過程の形成の中に統合されていく。

感覚-情動門は，フロイトに影響された数々の研究が示しているように，言語によって達成された類推的共鳴様式や特殊なモデル様式を借りている。ただし，明らかに理性的形成に関することであれば，感覚-情動門は決定しない。情動的負荷の重さによって，その影響は他のより知性化された機能に対しては異なるはずである。負荷が弱ければ，影響は限られたものにすぎない。負荷が強ければ，それが統合されているこれまでの機能的平衡が乱されることになる。感覚-情動門はそれ自体，制御を上回る審級の遡及力に従属しているとしても，その影響力は他の機能の構成要素の遡及力と分離不可能であろう。

私たちはすでに，情動的負荷がしばしば多少とも強い類推を介して現れることを検討してきたが，論理過程はむしろ同一性を介して現れる。これらの門のつながりに役立っている機能的構造が示されるのは，これら相互の力学的流れの動きによる。

b) 情動-理性的つながりの可動性

ここでは，さらに，統合による生成に役立つ，理性的かつ論理的方法を中心に検討しよう。また，感覚-情動門，倫理審美門と同時に，その他の巨大で複雑な精神のネットワーク活動の別の極が，情動-理性のつながりを示していることも検討しよう。このことにより，理性的方法で個別化された構造モデルに基づいて，精神の働きの集合が完全形 holomorphe の仕方で，どのように形成されるかが明らかにできるだろう。

情動と理性のつながりと様式を分析する最もよい方法は，ここでも実際に観察される臨床的現象から出発することである。そこで再び，妄想確信の臨床に目を向けよ

第4章　認識

う。そこでは結びつきは，気分の変化と病理学的な知的構築物との関係および相互関係の問題になる。

― 妄想確信と気分障害との関係

妄想確信は驚くほど変り易い。それは，理論的には一つあるいは複数の機能的な疲労があるとしか考えられない。思考の本能-情動的構成要素と知的構成要素の間で，さらには社会的要因の間で，変幻自在な動きがある。私たちは，この役割が初発論理のレベル，また，より統合されたレベルでは機能論理による可能性があることを検討した。

これらの二種類の現象の統合は，結果として妄想では情動的構成要素か知的構成要素か，いずれかのはっきりした優先性があることを示している（例えば，嫉妬妄想では情熱的な要素が優位であり，科学妄想においては知的要素が優位である）。従って，妄想確信[94]には，感性的および観念的領域の統合には大きな違いの幅があることがわかる（127, 128）。これらは通常，気分変動によって変化するが，それらの可動性は気分変動と関係なく現れることもある。従って，患者の気分との結びつきの問題が生じるが，それは信念の排他的な領域にも，単に知的領域にも位置しない。

気分の源泉は，必然的に生物エネルギー的であり，環境からの無数の刺激とも関係する。抗うつ剤，または反対に催うつ作用のある薬剤が証明しているように，すでに生化学的要因が介入している。また，エネルギー抑制または逆に解放因子と関連して，はっきりした役割を果たす環境要因もある。こうして，ある環境で解放されることに慣らされたシステムは，環境がその人に損傷をもたらすような出来事（物質的困難，社会的地位の喪失，親しい人を失うこと，など）で変化した場合には，意気消沈するに違いない。反対に，無限に解放されると感じるシステムはさらに活性化するだけに違いない。それらの例は様々である。きわめて異質な要因に関係するものや，特定の隠喩によるものまである。すなわち，社会-職業的成功，爽やかで晴れ上がった日は曇り空や雨の天気よりも元気がわく（光療法はしばしばうつ病患者に推奨される），「山を持ち上げるような」信仰の体験などである。それゆえ，すべては自己調節であって，生物学的，エネルギー的，本能-情動的レベル，コミュニケーション，調節のレベルなどに介入する。

その点，妄想確信は記述的であるので，機能的なものよりも正確に分析できる（128）。しかしながら，分析は特殊な方法論を前提にしており，システマル法が実現しているように，特に精神的組織の様々なレベルを考慮する必要がある（118, 129）。

― 記述的分析

最初の段階では，この変わり易さが目につく臨床面の記述的比較分析はわりに容

---

[94]「妄想確信 croyance délirante」という表現は信念と妄想という，二つの事実に由来している。信じること croire は *credere* から来ている。これには様々な理由のあることは認めるが，むしろ確信と知ることは区別される主観的な事実である―そうだからといって，知的秩序すなわち理性を排除しなければならぬというわけではない。それゆえこの現象は，特に存在の感性的，情動的参加を意味している。妄想すること délirer は *delirare*，すなわち「溝から出る」に由来している。従って妄想は，「精神的能力の混乱」を表し，明らかに常軌を逸した思考と観念から成り立ち，現実についての一般的な尺度を欠いている。換言すると，妄想は知的な面でより強く現れるが，感性的，情動的構成要素も含んでいる。それゆえ，「妄想観念」と「妄想確信」は見分けるべきであるが，分離するべきではない。

易であるが，実は，問題はさらに複雑である．実際には，様々な場合がある．妄想確信は気分障害をきっかけにして突発し，気分障害と共存して変動し，二次的に気分障害から離れて，自分の都合のために進展するか，あるいはそれとは無関係に見える．

　妄想確信が気分障害と併存するという最もよくある症例では，気分障害は妄想確信の突発時や一時的な気分変動と同様に，主題の性質にも介入する．このように妄想構造と気分障害の合致は，妄想確信がしばしば気分障害の症状であって，気分障害と平行して進行することを裏付けている．この現象はありふれたものである．これは，メランコリー性および軽躁的な妄想確信の場合で，気分障害の進行の程度によって変化し，霊的な指令であると，日常生活から取り入れた姿を変えた主題の意味に影響する．

　典型的な例は，躁うつ病の患者の場合で，メランコリーの時期には永遠に地獄に落ちると思い，軽躁期に移ると，聖霊の無限の視力があると信じるのである．

　これは通常，古典的な妄想形態にみるように，**主題の性質と気分障害の間に合致**をもたらす．こうして再発性または周期性の形で現れる主題は，同じ一般的な記号表現の構造と結びついているが（例えば，罪悪感，無価値，うつ病性迫害，興奮性の誇大な感情や権力意識），症例によってはさらに特殊な言説と結びつく．次にその例を示そう．

　60歳のX氏は，30年来周期性の躁うつ病に罹患しており，春と秋に発症することが多く，被害妄想と考えられている．リチウム，抗うつ剤，神経弛緩薬を服用しているが，特に抗うつ剤の用量を減量した場合は，単に短期の妄想のぶり返しが現れるだけである．このぶり返しは，服用量を増やすと急速に消退し，また患者の学習の結果，薬用量の調節で病的確信をコントロールできるようになった．このように妄想確信は非常に変わり易い．しかし，妄想確信の主題，すなわち被害妄想は変わらないが，ぶり返しの都度，表現は異なっている．連続する二つの時期がそれを裏付けている．

　第一の時期は，彼が医師のところに妻を連れて行ったとき，そこで妻が相談したことと関係している．医師は彼には話しかけなかったが，妻の方をうかがって観察していた．それゆえ彼は，自分が罪悪感を抱いている過去の行動を，医師が裁いたと考えている．こうした解釈は数日続き，やがて薄れる．

　それから数週間たって，彼は聖母お清めの祝日に，水差しとフライパンを買いに店に行った．水差しが小さすぎないか心配して，売り子に質問した．売り子は面倒そうに答え，その大きさなら，クレープを作るには十分であると請合った．彼はすぐその言葉を，前夜妻が自分のためにクレープを準備していたことと結びつけた．類推は解釈を生み，解釈は直ちに形を取り，被害妄想の古典的構造に統合される．実際，彼はすぐ直後に自宅で監視され，一挙手一投足を知られていて，デパートにいても監視されていると感じている．

　別の症例では，**患者が妄想確信とその構成要素を一歩退いてみる**ことが不意に起こることがある．妄想確信から生まれた行為の途中で，突然，確信の一時的な修正が起こる．

　その例として自殺行為がある．価値がないという妄想観念と典型的なメランコリーの精神

第4章　認識

的苦痛を伴う重度のうつ病に陥りやすい女性患者が自殺を決意した。何週間もかけて慎重に自殺計画を練った後，彼女は周到に実行に移した。大量のトランキライザーとアルコールと一緒に，自殺用に買い込んできた殺鼠剤を飲んだ。こうして深い昏睡状態に陥り，集中治療の後にようやく覚醒した。しかし，そのとき，彼女は自殺の決意が奇妙に変化したことを語っている。薬物とアルコールを飲み，殺鼠剤を飲み始めた時，自殺の決意が突然消え去ったという。彼女はとっさに馬鹿なことをしたと気づき，殺鼠剤を飲むのをやめようと思った，と語っている。しかしながら，彼女はその試みを始めた途端，重大な結果を避けられないだろうとも思った。こうして彼女はやりかけの自殺行為をやってしまったのであった。

さらにまた，**本来の気分障害が正常化してから発現する妄想確信**もある。幻覚妄想が気分の変化とは関係なく，段階的に進行した例が以前に記述されたことがある。これは幻覚が妄想に先立つか否かについての，多くの議論を呼んだ。それは，ド・クレランボーの精神自動症症候群である。もっとも，現在では多くの学者が精神自動症症候群を認めていないか，過去のものとみなしているが，私たちは非常に似た一症例を観察できた（121）。

ド・クレランボーは，かつて自動症は軽躁状態の時に現れることがあると断言している。特に幻覚の基礎に横たわる，思考化声の形で発症する。気分が正常化した後に，被害妄想はしばしば無傷である知性の反応として出現し，はっきりした上部構造を形成する。こうして上部構造は，自我との分裂を作り出し，二次的な人格の形成へと導く。続いて，これらの形成は情動的内容と観念的内容を交換する。こうしてド・クレランボーは，かつて，フランス学派が「慢性幻覚精神病」と呼んだものを提唱したのであった。概念的な位置探しの方法が変っても，それらの事実が常に再発見され得ることに変わりはない。

最後に，**はっきりした気分障害がなくても起こる妄想確信**がみられることがある。古典的精神医学は多数の例を示している。特にパラノイア性妄想として。さらに，いくつかの精神病の経過中，一過性または反復性，特に可動性の妄想確信が立ち現れることがある。

以前の著作ですでに報告した症例を挙げよう。若い女性患者で，以前に錯乱し，その後うつ状態になったことがあるが，観察時にはすでに寛解しており，その後の経過で解離性であることが判明した例である。あるときは誇大妄想的な確信を抱き（自分はスペインの大貴族の娘で，姉が一人いた），またあるときは，その後すぐそれを批判する（その時彼女は一人娘であるという自分自身の通常のアイデンティティーを取り戻す）。この現象は検査ごとに反復されたり，同じ検査の途中で，数分の間隔を置いて，反復されたりした。そのことは他の観察者によっても確認された。さらに，質問の仕方（例えば「あなたは確かにX嬢さんで…一人娘ですね」または「あなたはスペインの大貴族の娘ですか」）は，確信を変化させるのに十分で，さらに変わりやすさを加えることになった。このようにこれらの事実は，変わり易い妄想確信の下にある機能構造の力学的変動性をはっきり裏付けている。

このように，これらの臨床データの集合は臨床的に現実的かつ裏付けできるシーケンスに呼応するが，それにも拘らずこのシーケンスは，見かけのもので，表層的である。実際には妄想確信と妄想観念は，別々に切り分けられないし，根底にある感情

-情動的構造も切り分けられず，精神システムの前向遡及活動のネットワークを作っている。それは記述に便利な図式と関連するだけである。図式は，妄想確信では気分障害を伴っていたり，過去に伴っていたこともあり，はっきり伴っていないこともあることをよく示している。

― 機能的分析

これらの同じ事実に関するもう一つの観点が，相補的な機能的分析を行うことから生じる。この機能分析は，力学的相互関係の多様性のただ中で，妄想確信の情動的および観念的側面のそれぞれの構成要素の自由度に関係している。従って妄想確信の感性的および情動的側面は，きわめて主観的な機能に依存していると思われる。すなわち，観念的側面は特に知的機能から成り立っている。それらの統合は変動的で，形成される機能の配置に従って，多様な前向遡及活動のネットワークのただ中で生じる。

臨床はこのように，様々な自由度で機能的配置が存在していることを示している。自由度の低いものは妄想確信の場合であり，気分の変化が付随し，情動的負荷が妄想の主題の性質を明確にする。その場合妄想確信は，体験される情動的負荷の大きさに従って，情動的極と知性的極との間で変動する。この相対的な一貫性は，気分障害の動揺に由来する妄想確信の性質に関するモデルを提起する―短いかつ近接した周期の躁うつ病に関係することもあるし，あるいは他のあらゆる種類の気分不安定の型と関係していることもある。その他のものは，自由度の高い機能的配置である。この場合は，妄想確信と気分障害が分離しているか，仮性-分離している。あたかも情動領域と観念領域がもはや直接には結びついていないかのようである。従って，それらのつながりの可動性は，自分の都合に応じて発展させることのできる様々な機能を物語っている。このように，いろいろな自由度の機能システムがあり，隠喩的には機能的連結を思い起こさせる。なぜなら妄想確信は多かれ少なかれ，気分変動とは独立した形で進行するように見えるからである。

c) 中間的制御の構造形成

それゆえこの連節が，より複雑な妄想構造に加わると，違った仕方で情動的力学と理性的力学の統合が可能となる。こうして，この連節は，私たちが初発論理と名付けた中間的制御の機能構造の仮説に導いた。なぜならこの連節は，論理的制御が作り出される前から存在し，完全に本能-感情-情動的構造の作用に従っているからである。

それゆえこの仮説は，妄想確信の情動的側面と観念的側面に同時に関係する。この仮説から，情動的負荷と思考の流れ，それらの変動，性質および主題の変化をよりよく理解できるようになる。信念の経験的側面と関連する機能は，きわめて情動的という理由から信じる傾向を作り出す。これらの機能は，妄想確信の感性的情動的支えであり，形成される観念的側面の土台となり，違った仕方での方向付けから現れる知能的過程によっている。

従ってこの仮説により，最近の観察例で報告したように，面接において妄想対象についての問いかけで，患者の以前からの主張が変わり得ることが理解できる。それは，体験レベルで生じる変化と相関している。このようにそれは，観察者が，縛られている想像と本能-情動的欲動を患者に追わせるような場合，あるいは逆に，患者に着想を制御させるような表象を生じさせて，反射性の対象を変容させるような場合で

ある。隠喩的には，このように様々な感覚 - 情動的機能や理性的機能に対して，多様な方向にポイントを切り換える位置を想像することが可能であり，門の形成と拡大に寄与することになる。

3- 初発論理の構成

理性門は人類を特異化する。すなわち，思考の一般的機能において重要な役割を果たすのである。それは初発論理と機能的表現を経ることによって，様々な型の論理に論理 - 類推的に共通した根から発していることを想起されたい。これは私たちがすでに「機能論理」と命名した（124, 137, 139, 140）。

はっきり定まった力学的構造への移行をよりよく理解するため，より下等な生物システムにすでに存在する形態から類推してみるとよくわかる。私たちは，このような概念をどのようにして類推的に，思考機能の集合へと，特にその病理的様式へと移し替えることができるのかを検討しよう。

a) 中間的構造の統合

このネットワーク状の働きは，相互に統合し合う構造からなる機能を介してなされる。

システマル法は，精神障害の臨床から抽出され，患者の精神現象の構造のモデル化を提示できるし，また正常な精神構造にも適用できることを想起されたい。別々に検討できる精神的組織のいくつものレベルを探り当てることにより，それぞれのレベルと最初の大ざっぱな表象，および観察可能な精神病理に属していると思われる，あらゆる現象を組合せることができる。同時に，この方法はまた，これらの組み合わせがその人の精神の働きの集合を説明するには不十分であることも裏付けている。実際，これらのレベル，起こりうる遡及活動を同時に考慮する必要があるし，教育的，社会的および文化的環境との内的外的相互関係，それに伴う自己調節，そこから生じる自己 - 組織化や異種 - 組織化，すなわち構築されるネットワークの統合を同時に考慮する必要があるのである。

従って，これら自己調節のすべてはすでに操作者に属していて，操作者自身のシステムだけにしか通用しないことがすぐにわかる。また自己調節は，システムの外の自然の目的論的面から，無数の力学的形態化にまで依存し，人間の精神構造に関わり，精神構造は―理性的観点から言い換えると―それを構成する機能に介入する複雑な要素の位相に至る。

それゆえ量的見地からは，私たちは計算可能な還元には程遠いし―たとえ大雑把な認識レベルで障害の認識に至るにしても―目的論的力なしに済ませるような位相還元にも程遠い。私たちは，巨大なシステムの中にあり，それは，時空性と結びついた方法で創造され，無数の要素を包含している。それは，数と規定不可能な自然の複雑な変化によって同時に支えられており，あるレベルから他のレベル，個人から自然環境，さらに個人から他への移行にまで介入する。システムはこのように構成された集合から，次第に抽象的な集合へ，さらに体験的であると同時に抽象的な集合へと移行する。システムは，個人と自然環境とを同時に働かせる巨大な操作的潜在能力に基づいており，同時に，個人にとって未知であり内在するものである。

従って，この段階的な統合は，数量型の線形的方法，幾何学的には循環的思考方

法であり，二つが結びついて全体の自己調節型思考方法となるが，外的世界への開放的思考方法と関連する。そのため，この型の機能的システムから創発する認識は，どのような研究領域にも通じ，その性質に適合できることがわかる。

b) 環境と研究対象についての遡及活動

同時に，理性門の構成は，対象とする環境と現象から切り離せないし，その性質についても同様である。

さらに環境の構成要因は，精神の働き，特に理性門と初発論理構造の機能に介入し，それらの適応の役割の理由をはっきり理解させる。認識が研究対象の性質，見かけの形態，構造，力学，機能，意味作用などのデータ入力であるとすれば，この対象とそれに対峙する精神システムとの間に位相の共鳴があるだろう。

物質的対象については，データ入力は自動化された機構で厳密になされるので，論理過程を生じさせる。生きている対象については，データ入力はより複雑で，位相の差異を記録できる受信システムを必要とする。これらの位相は，同時にあるいは連続的に組織化され，さらには組織解体され，そこから類推機能が生じる。類推は，すべての開放と創造の可能性に対して特有で，強力，豊か，活発で，一貫性があるか，反対に，論理的機構の制御に従う以前には脆弱，貧弱，表層的，部分的である可能性がある。しかも論理的機構自体がこの集合から調節されることもある。精神システムの自己調節を考えることは，おそらくホメオスタシスの一般的効果と関係し，宇宙と組織化されたシステムを構成する力のバランスを考えることである[95]。

要するに，この初発論理の機能的構造化が，精神機能の統合に反射することを想起しよう。特に，私たちは，超論理的研究が，同一の主体やいろいろな主体の中で働いている論理の型の比較と差異の研究に基づいて，機能と呼ばれる論理の抽出を可能にすることを理解した（123, 124, 129, 139）。この論理により，個人は多少とも意識的に推論を研究対象の性質に適合させることができる。この論理はまた，思考の病的働きや正常な働きにも現れる。

さらに，この比較的バランスのとれている恒常性を第三者が撹乱することもある。事実，第三者は介入によって，または単に存在するだけでさえ創造される状況に多少とも重要な役割を果たす。第三者が，学習目的で他者が行動するのを観察するだけに甘んじる場合，その役割は無視すべきではないにしても，目立たないことがある。第三者が存在するだけで，人々が作り出す表象によって，その関係に巻き込まれる一人あるいは複数の人物に影響を及ぼすことがある。第三者自身が研究対象になるか，あるいは主体-客体の関係に介入すると，観察者の推論の構造化に働く諸要素の複雑性がさらに増大する。そのため，もう一つの重要な問題が生じる。それは，信頼性créditivitéと抽象的知的領域との相互関係の問題である。つまり，複数の個人によって，体験される現実であると同時に想像的ないし抽象的に把握されるバーチャル世界の関係である。ところで，個人は，個人的な構造，確立された関係，計画などによって，現実とは異なる観点を持つことがある。その場合，この観点，思考機能に重要な役割

---

[95] この主題についてアインシュタインとインフェルトの記述を引用すると「観察した事実が私たちの現実概念と理論的に合致する事が望まれるだろう。私たちの理論構成で現実の把握が可能であるという信念がなければ，また私たちの世界の内的調和の信念がなければ，科学は成立することはできないだろう。この信念こそが常に，あらゆる科学的創造の基本的な動機であるし，また今後もあり続けるであろう。」（50）。

第4章　認識

を果たす初発論理機能を用いて容易に理解できる。

　それゆえ初発論理構造の作用は，個人があらゆる状況において，あらゆる対象，あらゆる主体，あらゆる観念，あらゆる環境についての，推論の適応を可能にするので重要である。初発論理構造は，現在のところ実際には未だ知られていないし，自然な意識的制御を逃れるにもかかわらず，精神システムの目に見えない下部構造に位置しているので，研究対象に応じて，推論を自発的に変えることができる。それは次のような場合である。主体が，物質的，可視的あるいは想像的対象から，存在するか不在な主題に移るとき，観察可能な現実から思い出または計画の喚起に移るとき，協調的活動から個人的な知的活動に移るとき，芸術的行為から科学的行為に移るとき，人間的問題から数学的問題提起に移るとき，瞬間的にある空間 - 時間から他の空間 - 時間へ，あるいはまた多数の連続的時空性へ，さらには同時に存在する（テレビモニターのモザイクに似た方法で）時空性へ，あるいはまた瞬間的に複数の時空に重ねられるようなものに移るときである。

　人間存在の心的生活に不可欠な思考の流れはすべて，この初発論理に依存している。まして人間が自分にとって全く新たな状況に直面したとき，すなわち，深い海の底とか，宇宙空間とか，不慣れな環境に囲まれるとか，たまたま当初の性質とは異なる状況に直面したときはなおさらのことである。すべての推論は，展開する研究対象の性質や環境に適応することなく形成される。従って，推論は，定まった計画にとって相対的なものにすぎず，場合によっては誤っていたり歪んでいたりする。

　精神病理でも，初発論理の影響は非常に重要である。環境不適応は障害の構造化に加わる。こういうわけで私たちは，病的信念の変わり易さが初発論理に依存していることを検討した。すなわち，情動面に関係する混乱が初発論理的装置を無秩序にするのである。同様に，情動的負荷も人間 - 環境の自然な状況に適合しなければ，初発論理機能にただ歪みを生じさせ，次いでその初発論理に依存する行動と推論に歪みを生むのである。

　例えば，不安 angoisse，情熱，欲望，悲しみ，不適応な精神性は，全体的状況に適応した行為や推論に逆らって表示され，病的または倒錯的態度を引き起こすことがある。神経症的行動，妄想観念（誇大，色情狂的，メランコリー的…），社会的，宗教的，などの主題の精神病的行動が，それを裏付けている。

　この問題をさらに深く分析するが，こうした試みは，言うまでもなく，非常に困難である。類推過程と論理過程は共通の起源があり，その区別は多くの個別の要素あるいは相補的な要素に由来している可能性がある。すぐに生物学的，教育的および，社会的要素が浮かんでくる。なぜなら，それらは，精神構造の形成（様々な形成が精神現象を構成している），それらの調節の形成，自己組織化および生成に寄与するからである。それゆえ，遺伝的素因にかかわらず，一連のほとんど限りない思考形態が，後成的要素と環境と関連して認められるとしても驚くに当たらない。きわめて異なる精神の型（夢見る，想像的な，厳格な，連想的な…）がよくみられることを主張するまでもなく，人間が熟考して，思考様式を区別する必要性を感じるのは当然である。人間は，図式化を求めて，それらの思考様式を躊躇なく対立させたが（直観と論理，感性的直観と知性的直観，形式的論理と自然の論理，など），実際にはこれらの様々な思考の型は，ほとんどの場合，異なりかつ相補的な構造化に依存しており，共

通した根がある。いずれにせよ，それを理解するには，その人たちに少なくともある程度，これまで馴染みのなかった他の思考様式を発展させる訓練をさせるだけで十分である。

最終的に，初発論理と先に述べた機能論理との類似性を確認せざるを得ない。もし初発論理が，論理 - 類推の共通の根（137）と機能論理（139）の間の仲介的構造であるとすれば，表面的に見られる機能論理の機能的基礎にもなる。従って，両方が機能的統一性を形成し，それらが共通の根の存在と様々な論理的機能に加わり（129），理性・論理門の構築に参加することがわかる。理性・論理門は，それ自体で大きなネットワークを形成し，その柔軟性が「溶液」となり，記録された統合と取り組む対象に応じて変容する。

c) 初発論理の機能的構造

感覚 - 情動門および理性門の働きは，初発論理機能の構造の形成に向けた段階的な統合に導く。

― 適合的役割

人為的に分割された，これらの精神エネルギーのすべてが，組み合わされ，相互に変容し，様々に関連し合い，そして必然的に，最も基本的な組織から最も高度な組織まで，複雑に段階付けられた構造を経る。こうして，初発論理と機能論理の概念により，主体が，どのようにして自動性と同一性に基づく厳密な論理的機能的過程—コンピュータのように—を経て，より柔軟で，より活発な，ある意味で情動と外的世界との関係が浸透した自然な論理過程にまで至るのかをよく理解できる。すでに強調したように，推論の厳密な構造を変化させる，連続的な刺激 - 反応で乱れるアルゴリズムの問題だけでなく，留意すべき意味作用の問題もある。実際，連続する入力と反応は，ほとんど機械的な意味作用のある，形式論理過程を構成している。その連続する入力と反応において，主体の体験を形成する感情 - 情動的負荷は結合し，類推的共鳴の様式で発達する。たとえ論理と類推の根が共通の源を持っていても，それらの統合は単なる積み重ねによってなされるわけではない。感情的負荷の特殊性ばかりではなく，環境による異なる性質の変わり易い流れの錯綜が問題である。すなわち，諸々の環境の中で，この統合は，活性化要因の役割を果たすシステムの作動状態，研究対象，出会いの状況に応じて生成されるのである。

それゆえ，この初発論理の基礎的役割がかなりはっきりするだろう。生物システムの臨床観察ではいくつかの根源があるにもかかわらず，この形成は直接観察できる構造ではない。この形成は，臨床データの比較研究から生まれた概念である。この概念は，最初の部分的意味作用を，精神現象の力学的構成要素から人間存在のより全体的で，より柔軟で活発かつ本質的な意味作用にまで高めることができる機能的下位システムを呼び覚ます。そしてそれは，それらに特有の根源だけではなく，環境や取り囲む世界のホメオスタシス全体とも接触させる。

従ってこのバーチャルな形成は，精神の働きを同じように高度化されているコンピュータ機能から区別するのに非常に重要であることは明らかである。コンピュータは確かに，感性的に見える類推的機能と，純粋に機械的な論理的機能とを比較して関連付けることが可能である。それは，またそれらの機能を多数の自己基準に応じて適合させ，固有の機能を考慮することができる。しかし，コンピュータは—環境そっく

第4章　認識

りの特異的方法で—機能する世界の全体的ホメオスタシスを，物理的性質による以外には，絶対に捉えることはできないだろう。人間存在に固有の信頼性と精神性のすべての面をコンピュータは取り逃す。

従って，覚醒した意識的思考の芽生えについての唯物論的厳密な選択が，いかに意識的思考そのものを裏切るかが分かる。なぜならその意識的思考はア・プリオリに，人類の歴史を通じて，個人の大部分が広く共有している人間の感情を無化させるからである。このことを強調することは，ある意味で，人間科学の領域に合流することである。これは多くの論理学者や数学者が，ゲーデル（151）に続いて，自然科学において認めてきたことである。

結局，今日まで見分けられなかった，初発論理の概念は，正常および病的な推論の様々な様式に隠れて働いている要であり，思考本来の機能的統一性に基づいて，様々な思考の型を展開させるのに寄与している。初発論理概念は，機能論理において完全形の仕方 façon holomorphe で見出され，様々な論理の学習と自動化によってもたらされ，あらゆる知性的活動に加わる。こうして初発論理は，精神的過程の機能的統一性を無数の効果を持つ分枝に変えて，このシステムがもたらす様々な機能を自己調節して，検討対象に適合させるのに役立っている。初発論理は，人間存在の感性的，情動的側面に結びついて，原始的，前意識的なホメオスタシス構造を構成し，構築に寄与する自然な目的論に応じて，操作性を拡散し調節し，それによって，すべてが導かれ，方向付けられる。感性門と理性門の統合は，初発論理機能的構造にまで及び，こうして思考の全体的機能の本質が明らかになる。

一　臨床的具体化

臨床的具体化は，基本的な障害から複雑な障害にまで対応しながら，他の形への移行の可能性を強調することによって，それらに共通の機構を引き出すことから得られる。

単純な形としては恐怖症がある。この場合，刺激-反応の機構は，一度構成されると，自己調節されるだけでなく，他の病因または治療的要素がなければ，きわめて長期間存続することがある。しかしながら，この機構はまた他の精神的代償不全の形に関与することもあり，環境と情動的負荷が働くことによって，見かけでは精神的代償不全の背景に隠れたり消えたりするが，場合によっては恐怖症そのものと同じ形で，あるいは他の形で再出現することがある。

数カ月，場合によっては数年間にわたって変わらないままに経過する恐怖症 phobies があり，その一方では，しばしば，完全に正常に働く精神システムの中に表れる恐怖症がある。しかし，私たちが指摘したように，すぐにあるいは治療後に時間を置いて，消えたり，続けて再び現れたりする性質を持つ別の型も存在する。

それゆえこれらの場合には，同一行動生成刺激機構の類推によれば，確かに陰性の遡及活動がある。陰性の遡及活動が，消えたり，またより複雑な形で増悪したりすることで，爆発するような病の構築を食い止めている。好ましい経過を生むには，治療行為によって，刺激-反応による構築を解消させるか乗り越える必要があり，悪化した場合は，他の回路が構成された可能性があることを認めざるをえない。

この種の病理を来した患者が感情的ショックを反復する場合，陰性遡及活動では，

もはや集合システムのホメオスタシスを維持するには不十分なことがある。その場合，防衛は突如として崩壊し，病理が変容する。その場合，カタストロフィー理論の形が考えられる。

強いショックを繰り返し受けた後に，突如として奇妙な振る舞いをして，防衛反応の能力を完全に失った女性の恐怖症患者の症例がある。結局，彼女は，自己卑下の妄想とともに深い抑うつ状態に落込み自殺を試みた。

同様に，長期にわたる妄想のような，より複雑な形態では，すでに指摘したように，奇妙な動揺が現れることがある。隠された機能的構造の不測の事態を考えると，感情-情動的負荷の大きい妄想確信をめぐって進行が続いたり，より自動化され知性化されたり，またある時には危険な形で現れたりする場合があることがわかる。自分をスペイン王国の娘と勘違いした妄想女性患者に見たように，これらが交代して現れることもある。

こうした例を比較して見ると，これらの障害は一貫した理性的行為からは起こらないし，患者の側からの自発的要因からも起こらないが，思考の一般的機能の法則の類とはそれほど遠いものではないことがよくわかるはずである。

それらの行動は，主体の本能-感情-情動的力学とそれの精神的表象および現実への対応能力を関連付けて，ほとんど自動化される。それらの行動は論理的推論を全く介入させず，患者は自分の恐怖症的行動を批判する。患者は時に自発的に，妄想の経過する中で自らの妄想確信を批判することさえある。しかしながら適切な治療を欠くと，これらの病理的力学は遡及活動による持続的な修正能力を麻痺させる。

それゆえある程度の一貫性は，このシステムの様々な構成要素を関係付ける内的力学の動きと関係する。このことから，自動化された仲介的機能構造の存在が把握される。すなわちこれが初発論理である。

恐怖症行為はもはや専ら情動的なわけではないが，まだ理性化はされていない。それは，外的現実，一時的な自動化（恐怖症 - 強迫観念 phobie-obsession）に適合しない行動となることがあり，時には恐怖症行為によって築かれた知的過程と表象を伴う妄想観念に代わることさえある。最終的に，外部の活性化要因の変化の影響により，自然治癒することもあれば，治療的行為により病的な力学的構築を解除できると，二次的に治癒することもある。この状況は，強迫観念から妄想観念への移行の場合も同様と考えられ，またしばしば観察される現象でもある。

一 統合モデル

システムの全体的調節に関わる前述の概念すべてを，J・-B・グリゼが確立した図によって，図式化できる（140）（図40）。

この図が，初発論理と機能論理の相互関係を弱めているように見えるとしても，この現象は純粋に操作的なものであることに留意したい。事実，モデルは様々な形成のそれぞれの役割を区別し，それらの機能的相対性を示すことを目標にしているにすぎないが，機能的相対性は，実際には，特に柔軟かつ一貫した一つのネットワークに統合され，構成要素に関係するエネルギー負荷によって形態を変化させる。

第4章　認識

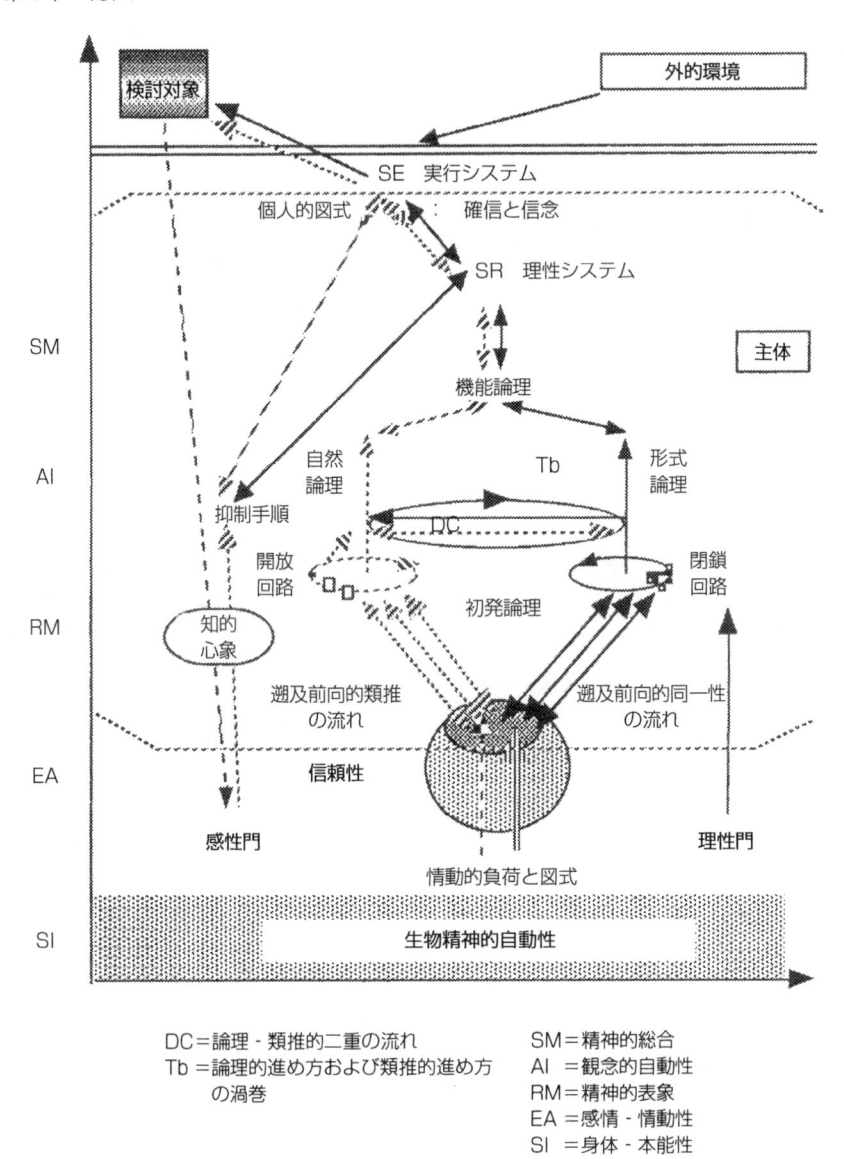

[図: 初発論理の機能的構造の統合モデル]

DC＝論理‐類推的二重の流れ
Tb＝論理的進め方および類推的進め方の渦巻

SM＝精神的総合
AI＝観念的自動性
RM＝精神的表象
EA＝感情‐情動性
SI＝身体‐本能性

初発論理の機能的構造の統合モデル

図40

　例えば，病理的な情動的負荷の力学の役割はこの図のように視覚化できる。

　システムの総合的なエネルギー平衡と関連して，比較的過剰な負荷は，身体‐本能の下にある形成エネルギーの流れを止めることがあり，特に表象や確信といった知的力学を混乱させ，ある意味で集合の正しい働きを妨害し，また特に遡及力を中断させることがある。従ってこの現象は，転換ヒステリーの現象に認められる。そこでは，感情的ショックまたは葛藤に続いて，患者は身体的異常（拘縮，麻痺）や感覚的異常（知覚異常，失声症），制御でき

198

ない運動のエネルギー放電（神経発作）などに落ち込み易いと感じることがある。情動的な放電，制御の示唆による強化は，このシステムの機能を十分良好な状態に戻すことができる。

これとは逆に，一時的あるいは持続的なエネルギーの低下は，主体の情動的ポテンシャル・エネルギーおよびその制御を弱め，刺激 - 反応の自動的な現象を解放することがあり，脅迫現象に認められる反復的な行動を呼び起こす。

次にこの図は，思考の働きの遡及活動がより抽象的な別のレベルでどのように再現されるか，そしてそれによって自発性の思考の波の力学的継起がどのように引き起こされるかを認識させる。

そのことを説明するには，理性的領域で私たち独自の研究を導いた，集合の戦略を繰り返すだけで十分である。すなわち，論理的進め方および類推的進め方に共通の根から出発し，複数の門の概念に達するのである。

最初に，私たちは，論理と類推との相関関係に取り組んだことを思い起こそう。このことから，私たちは，J・-B・グリゼと共に，異なる研究分野（精神医学の臨床および論理学）から生まれたそれぞれの認識を照合することが可能になった。私たちはこうして，生物学的，情動的，環境的，文化環境的などの要素を考慮に入れた，論理的進め方および類推的進め方における「共通の根」の概念に到達した（137）。

私たちは，この議論に患者の論理的推論および類推的推論の変動する相互関係を導入し，また観点をそれに向け続けて，患者の論理的進め方と類推的進め方との間を仲介する機能構造の概念にたどり着き，それを「機能論理」と名付けた（123, 139）。この同じ戦略を続けて，私たちは学際的研究分野を広げ，動物の行動に関する他の類推的データ（同一行動生成 stigmergique 刺激機構）を導入し，これらの進め方の連結の可動性に関する，より例外的な臨床的事実を研究した（140）。こうして私たちは，論理 - 類推的「共通の根」とこの「機能論理」との間の新たな調節の構造を総合するところまでたどり着くことができた。このことにより，私たちは新しい規制概念を提起できた。この規制概念は，源泉と広がりに基づく論理的進め方だけではなく，また研究対象の性質によるこれらの構成的な実体，すなわち「初発論理 protologique」と名付けた構造とも関係している。次に，この同じアプローチ方法を続け，また思考の働きを一般的に統一する理論モデルの導入による拡大的思考を追跡した。こうして，「初発論理」および「機能論理」というおそらく再統一と思われる概念が現われる。こうして，この二つは，一体となって出現し，表象の純粋に操作的な理由による以外に区別されない。「初発論理」と「機能論理」はこのように完全形 holomorphe のように見えるが，「初発論理」は，「共通の根」と「機能論理」を仲介するにもかかわらず，おそらくは「機能論理」の基礎として役立っているように思われる。見かけだけかもしれないが。

このように，もし仮説が正しければ，私たちは，自由自在に造形できる構造を実現する，きわめて柔軟なネットワーク状の機能の巨大な集合を前にしている。自由自在に造形できる構造は，記憶された統合によって変化し，その結果は，呼び覚まされる行為の極に応じて変わる。

従って，私たちは，新しい概念の獲得がどのようにして，論理的進め方の領域で次第に統合され，異なる活性化要因と接触して，同じ門に従って作られるかを理解する。構成する構造のすべてが統合される。その集合は，素材，生物学的生命に完全に根をおろしている，しかも感情 - 情動的，社会的および文化的生活に統合される巨大

第4章 認識

な完全形 holomorphisme を示している。

Ⅲ - 第二レベルの思考の創発

最初の認識のサイクルは，自然なエネルギーによって生まれ，それらの自己調節に従い，新しい組織化が促進される。こうして人間は，自発的に新しいツールとより一般的な形を作り出し，以前の形を併合し，新しい認識と実現に身を委ねることができる。この段階的な統合と連続的な考察は，主体に自らの精神の働きと取り巻く世界の複雑性を意識させる。こうして思考の新しい変化の段階が，最初のデータに基づいて生まれ，独自の活動を広げる。

1- 統合の複雑性

ひとつの重要な疑問が生じる。抽象化の現象を超えて，どのようにして次々と起こる意識の段階の統合を計画し，獲得した認識の集合を一貫した方法で組織化するのか。確かに，それぞれの認識の獲得を取り仕切った，統合的かつ反射性の方式を続ければ，この役割はまず間違いなく，同一の操作的ツールによって，継続できるだろう。

このように，ますます広がる類推のおかげで，また理性的制御が可能なら，最初の分割の操作的方法の応用の反復によって，ますます巨大かつ複雑な形成に至る。

a) 精神的複雑性の段階

精神的複雑性は認識の第二の段階に特異的なものではないが，さらに多くの意識的思考の創発の統合によって，次第にはっきりする。

すでに明らかなように，その複雑性は，全体としてもたらされた相互に作用し合う機能的ネットワークの集合全体の記号表現の組合せの結果であり，単純な数字の組み合わせに還元できない未だ不明の要因に他ならない。従って，この複雑性は規定できないままであり，単に複雑であるというだけで片付けるわけにもいかない。さらに私たちは，複雑性は段階的にうまくアプローチできることを検討したばかりである。しかし，様々なレベルの分析を超えて，複雑性の異なる集合が生じる。実際，内的および外的要因の再活性化によって，採りあげるアプローチと観点に応じて様々な段階が形成される。この複雑性はまた，そのさなかで生じる認識基盤の飛躍を考慮すると，さらに増大する。

― 様々なアプローチの働きと観点

感性的アプローチと理性的アプローチは密接に結びつき，主体の世界を把握する。感性的アプローチは，知覚作用の統合と知覚された要素の性質を常時一致させることにより，質的側面，象徴活動，および多数の意味作用を強調する。こうして，巨大な世界が，個人，社会的集団，無数の世代，多くの文化と文明の周囲に徐々に積みあがる。集合の基礎はすでに本来の起源として潜在的に存在しているのである。理性的かつ論理的アプローチは，多少とも厳密な，さらにはハイパーシステムの形態の下に，異なるシステムついての認識の多様性，計画および構造化を確かめることにより，このように多様な側面の相互関係を確立する。

この二元的アプローチは意識の検討までも方向付ける。こうして，意識と無意識，現実の意識と潜在的な意識，意識の特殊な状態と過程，意味論的意識とエピソード的意識，異常な意識と発作的意識についても，語ることができる（ブロック，1995）。
　これらのアプローチの結合は，精神医学などの人間科学の専門分野の歴史から確認された科学認識論的つながりのもとに，個人の審美的・倫理的方向付けへと導く。こうして認識全体の流れは，段階的な相補性によって生じ，一見終わりのない組み合わせによって複雑性を増大する。
　しかしこの再構成の過程は，完璧に統一された認識とすぐ結びつくことができるわけではない。一方では，運動，形，それらの頻度による思考出現の三つの側面が，展開される間中反響し合う。認識の流れの巨大な統合が存在するにしても，人類の歴史においても，各個人の歴史においても，異なる段階が相次いで起こっているはずである。従って，それらの多様性は，連続的にも不連続な形にも示されるし，またいろいろな専門分野に関係する空間性においても，さらにそれぞれの専門分野の多くの流れにも，多様な瞬間の連続によって作られる時間性にも現れる。そこではそれぞれの認識あるいは認識の要素が次々に構成され統合される。
　さらに集合的観点は，生物の歴史の中で，また個人的精神の発達により，あるいは思考の働きの様式により，人間を考えることに従って，異なる集合的観点と関連するであろう。このように集合的観点は，可能な限り統合される多くの異なる目標と関わるのである。
　- ひとつは系統発生的観点である。これは生物学者の大半によって認められており，あらゆる生物システムは同じ細胞起源から派生する。依然として連続性と非連続性が，その種の進化に関してまだ知られてはいないにもかかわらずである。
　- もう一つは存在論的観点である。それは，機能の最初の時期と現時点との間に形成されるシステムに特有の相対的連続性を検討する。
　- 第三の観点は，個人的，臨床的で，純粋に操作的である。それは，働きのより特異的レベルの恒久的特性を探求するものである。
　従って，概念的流れと反応が未決定ではあっても，学際的視野が徐々に現われる。学際的視野では，十分に強い類推に頼りながら，特徴的な下位システムを考慮することにより，様々な時期の機能とそれらの相互の経過が描きやすくなる。このようにして第三の観点は，不十分とも思われる紋切り型に統合された働きによる間違った見方，あるいはそれぞれが独立して働く別々の下位システムによる断片的な見方を避ける。それによって，第三の観点は，なかなか捉えることのできないデータ獲得からもれる現象についてより納得のいくアプローチが期待できる。
　これらの様々な観点を結合することによって，それぞれの主体に応じた様式に従って，取り組む現象の集合を説明することとなる。こうして現実は，主体の外にあるもの，あるいは主体にあるもの，あるいは主体によって構成されるものとして，同時に検討され，最終的には主体の前にすでに存在していたものの解釈が明らかになる。その際，世界は感性的様式で主体の内外の現実として感じられる形で認識されると同時に，抽象的な知的様式，論理的または想像的バーチャルな表象として，また仮説と理論の世界の作動 - 拮抗的構造として認識される。
　従って，知ることの特異性は，認識の源泉の性質を前にした個人それぞれの選択に依存している。それは，これらの自然な源泉の自在な使い方に，また個人がその源泉に与えたいと考える形態に，また個人がその源泉を活気付け，遂行したいと思った

第4章　認識

り思わなかったりする欲動に密接に関係し，そこに様々な段階の複雑性が認められる。しかし，この活動の自由は，それらの認識を構築し使用するために，人間を可能な展望全体へと開くことのできる存在にする。従って，この複雑性は自由と真理のあかしである。かくして，種々の研究対象にますます適合する認識，他の専門分野の認識と調和して次第に深まっていく認識，従って，あらゆる個人に提起される人生の謎へのよりよいアプローチを可能にするために次第に巨大になる認識の発現を期待することができる。

― システムの内外要因による再活性化の働き

私たちは，これらの要因が，新しい意味作用と認識を生むことを検討した。例えば，個人と地球物理学的あるいは社会的あるいは倫理的要因との相互作用の産物についてである。しかし，論理的理性だけでは，意識と認識のレベルを生じさせる創造的エネルギーの起源も，展開も解明できないことを忘れることはできないだろう。ある偏向した力が最初のエネルギーの適用に入りこむ場合，構築中のあらゆるシステムが崩れる恐れがある。すなわち，この同じ力がなくなるとした場合，思考システムの働き全体は勝手に復元する可能性がある。こうしてあらゆる面で謎とあいまいさが存続する。認識を段階的に洗練する間は，このような「空白」の削減は必須であるが，削減に限度がないので，従って認識は永久に開かれたままである。

結局，私たちは構造と機能的適用の複雑な集合を検討せざるを得ない。その複雑な集合は，考えられるいくつかの演算子に従って互いに生じる。このことは，相同性 homologie と自然の変容を生ぜしめる。例えば数学に見られるように[96]，現代科学の理論のいくつかを思い起こさずにはいられない。

こうして人間はすべてそこから源泉に接近し，うまくアプローチするが，解釈，隠喩，超越に訴えなければ，それらの思考のひらめきの理由を知ることはできない。それらの真の性質はもはやその人の専有物ではないからである。実際このようにひとは，完全には把握できない無限小と完全には支配できない無限大の間にはさまれて，その人固有の自然界に閉じ込められている。

― 複雑性の中の認識基盤の飛躍の働き

この増大していく複雑性は，依然として確認された認識基盤の飛躍に依存している。従って，新しい発見や時に予測不可能な出来事によって突然の変容が起こる。

一世紀前に，精神医学の公理的変容が起こることなど誰が想像できただろうか。より全体的な仕方で，心理学的，社会学的さらには宇宙論の影響と，情報科学の技術の発達による革命を予測しえた者がいただろうか。

複雑性のさ中で生まれるこれらの飛躍は，認識の新たな段階を生む。こうして人間は新しい集合の構造化に携わることとなり，その集合の新しい構造化自体が，その後様々な要因によって再活性化されることになる。それらの要因は進展する新しい飛

---

[96] 数学のカテゴリー理論は，演算子（関手）を介する対象の集合と関数の写像に基づいている。「演算子（関手）は，どの様なやり方で，それが形成に役立つ複雑な定理の真実が基本的定理の真実の関数であるかを表現する」。

躍によって，最初の自然な超越を発展させる。私たちが図式的に思考の第二レベル，さらに場合によっては第三レベルというのはこのような意味においてである。

b) 表現様式

この第二レベルは，精神の働きの様々な側面を通して現れる。それは，感性的領域，知性的領域，審美的領域，さらには倫理的領域であるが，それらは実際には入り組んでいる。しかし，それらの表われは純粋に操作的観点では異なっていたり，区別されたりする。

感性的領域

感覚，表象を担う領域があって，思考の構造化に介入する記号表現のエネルギーを構成している。こうして，巨大な多機能領域が開かれる。それは想像の領域で，形をつくりだす想像的機能であり，想像によって力学的土台の投影がその自然の力とともに明らかになるのみならず，感性的直観の領域でもあり，開放と新しい観念の源泉であり，理性門に制御されるバーチャルな思考領域でもある。この領域はきわめて自然で大きな影響力はないが，最初の形成の起源であることがわかる。従ってそれは，新たな構築的総合の土台にもなり，比較的一貫した有効な想像力をもたらす。

最初のエネルギーから間接的に生じる直観は，出会う状況によって活性化され，こうして精神的表象を出現させる。精神的表象は，個人の本能 - 感情 - 情動的負荷に刺激されて，精神的表象の間で組織化される。こうして構成されたネットワークの中で，新しいイメージが形成され，最初の表象を再編成する。直観は，理性門に支えられ，ある程度の集合の一貫性を保ち，思考の構築に役立つ想像力を発達させる。なぜなら直観は，取りつかれたイメージの単純化できない体験の力を吸い寄せるのである。この直観は逆に，理性的な面に対するのと全く同様に，本能 - 情動的な面に対しても働きかけ，それ自体が思考発展の活性化要因となる。直観は，芸術的，科学的，社会的創造において，その人の最大の幸福のために役立つ。直観は倫理門に調和し得るからである。

その証拠は芸術作品であり，感性的かつ感情的さらには情動的な感動を生む。たとえ老練な専門家の手になるものではなく，単なるアマチュアの作品にすぎなくても，観察者に文字通り衝撃を与えることができる。作者の伝えたいメッセージが，必ずしも正しい形で評価されなくても，美的価値や精神構造への反響によって，あるいは表現するものによって，それを受けとり記録する者に直接触れるのである。すべては，あたかもある強力なエネルギーがその人に強い類推的共鳴を起こすかのようである。その時の意識化は知性的次元でも技術的次元のものでもなく，感性的，感情的，情動的次元のものであり，知覚され銘記される触覚的または視覚的または音響的形態のただ中に，またそれらを超えて関わっている。

それ以外のときも，この想像力はもはや理性門によって制御されない。この場合，新しい表象が，異質な方法で創造され，過去に体験した形を取り戻すかまたは，それら同士をまとまりなく再構築する。そのとき人は，想像から既知の現実とはもはや直接のつながりのない常軌を逸した想像の産物に移行する。たとえそれらが，一般的な方向で考えられるにしても（夢想，途方もない計画，空想，竜，怪物，などの形成），あるいはまた精神病理学的構築の影響である，幻覚的性格と考えられるにしても（144）。

第4章　認識

バーチャルな思考に関しては，私たちがすでに見たように，表象を含むとしても，理性的制御の支配下で即座に見出される。バーチャルな思考は，表象によって知性的領域にすでに刻印されており，前に検討したような多くの疑問を生じさせる。含まれる表象の重要な仲介によって，バーチャルな思考は議論の余地のない，自然な有効性があることは明らかである。

知性的領域

この新しい思考レベルはまた，多少制御された比喩的な形で，きわめて抽象的な知的領域で表現されることがある。あるいはまた，数字の自動化による意図的操作—弱点もあるスーパー計算機のように，自動化された機能の形で—あるいはまた思考の様々な構成要素を集約する形で表現されることもある。

私たちが思い起こす，感受性を依然として担っている理性的領域において，反射の後で，知的過程によって改変された直観の出現を漠然と感じるのはよくあることである。この「二次的直観」は，まだはっきり解決しない現象の存在とか，まだはっきりしない問題の解決法とかを予感させるのである。それはまだ明確に説明できないまま，その存在のちょっと前を行っているのである。場合によっては，二次的に，この予感に対する答えが反射の力で明快な類推効果，すなわち観念結合の形成によって理性的にもたらされる。

構築された形態間の調和的つながりを知覚すると，さらに精神を刺激し魅了する共鳴が生じることがある。言語でも論理でも数学もそうである。実際，調和的つながりは，さらに深いレベルで現れることがあるので，その人を活気付ける。言語の場合は，適切なリズムとそれがもたらすイメージによって心をそそる。すなわちこれは，「知的直観」ないしは論理的言説の領域であり，厳密で開かれた優れた構成によって，知性には，常により重要かつ満足のいく活気ある真実を含んでいるように見える。その際，その人は，もはや現実の世界ではない，昇華された世界に導かれるが，それは美，詩，驚異の世界となり，それらの源泉はもはや意識的構築だけに依存しない。数学の領域においても，確固とした公式は「目で見ても美しく」，H・ポアンカレが述べたように，美と交流するのである。

倫理的領域

この第二段階の認識は倫理的領域にも影響を与えることができる。このつながりが，全ての要因の集合を大自然の様々な要素と再結合できるように見えるとき，最初のエネルギーの本質に立ち返り，他者との相互関係を作り出す。そこで，倫理的領域の認識は，人間が加わり，創造と直接関連しているように見える推定される宇宙的調和を裏付ける。このようにして，感性的共鳴を受けて，おそらく自発的な献身の形，さらには宗教的形の支えとなると想像される驚くべき直観的経験が作られるのであろう。すなわち，人間存在が宇宙の中に溶け込むような（例を挙げると，極東の文化では道(タオ)がある）。例えば，アリストテレス（4）や更に最近になってショーペンハウエル（177）のような何人かの哲学者が強調したように，人間同士の基本的なまとまりは，他者との同一化やその時々の苦痛の分かち合いを意味しているようである。

この事実は，確かにアングロサクソンの学者たちが「永遠の哲学」（171）という用語で呼んだものと異質ではない。「永遠の哲学」は，いろいろな精神活動のレベルに位置する，様々な性質の超越的表現に，「霊性 spirituality」と呼ばれる共通の分母

を認める。それは，神話的，秘儀的または宗教的な異教的信仰を包含する。従って，A・ランドラップは，きわめて稀に体験される経験を「精神的経験」という表現で呼び，「霊性」の目標を持つとした。彼は，「精神的経験」を観念論哲学の試みに近付け，考え方に多少の違いは認めなければならないにしても，科学の唯物論的哲学に取って代わるか，補完することもあり得るとした。

　このように，形而上学的つながりが倫理的観点から生じ得るとすれば，表現されるいろいろな特徴を見分けるべきである。明らかに，感性的および知性的機能は，本質的に霊性機能と同一視できないだろう。たとえこの霊性の機能が実際に感性的知的特徴を介して表現されることがあるとしてもである。実際，情動的または知性的次元での霊性は，その人や観察者に固有の神話的主題で飾られた感情-情動的，造形的および理性的表現を伴い，あらゆる伝承に刻み込まれた体験的霊性とはかけ離れたものであるが，他の精神的な構成要素を介しては決して表現されることはない。たとえ見かけがア・プリオリに類似していたり，そっくりに見えたりするとしても，これらの区別を見落とすわけにはいかない。しかし，区別がいつも簡単になされるとは限らず，混乱が生じることを認めなければならない。このことはいずれにせよ，信仰が表現される宗教的行為の中に共感を見出すことである。信仰は，主体の人格に応じて表現され，ある人たちは騒々しく豊かに，またある人たちは日常生活の中で抑制した静かなやり方で表現される。

　しかし，このように感性，理性，審美，倫理などの門における様々な表現にもかかわらず，諸々の認識は決して達成されず，ひとは自らのメタ認識を定義しようとしても不可能である。せいぜい絞り込もうとしても，構成できるのはそれらの輪郭ではなく，自然の力学にすぎない。このことについて，私たちは，無数の面から認識をもたらし，それらの認識が発展中に別のものに変化しやすい，すべての認識についての最も基礎的な力学を説明できる。それは，それらの認識を受け入れることのできる，集合の概念的骨組みでもある。

　このことをよりよく理解するため，精神医学を例にとろう。事前の表象によって，この専門分野の認識の一般的組織化モデルに可能な限り巨大な形で到達することができる。従って，学際的認識は精神医学で単独化できる。学際的認識は，多数の考え得る思考システムの限定のない骨組みを出現させることができる。すなわち，ハイパーシステムを形成する仮定 hypothétique によって容易になる仕事の出現である。

c) 精神医学における集合の組織化

　これらの概念は，精神の働きがいかに複雑であるかを示している。現代の考え方は，認識の複雑な働きを強調し，それ故に，学際的思考の重要性を強調することである。

　そこで，専門分野によっては，認識を結びつける必要性を考慮に入れた方向付けとみなし，認識を文脈にして，全体的に考察するようになった。それが必要なことは言うまでもないが，これらの一般的主張だけで満足すべきではないし，かつて尊重されたこと，すなわち科学的還元主義を捨てたり，さては，先駆者を無条件に取り入れたりするだけで満足すべきでもない。たとえばG・バシュラールは，デカルト的二元論の著名な批判者の一人であると同時に，学際性の提唱者の一人でもあり，これらのことを考慮した。彼はデカルト主義の限界と同時に，ある面では何世紀もの間，認識の下地を作ってきた人たちの貢献もわきまえていた。それゆえ，この学際的思考を詳らかにし，可能であれば，その原理，特定の法則，そして適切な方法を作り出す必要

第 4 章　認識

がある。

システムおよびハイパーシステム概念への依存

　システムおよびハイパーシステム概念は，必然的にこの学際的領域に場を見出す。実際，私たちは，これらの概念がきわめて一般的な操作構造を表わしており，段階的に学際的精神医学の方向を固めていくことをすでに検討した（130）。この戦略は明らかに，集合と超集合の現代的論理によって同時に保証される範囲で可能である。そしてこの戦略は，精神システムの恒久的構造特性の間接的な結果，観察される機能障害から出発した抽出物である。従って，それは他の学問分野との潜在的な結合を保証している。

　例えば，ハイパーシステムの考え方に頼ることは，精神医学分野内での実践的結果や理論的結果，および相互に無関係に見える科学に類推的に関わることである。

精神医学の歴史の四次元的考え方（133）

　すでに言及した精神医学の歴史を簡単に振り返ると，こうした考え方は学際的システマルな観点でハイパーシステムの一般的概念に頼ることを意味している。実際，精神医学の歴史は，すでに見たように精神障害の漸進的な認識に役立った，考えられる様々な観点の結果であった。それゆえ学際的観点をとるとすれば，これらの障害を構成している種々雑多な性質の現象の一般的特性ならびに個々の特性を集めなければならない。学際的観点は，ここでは，障害の概念に含まれる内的座標系（病因発生学的）および外的座標系（客観化可能な症候系）および環境的座標系（論理的，数学的，物理学的，哲学的，倫理的，など）に基づいている。また諸々のデータの時間的進展に基づいている。従って，学際的観点は四次元のデータの記録に頼る（図41）。体験され客体化可能な現象を中心に，その空間周辺と逆方向に照明を当てることにより，ハイパーシステムを生む認識の世界の創造を可能にする（図42）。

　このように精神障害の認識は図式的にとらえると，まず最初の時期は，十八世紀のヒューマニズムに彩られた社会文化的枠から出発し，やがて外見的形態（症候群や疾病単位）から力学的，精神病理学的力動的構成要素に向かう線形的論法が続き，次に哲学的，倫理的な思考へと移り，続いて生物学的構成要素に関わるまでになった。第二の時期は，新たな社会文化的因子，システム，機能的ネットワークまた現代物理学との類似性などを考察するより高度化した理論のおかげで，循環的推論に基づく，思考の新たな方法の発達が可能になり，倫理的要因を再導入した。

　私たちは，またこの専門分野の歴史的周期が，出来事とその解釈方法に関わる二重螺旋運動に対応していることを強調した。ヒューマニズム思想を背景に現われる認識は，最も目立つレベルから出発して最も隠された部分に到達する。それは，より哲学的で倫理的な見地に続いていて，社会文化的構成要素を考慮に入れながら，さらに基礎的な領域に入っていく。これと同じ循環は，より抽象的な方法でも導入された。ところで，精神システムの構造化は物質的要素に始まり，次に生物学的，感情-情動的，知的および社会文化的要素へと反対の方向から起こることは誰しも認めるだろう。また，この巨大な運動のすべてが，「厳密」科学と技術から得られる認識と対になって進行することにも留意する必要がある。こうして精神医学は，神話的理論から徐々に高度化する科学的理論へと移り，またきわめて近似的な初歩的統計から現在のより高

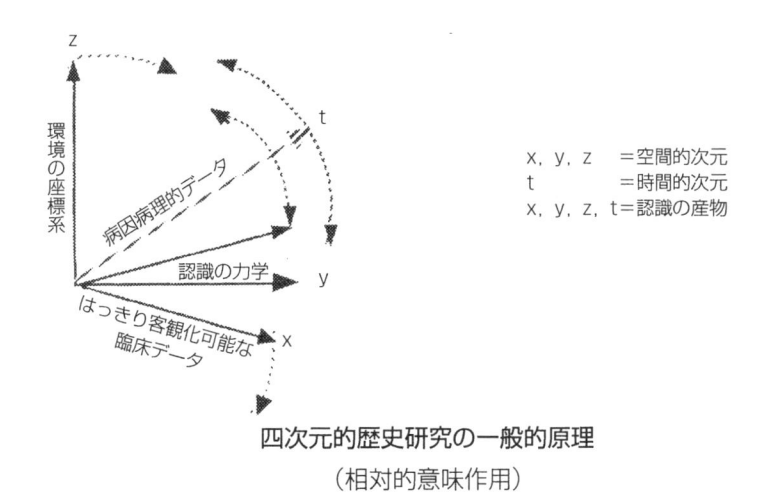

四次元的歴史研究の一般的原理
（相対的意味作用）

x, y, z ＝空間的次元
t ＝時間的次元
x, y, z, t＝認識の産物

図41

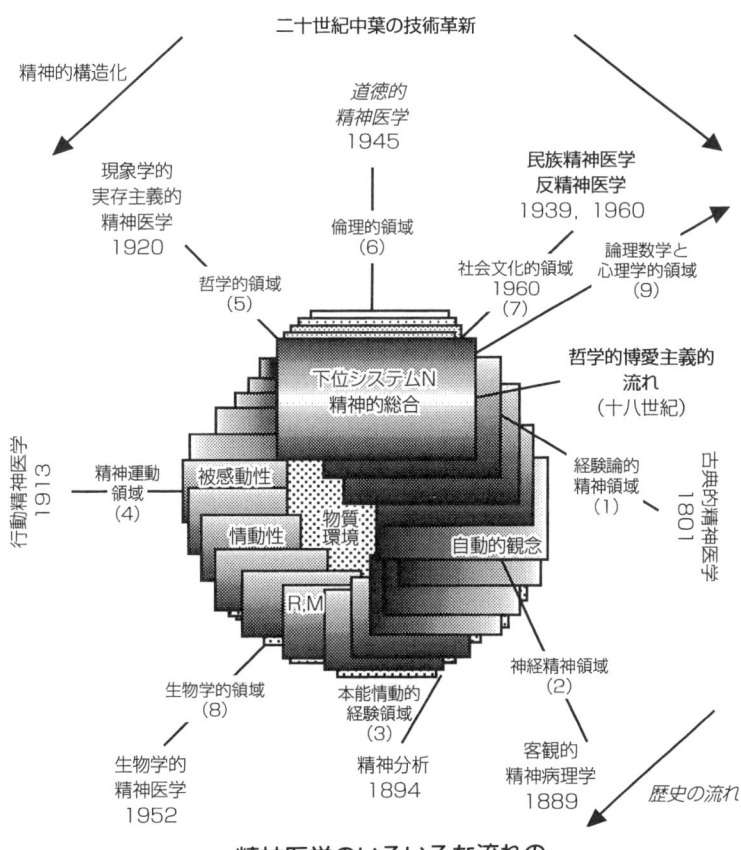

**精神医学のいろいろな流れの
ハイパーシステムのモデル化**
（年代は様々な流れのおおよその始まりを示している）

図42

第 4 章　認識

度な統計へと移行した。それゆえこの専門分野における認識は，上昇し下降する螺旋状の対立的に変動する巨大かつ二重の運動に従っており，連続性であるとともに不連続性および科学認識論的切断によって示される（図42）。

　次に示す詳細な図は，各レベル毎に集合の相同性 homologies を細かく捉え直す場合，四次元に位置するハイパーシステムの様々な構成要素との類似性を示している。そのことを理解するには，統合された様々なレベルと広大な集合の自己調節における様々な環境とのコミュニケーションをたどってみるだけで十分である。

　例えば，最初にピネルが区別した精神疾患の様々な種は，精神障害の集合の部分集合にうまく対応している。それらは次に，他の症候群および疾病単位を導入するその後の研究，それからそれぞれ区別された症候群の臨床形態によって完成する。

　続いて，神経精神的力学の観点が，フランス学派のバイヤルジェ（10），P・ジャネ（88）およびド・クレランボー（121）によって重視され，自動症の概念が出現した。より類推の優勢な本能-情動的形態は，フロイトと彼の弟子たちが様々な仕方で発展させる。しかし，すべてが本能-情動的現象と精神的表象に関係しているので，それらは本能-情動レベルとハイパーシステムで想像されるレベルに対応している。

　実験的反射学的観点は，パヴロフ的なものであれ，スキナー的なものであれ，臨床家の注意を引く身体-感情的レベルにうまく対応している。それが動物行動学や人間行動学に頼る場合，精神運動的レベルにも対応する。

　並行して，異なる文化的環境との交流により，民族精神医学的見地が起こるが，一方では，抽象化は現象学的および実存主義的流れに通じ，システムを反射的なより包括的な概念 subsumations réflexives に完全に対応する。

　こうして，心理学的アプローチと様々な精神レベルとの循環が実践的に研究され尽くして，次に二方向に向かって進展が起こる。一方は，生物学的世界に浸透する。もう一方は，ますます論理的になる仕方に頼って，より進展したレベルへと循環を繰り返し，科学認識論的方向，現在の技術と重要な理論の方向に旋回する。すなわち，サイバネティクス，相対性理論，熱力学，カタストロフィーやカオス理論，さらには量子論であったりする。

　精神医学における認識はこうして，ますます深化する分析的態度によって発達する。そこで，認識はさらに科学的かつ抽象的となって発展し，一般的な科学認識論の法則と結びつく。こうしてより抽象的な認識の新たな集合に通じるのみならず，同時に概念化の新たなレベルの扉を開く。この新しい概念化のレベルは，メタ認識という，より全体的なもう一つの次元を採用し，様々な認識の集合を一新する。

　こうして精神医学の歴史は，バーチャルな観点から認識の巨大なハイパーシステム，すなわち様々な空間的時間的要因との出会いの場に加わり，それらの要因と再結合して集合の力学を構成する。このハイパーシステムは，呼び起こされる認識基盤にかかわるつながりによって，次のことを示す。すなわち，どんな専門分野の進歩でもすべて，しばしば外見的に矛盾するような方法で，臨床家がいろいろな分野やその個々の特性の適用レベルを少しでも考慮できれば，精神医学の中に相同性 homologie を見出すことができる。

　将来性に富んだ学際的な大きな道が，このつながりの多様な表われ方の検討に必要な類推と操作的分割によって，この専門分野に開かれる。時空的視野の変換によ

って，多様性から統一性と相互性に移ることができる。そうすると，ある専門分野の一つのまとまった面と多様な外観をどのようにして同時に示すことができるかがわかる。つまり，その視野の変換から精神病理学の臨床でよく見られる特徴を把握できるようになるのである。かくして，精神医学において，局限されたメタ認識の達成がはっきり現れ，段階的な一般化によって，様々な専門分野に近づくためのモデルを構築できる。

精神的働きの解釈の多様性

　これらのデータに照らすと，同一の力学的システムの働きについて多くの見方が得られるであろう。これは，古典的な経験論的観点ならびに精神分析的観点から，思考の正常な機能と病的な機能の二つの解釈を比較することによって，容易に説明できる。この比較は，これらの二つの流れの一致点と差異を示すのであるが，究極的には差異を越えて結びつく。

　古典的精神医学と精神分析との差異と対立はよく知られている。これらの専門分野は，相補的ではあっても，類似していないことは周知の通りである。それらは，時空的座標系と基本的に異なった特徴によって区別される。図式的には，いずれも精神障害の研究に向けられたものであることを想起されたい。古典的精神医学は二次元的（空間および時間）に考えられ構成される疾患を対象にしており，病因症状学的再編成 regroupements étiosymptomatiques によって説明される。精神分析は，体験の面が加えられた精神障害の力動に関するものである。これらはいずれも思考の働きの理解に役立つ。しかしながら，目的は同じではない。一つは，むしろ客体化可能な意識現象を対象にするが，もう一つは，いわゆる無意識で体験される現象を対象とし，意識的思考の土台を作り，精神分析医と患者の間で反復される関係の中で立ち現れる。ある症例では，それらの障害のはっきりした形と成り立ちを明らかにし，分類し，立証可能な諸検討のために明確にすることである（診断，治療，予防，疫学，精神-薬理学的研究，など）。また他の症例では，内的な精神力動的構造を，心理的関係さらには環境との関係から，あるいは欲動や情動の動きから明確にすることが問題であり，分析は転移を通して，また夢などの睡眠時の精神活動によってなされる。精神医学は最終的に，確立された形態ないしは形成中の形態に関するできるだけ論理的で明快な言説を採り入れる。なぜなら，それはまた，障害の積極的な力学的分析を含むからである。精神分析は，本能-情動的欲動や精神的表象の働きの特殊性（置き換え，圧縮，連結）に関して，時には，科学的規定を拒絶するほどであり，より類推的な議論が必要である。なぜならばそれは，反論できないものであったり，反論可能な立証基準に合わなかったりするからである（K・ポッパーの「反証可能性 falsifiabilité」）(166)。このため，それらの認識の進め方は，きわめてかけ離れた思考手段を使用するので，二つの流れは異なって見えたり，さらには相互に対立するように見えたりする。

　実際，それらの関係の問題はさらに複雑である。私たちが切り離した門の概念を図式化し，再び取り上げると，精神医学の流れをまた別の用語で述べることができる。すなわち，実証的力学的精神病理学の流れはさらに理性門と論理門に対応するが，同様に，精神分析的流れは特に感覚-本能-感情-情動門に依存する。たとえこれら二つの門があらゆるレベルで干渉し合い，極性の異なった構築に達するとしてもである。このことは，基本的な差異を一度に説明でそうであるが，しかしまた論理過程および

第4章　認識

類推的過程の根が共通であることから，二つの流れのデータの間の合流も説明できるだろう。二つとも利用してある場合には，類推よりも論理的推論を重視する方が有利であり，またある場合には，むしろ類推の優った推論が取りあげられて，形式論理過程を凌駕する。

　従って，欲動に基づく精神分析的無意識に対して，精神医学では，多様なアルゴリズムで神経機能を重視する前意識が対応する。それゆえ明らかに，それらは一致することもあるが不一致も生じることがある。なぜなら，異なる時空的観点を越えて，すべては認められる類似性の強さと，推理の上昇ないし下降する方向によるからである。特に，二つの場合が生じる。同一性に近づくのにこれらの類推で十分であるか，またはその進め方が下降する様式でも上昇する様式でも十分に実行されるかである。すなわち，これらの精神医学的言説と精神分析的言説は再結合することができるのである。これは，これまで検討したように，精神エネルギーの置き換え，または圧縮の場合である。類似性が弱いかあまり信頼できなくて，多少ともかけ離れた類似にしかならないと，進め方の方向がもはや十分同じではない（疾患概念に基づいて下降するか，欲動だけに基づいて上昇するか）場合と，二つの言説が始めから分かれている場合である。このように，これは，考え得る超越現象の意味作用についての問題であるか，あるいはエネルギーの土台から起こった統合の間接的かつ一定の効果の問題（それ自体は観察され，体験される精神的現実に適合している）であるか，あるいはまた精神的組織化や認識のいろいろなレベルによって起こる不確かな類推に基づく機構から生じた幻影のようなものであるか，である。

　従って，精神医学的に広げられた観点では，精神分析的解釈はしばしば全く正当に見えることがあるし，また場合によっては不確かに見えたり，さらに全く誤ったものにも見えたりすることもある。これらの事実を意識しないと，完全に無視されたり，混乱したり，ついには乱用されたり，不当に除外されたり，またこれらの認識の道を取り違えたりする。

　この事実は，再び，R・ギタールの数学と精神分析に関する用語論から説明できる。精神医学の目的は相対的事実「直観と言語の間の落下堆積物」に近づくことであり，現象の性質と解釈の間のおおよその同一性の証拠に達することである。一方，精神分析の領域は，奇妙な行動の領域であるので，なじみのないものについての言葉を探せる領域であり，そのことによってより確実と見えるものに思い至ることのできる領域である（79）。たとえ，形式論理的言語のみでは観察される現象の実体すべてを明らかにするには不十分であり，類推的言語以上のものではないとしても，次のことはよく理解できる。両方が接近することは，拒絶し合うと同様に接近の要求を証明できることであり，このことは，情熱と追放の途絶えることのなかったこれら二つの専門分野の歴史と論争が十二分に示している。

　精神分析と精神医学について検討してきたことは，同様にその他の流れや観点または専門分野についてもあてはまるだろう。特に，現象への四次元的アプローチは，二次元性よりも高度なデータの差異を生み，また隠れた力学的な結果も明らかにする。いずれにせよ，ここで示したいことは，メタ認識によって何故に外見上は対立していたり相補的であったりする二つの専門領域が，ある時にはそれらの起源と適用方法に応じて非常に近いデータに達したり，またある時には相互に排斥しあうデータに達したりすることがあるか，ということである。このことから，作動-拮抗的戦略が正当化されるのである。この問題が，人間を知ろうとする専門分野の集合にまで一

般化できることを見ていこう。

2- 学際性

　これは知的活動の一歩進歩した段階であり，ここでの観察は，諸々の専門分野の基本的な既成概念との関連で距離をおいて，人間の一般的認識にできるだけ深く入り込もうとする試みであり，そこから機能的に共通の法則を引き出すのである。そうすると原理や法則を誤認するめまぐるしい動きを目撃し，それらは相互に生み出され干渉し合い，意識的思考の複雑な機構にたどり着く。そこからあらゆる本質的な特徴を引き出せるとは言えないまでも，せめて，この観点を許容できるか否かをはっきりさせるために，そのいくつかに接近する必要がある。それを欠くと，学際性は多かれ少なかれ難解な，文字の組合せ遊びと概念的混乱に陥る恐れがある。ともかく現在まで，この新しい認識の形態を損なうことが多かったのである。私たちがいくつかの学際的関係の原理と法則を引き出そうとしているのはこのためである。

a)　学際的原理

　精神医学と他の専門分野との間に起こり得る接近は，様々な専門分野の集合に関係するいくつかの原理に依る。なぜなら「いたるところで同じ思考がみられる」からである（J・-B・グリゼ）。これらの原理は，精神の働きの力学と意識的思考の創発の段階に直接由来する。それらは，既知の認識について他の原理を補完する。

　学際的原理の存在を認めるには，隠喩として，オーケストラの演奏の例をあげよう。オーケストラは種々の楽器のグループ，弦楽器，吹奏楽器，打楽器，電子楽器，などを統合することが必要である。満足できる演奏となるには，各楽器のグループと各奏者は，演奏される各パートの譜面と指揮者の指揮に従ってまとまりのある合奏をしなければならない。結局，名演奏のために必要なことは，オーケストラが上手い音楽家，指揮者および楽器奏者で構成されていることである。このように集合または全体性，等質性 homogénéité と調和性の原理は，オーケストラの作品を上手く演奏するには不可欠である。ところで，正しい学際的認識にも類推的に同じことがいえる。

1- 全体性の原理

　この原理は認識とその根源の集合に関係する。それについては次のような言い方が出来る。

研究分野が巨大で，異なる性質の対象を含んでいればいるほど，ますます一般的座標系を広げることが必要になる。それを精錬しようと思えば思うほど，ますます精確な座標系が求められる。

　二十世紀までの新しい専門分野の創設には，それらの専門の限定と固有の特徴の発掘が必要であったのに対して，学際性は反対に逆の方向をとる。学際性は，すでに切り離された専門分野の接近と総合化の検討および共通の特徴の抽出を意味している。すなわち，方法に必要な厳密さも使用する公理の規定も変えることなく，反対に，検討される類推に対する理性的制御の強化を要求するのである。それは，単に思考力学の反射性に結びつく観点の逆転の問題にすぎない。この逆転はまた，それらのエネ

第4章　認識

ギー的土台を基にした，思考のまとまった性質を意識化することに依るものである[97]。

諸々の専門分野全体と学際性に依存する総合的エネルギーは，そこに由来する部分的エネルギーよりも潜在的に強力である。このことは，いずれにせよ，全体性は，それぞれの部分やそれらの総計よりも豊かであるという事実に通じる。それは，観点，研究分野および座標系の統一を必要とする全体性の原理には当然起こることである。このことは，また精神医学にとっても一般的な人間の認識にも当てはまる。この統一的特徴は，いくつかの評価すべき結果をもたらす効果を生む。

その一例は，時空性の一般的座標系である。それは，二次元性から四次元性へと移行しながら，私たちが見てきたように，データの分析を補完し，詳細にしながら豊かにすることができる。

いずれにせよ，思考の多様な世界は，活動において一つの方向だけにとどまることはないということを意味している。それは，単に既存のあるいは構築された様々な領域に向かうだけであり，次々に探索し，それらを関連させあるいは結びつけるつながりを探ろうと試みる。しかしながら，同時にそれらを集合として検討することは，人間精神の可能性を遥かに超えた，ほとんど実現不可能な計画というべきであろう。人間精神は，連続的な抽象化によって段階的にしかアプローチできない。それゆえ，人間精神については，少なくとも，様々な認識に共通の見方が必要である。

そこでそれぞれの分野が，その分野に固有の精神活動空間において価値を得て，他の領域を補完する。他の科学ではすでに明らかにされている相補性の原理は，ここでは人間の意識とその産物の徹底的な認識に必要なことは明らかである。従って，様々な専門分野の壁が取り払われて学際的視野が開け，認識過程は通常の空間的三次元で示されることが可能となり，認識に固有の進展に従って，最も表層的な分野からより広い分野，さらにより深い分野へと移行する。

最初の探求は**記述的なもの**である。実際，学際性は，それらの見かけ上の差異を超えた，共通の特徴，共通の源泉または機能の存在から関係のある様々なシステムの存在まで推測する。

第二の研究は**力学的なもの**である。これは，他のシステムと出会った場合の，システムの動力学や創造される機能，それらの変容や消失に関わる共通のレベルの段階的構築に経験的に対応する。

第三の研究は**構造的なもの**である。本質的に思考の様々なシステムの構成要素の建築的統合と関連する。従って，いくつかの構成要素の統合により構成される現象は，システムの以前の相の関与とそれが形成される環境の介入を意味している。なぜなら，特定の構成要素，または形成に関与した環境条件から離れて，完全に再現されることはあり得ないからである。

こうして，これらの基礎的なアプローチを起点にして，臨床データと一見異質にみえる専門分野のデータの間に多少とも近い類似性が現れる可能性がある。この一般的原理は，きわめて隔たった専門分野間に驚くほどの歩み寄りを生じさせる。

---

[97] この原理はすでに他の専門分野でも支配的であり，特に数学領域の「厳密」科学では，複素幾何学 géométrie complexe，最近ではシンプレクティック幾何学 géométrie symplectique で成功を見ている。そこでは代数，幾何学，宇宙論が密接に結びついている。量子物理学の領域でも同様で，「数学的秩序の基本的なことは，物理学的秩序の基本となっているものに一致する（ゲル-マン）。この原理は，すでにウィグナーによって一群の座標変換の表現に用いられている」(154)。

例えば，精神の働きのデータと物理的力学システムのデータを比較する場合でも事情は同じである。ア・プリオリに考えられるようなこととは逆に，観察がより高度かつ抽象的なレベルにあればあるほど，精神的な現象であっても，物理的な現象であっても，現象の深い性質と進展の中に侵入することができる。それは，精神医学のシステマルな分析や自然地理学の遠隔探査が示している通りである[98]。同様に，同じエネルギーの流れを前にした性質の異なる事物は，精神の働き（初発論理など）にも，また物理システムの働き（例えばそれまで未知であったが遠隔探査で認められた海底の特定の部位）にも再び発見される認識の螺旋状の力学を出現させる。こうした類推は，もはや研究対象ではなく，観察レベルとそれらの働きに関わる科学認識論的法則，および全く異なる専門分野に属する研究対象を前にした，エネルギー的力学の統合と関係する。

同じように宇宙生物学では[99]，たとえレベルと領域が異なっていても，生きた細胞の形成と再生の条件は，精神システムの形成に関係する条件と類似しているはずである。

このような現象もよく考えてみると，ア・プリオリと考えられ場合と同様に，驚くに当たらない。というのは，様々な専門分野の認識も—その研究対象がどうあろうとも—人間精神の働きの結果であるからである。

従って，学際的精神医学は，精神障害を研究する新しい方法を構成する。学際的精神医学は，それを明確にできるシステマルなアプローチの延長である。こうして，学際的精神医学は，クーンのいう意味で，研究に対して特別に開かれた認識の新しい世界に通じる変革に加わるのである。

2- 等質性の原理 *Principe d'homogénéité*

認識は同じ精神の潜在能力から出てくるので，特に研究対象の性質が同じである場合は，等質の座標系に基づいて取り組むべきである。すべての認識に同時に接近できる方法がない場合は，取り組む世界の完全性のおかげで相補的座標系を見出すであろう。

例えば，ファジー論理，バランスのとれた類推によって補完された時空的座標系，形式論理的進め方などがあげられる。

等質性の原理は新しいものではない。すでにこれまでも認識に相同性 homologie が確認される以前から言及されているが，十分な証拠がないまま見捨てられてきた。ところで，この原理は，様々な研究領域の異質性を前にした学際的観点からでなければ，再現実化できない。

そこで学際的精神医学は，この等質性 homogénéité の操作的原理を借りて，集合の観点を適用することができる。それは様々な研究（物理学的，生物学的および精神的）領域を考慮に入れることである。すなわちできるだけいろいろな座標系から取り組み，諸々の方法で検討されている集合に正しい統合の場を割り当てる必要がある。それゆ

---

[98] 操作技術の進歩は，人工衛星で得られた，情報科学による検証できる画像を提供する(173)。またそれにより，ソフトウエアの助けを借りて，地表や海流の状態を良く知ることができる。観点の差異や，レーダーの波長によるよく知られた衝撃波などで，新しいデータが明らかになる。

[99] 宇宙生命の起源，進化，分布の研究，およびそれらに関係する構造と過程の検討。

え，ここで問題なのは，種々の研究分野を含めた集合の観点，研究対象の性質に従った座標系に内在する偏り，および研究を可能にする論理的思考と類推的思考様式の道具的相互関係である（図43）。

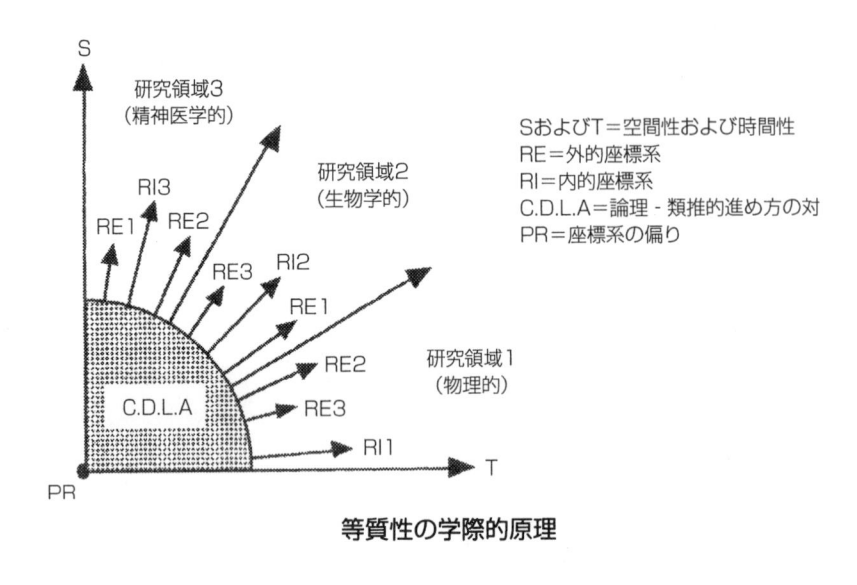

S
研究領域3
（精神医学的）
RI3
RE1 RE2
研究領域2
（生物学的）
RE3 RI2
RE1
研究領域1
（物理的）
RE2
C.D.L.A
RE3
RI1
PR
T

SおよびT＝空間性および時間性
RE＝外的座標系
RI＝内的座標系
C.D.L.A＝論理 - 類推的進め方の対
PR＝座標系の偏り

等質性の学際的原理

図43

3- 調和または多対称性の原理

あらゆる学際的認識は，おおよその形で一般的調和の法則，特に対称性の法則を重んじるべきである。そのことが現象的現実を構造化する。

　この原理は，厳密にいうと，様々な座標系を含むのではなくて，それらを超越する座標系である点で，従来のものとは異なる。すなわち，研究対象の性質に応じた，諸々の論理 - 類推的進め方の相互関係の対称性のようなものであり，複数の異質同形 homéomorphismes へ導くものである。それは，上行する力学において従来のものを補完する。

　この原理は規則の調和であって，外見の調和ではないことを明確にしておきたい。実際，複数の専門分野をまとめて，座標系を統一化するだけでは，明らかに認識を統一するには不十分である。さらに様々な思考の進め方を適切に用いる必要がある。研究対象の性質の差異，観点および手法の差異は，諸々の認識を，たとえ他のものに照らして豊かになることがあるにしても相対化する。

　それゆえ観察者は常に，自らが用いる認識の座標系と手段の相対性を考慮して，認識を評価しなければならない。また，操作的手段を研究対象の性質と適切な観察レベルにふさわしい役割が割り当たるように，調和させる必要もある。このことは，認識を一般的座標系（時空性）との関連で位置付け，用いる座標系の内的または外的な空間的偏り，および様々な進め方の論理 - 類推的構造化の性質を検討することである。

— 時空性

それぞれの研究分野は固有の時空性を用いているが，各専門分野それぞれが空間と時間の密接に相互依存しているより巨大な時空性に置かれている。ところで，私たちは，それらの表現の仕方はいくつもあることを検討してきた。

もしあらゆる認識が一つの一般的な時空性の中に位置付けられているとしても，二つまたはそれ以上の次元に分割することができる。それゆえ，記録されたデータは，同じ時空的図式に従って比較する必要がある。例えば，相同性が認められたとしても，二次元の分析から得られたデータを，多次元的調査からのデータと同一視してはならない。ところで，ある専門分野は，観点のとり方と検討対象の性質に従って，選択的にこれらの時空的座標系のどちらかを中心に展開される。例えば，人間科学は共通して二次元の座標系から接近するのに対して，現代物理学（相対性理論および量子論）のデータは四次元の領域で検討されることが知られている。

さらに，この時空的領域は，感性門または理性門に基づいて選択的に構築されることによって，歪みを受ける。時間的次元においては，ある専門分野が感性的かつ情動的な対象に向けられれば向けられるほど，個人的な線形的歴史とその人固有の性格によって特徴付けられる。ある専門分野が象徴的対象に向かえば向かうほど，この時間性は概念化され，異なる形をとることになる。このように，様々な座標系に異なる研究領域が存在するが，多少とも普遍的ないし特殊であっても，最も一般的な時空的座標系に属している。

感性的影響を最も被らない科学は，これら二つの間で均衡を維持し，操作的理由から二つを完全に分けている。それらの応用対象によって多少のニュアンスの違いがあるとはいえ，それは主に，論理的-数学的専門分野とそこからの派生分野の場合である。反対に，研究対象が感性的側面を特徴とする学問分野—人間科学など—は，一般的座標系を構成するこれらの変数に対して相対的関連をもたらすような力学を導入する。それゆえ，すべての学際的分析については，最も理性的でない専門分野からより抽象的な認識へと引き上げて，比較研究や差異研究に委ねるとよい。

— 座標系の空間的偏り

この座標系の偏りは，限局的な内的座標系から外的座標系に移行するときに変化し，違った時空的観点に対応する。実際，すべての専門分野の認識が，局在的研究領域に固有な内的座標系があれば，そこで使用される認識は他の専門分野からも生じることがあるので，暗黙のうちに外的座標系に従っている。

このように精神医学では，認識は個別的かつ一般的な性質によって，空間と時間において顕著に変動することがあり，その座標系を患者の体験の外部および内部に位置付けることができる。このことは，この専門分野が外的論理座標系（古典的精神医学，反射学，行動学…）に頼ることもあれば，個人の体験的座標系（精神分析，現象学，実存主義…）に頼ることもあることを示しており，追求すべき理想は当然二つの観点を組み合わせることができるか，または二つを含めることができるということである。生物学的（生物学的精神医学）なものであれ，環境的（社会精神医学）なものであれ，超越的なものであれ（116, 129）（H・バリュックの「道徳」精神医学など）(11)，ここで検討しているエネルギー的なものであれ，共通の機能的土台についての漸進的研究が続けられる。

そもそも，この座標系の変動は，精神医学に限ったものではない。これらは他の

第4章 認識

専門分野でも観察されている。たとえば数学の歴史は，これらの座標系が，元来，時間と文明の移ろいの中で変化したことを想起させる (159)。数学は，最初日常生活と市場の座標系に頼り，次に十七世紀には旅と物理学の座標系に頼った。これらがようやく，はっきり体系化したのはかなり後になってからのことであった。

さらに，認識は原因-結果の線形的様式，またはネットワーク状の循環様式でしか起こらないが，内的指向対象から外的指向対象へあるいは相互に移行しながら，変化することもある。このことは，メビウスの輪を思わせる認識の螺旋状の動きによって表現される。すなわち，未だに知られていない世界の研究では，精神的機能不全の奥にある根に到達しようとすると同時に，同じ機能不全を起こさせている一般的自己調節まで洞察しようとする。

一 座標系の論理-類推的構造化

科学的であろうとなかろうと，自然なものであろうと手段的なものであろうと，結局認識はすべて，論理的進め方と類推的進め方がとることのできる，異なる相互関係に依存している。その対象が物質的であれ，生物学的であれ，あるいはまた精神的な「対象」であれ，観点が感性的であれ，理性的であれ，社会的であれ，文化的であれ，審美的であれ，倫理的であれ，認識は性質の異なった進め方を取るにしても，様々な形で統合された進め方を取る。そのうちの一つを意思的に排除することは，そもそも純粋な錯覚でなければ，純粋に人為的かつ一過性のものである[100]。

論理的進め方と類推的進め方は，専門分野，研究対象，観察者によって異なった形に組織化される。いずれにせよ，このことは，人間の精神の自然な素因から起こることである。この意味において，前史の人間と現代の人間の性質に何ら違いはない。たとえその認識の仕方に深い断絶があり，その方法の発達によってかなりの進歩があったとしてもである。

洞窟壁画と現代絵画は，原始部族と現代人によって刻まれた行為として，はっきり親縁的つながりを保っている。たとえ原始部族と現代人の間に全く違った方法と結果の世界が横たわり，相当な断絶があるとしてもである。

ただし，論理的座標系と類推的座標系は，専門分野によって異なる相互関係を保っている。論理と類推が共通の根を持っているとしても，論理的座標系と類推的座標系は，性質の異なる研究対象，教育，それらの発達する環境，現れる時代との出会い次第で，二次的に違って明示されるはずである。また，研究対象として情動を扱う専門分野は，研究対象が厳密に物質的ないしは抽象的な学問分野よりも，さらに類推に頼ることも知られている。さらに，性質の異なる専門分野にも通用することは，性質の異なった現象を対象とするこれらの専門分野の一分野内部でも通用する。

---

[100] 論理主義に基づく数学は，本質的に純粋に抽象的な形式論理から生まれる（ヒルベルト，ラッセル）。ところで数学者は，それでもなお気づかないままに，「強い」類推を用いたり，特に直観的な思考の進め方に頼ったりすることがある（ブルワーの直観主義的論理）。

逆に，芸術分野では，専ら感覚的，感情的，情動的な領域から始めるので，類推的である。このことは芸術家もまた，意図的に調和を表現するために，最低限の理性的組織化に頼ることを妨げない。人によっては，感覚的類推と全く同じような論理的進め方を生じさせる性質を備えた科学的技術や理論を介して，これらの成果を得ようとする場合さえある。

例えば，物理学と精神医学が，異なる論理的，類推的方法を取ることは当然である。さらに，時間的次元を中心として展開する精神医学の歴史は複雑である。事実や解釈は，異なる性質の方法を前提とする，様々な方法を活用する種々の観点に依存している。しかし，この専門分野は，比較的未熟で発展はまだ限られているので，容易に裏付けの取れる特定のデータを提供する。従って，この専門分野では，人間の解釈とは無関係に，客体化可能な時空性の重要性を強調できると同時に，その特殊な目的と技術的介入によって起こる変化によって，空間‐時間へ人間が介入すると主張することができる。

要約すれば，学際性に必要な三つの原理は，三つの三角測量の統合という隠喩的イメージによって説明することができる。すなわち，三つの世界の原理（物理学的，生物学的，精神的），これらの世界のそれぞれに固有な三群の座標系，および認識の三つの集合である。これらは，それぞれの観点で相互的であり得ることを図に示す（図44）。

R1＝物理学的座標系
R2＝生物学的座標系
R3＝精神的座標系
C1＝物理学的認識
C2＝生物学的認識
C3＝精神的認識

専門分野の再編成の学際的原理

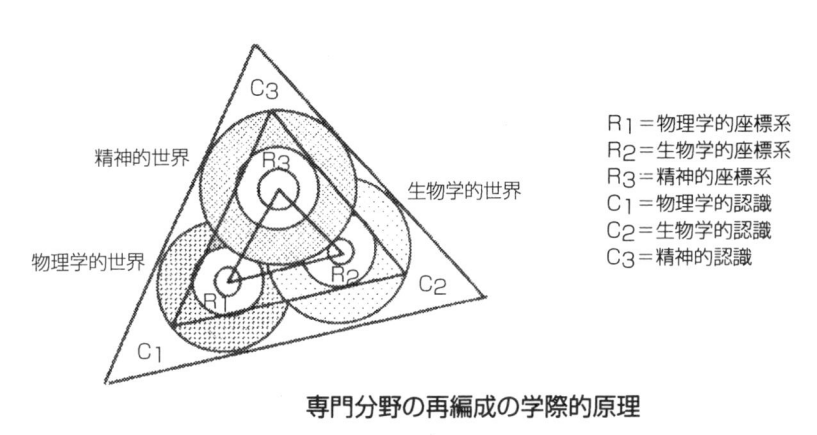

図44

b) 学際的法則

学際的精神医学は，他の科学との相互関係のなかに位置付けられた後，それ自体として特定される。学際的精神医学の歴史全体がそのことを証明している。それゆえ，学際的精神医学はこれまでのように，ただ精神障害だけの研究に閉じこもっているわけにはいかないだろう。なぜなら，それはまた，様々なデータや技術によって発展してきた環境に依存しているからである。従って，他の科学を前にして生じる問題もある。なぜなら，学際的精神医学はこのことにより人間の知識の集合によって成り立つからである。従って，精神医学の理解は，次々に継起した錯綜する様々な動向との関連で評価されるだけではなく，他の専門分野の様々な動向との関連で評価されることによって深まるのである。

前述のオーケストラの隠喩は，ここでも学際的法則の説明に役に立つ。曲をうまく演奏するには，オーケストラの様々な楽器群と音楽家たちを上手く配置するだけでは不十分である。さらに必要なことは，音楽家達の演奏がグループの演奏とうまく合い，各パートに分担されている演奏を正確に行わなければならない。そして，合奏の指揮は，演奏される作品の指示に合っているだけではなく，楽器演奏者に，自己を超越できる感情の高揚を伝え，霊感を与えることができなければならない。

第4章　認識

　換言すると，これらの法則は二つの現実的な実体（音楽家と作品の集合）の間の安定した結合様式を表わしている。法則は，この意味で，多少とも部分的には不変，あるいは多少とも正確であると考えられる（154）。この結合様式は，統合から，構造化から，さらに解釈能力から生まれるので，学際的認識の三つの法則に対応している。それらはある意味で，前述の原理によってすでに特徴付けられた，異なる次元の上昇運動を延長し，意味作用の過程の構築と，特異化する跳躍と関連して完全形 holomorphisme を示す。

　もし学際性がこれらの原理に基づくだけではなく，また既存の様々な専門分野に対して正当化された法則や方法に基づいているならば，メタ認識の開花を促さずにはおかない。いずれにせよ，得られた経験から，この領域にすでに学際性の開始が起こっていることを示している。問題は理論的なものだけではない。なぜなら，その反応はまた，後の実践的な結果を意味しているからである。従って，たとえ認識発展の現段階で学際性がまだ仮定の状態にあるとしても，いくつかの一般的法則を追求することが重要である。

1-統合の法則
　科学認識論的つながりは，最初のエネルギーに密接に依存しており，様々な専門分野に固有の認識の段階的統合を可能にするが，生み出されるレベル間の飛躍を伴っている。

　この精神エネルギーの一般化された効率の法則は，認識間の明らかな断絶にもかかわらず，段階的な統合をもたらし，思考の第二レベルに到達することを可能にする。それは精神医学の歴史が示している。実際，精神医学の歴史は，本来の経験的進め方特有の内的座標系から生じた認識や，外的要因に由来する認識の寄せ集めの産物である。外的要因は，精神医学の歴史をばらばらにするほどまで少しずつ変えていき，より全体的な認識では，不連続がないわけではないが，それを融合しているのである。ところでまた，この現象は様々な科学にも当てはまる。

　それゆえ，学際的精神医学は巨大な領域である。この領域は，線形的方法に循環的方法が加わり，観察者から患者の精神障害へ向かい，患者の精神障害からまた観察者に戻ってくる領域である。しかも一つの学派や，臨床家に固有のそれぞれの座標系によって，精神障害に新しい表現をもたらす領域でもある。それゆえ，この専門分野の一般的認識は，これらの様々な流れの組み合わせ，ないしより優れた統合を想定しており，そこから線形的方法と循環的方法の統合が生まれる。それらの方法はすべて，最も経験的なものから最も論理化されたものまで互いに関連していて，他の専門分野の方法に合流する。しかし，この明らかな連続性の彼方にはまた，構築されるいろいろな形態の分類の科 famille の形成に伴う不連続性も存在する。

　精神医学の歴史と，論理-数学的超集合によるハイパーシステム概念を近付けようとする例が，そのことを示している。そこで，この歴史は認識の一般的力学過程の中で考察される。なぜならば，この歴史は，精神医学的概念の中心に位置付けられるばかりではなく，外側に

位置する数学的座標系もまた統合するからである。しかし，表象の科 famille あるいは異なる精神医学的概念の科は，明らかにそれ以前のものと対立し，同様にハイパーシステムの精神医学的概念もまた，数学的超集合概念と対立している。

　従って，統合の法則の概念は，このつながりによって，科学では実行されつつある科学認識論的逆転を強調する。この関係は，実際，得られた様々なデータが相互に関係し合うことができるということをよく理解させるが，だからといって用いられる座標系のそれぞれの段階における固有の意味作用を失うわけではない。

2- 構造化の法則

　種々の型の科学は，研究対象の性質，その座標系と認識の進め方に依存しているため，よく構造化された，その時々の操作的ツールを探す必要がある。そのため，得られた認識の論理 - 類推的力学の相互関係，様々な専門分野の知識の固有の相互関係，およびそれらの集合の相互関係を前もって分析しておく必要がある。

― 認識の進め方の論理 - 類推的相互関係

　研究対象が物質的世界に属すればするほど，認識の進め方は論理的極に向かうし，研究対象が生きていて複雑なものであればあるほど,その進め方は類推的極へ向かう。

　構造化の法則は，様々な認識の根を掘り下げれば掘り下げるほど，共通の力学を発見するチャンスに恵まれるので，入念に作り上げられた分離を和らげることができることを示している。

　この法則は，初発論理の機能様式に直接結びついていることに留意する必要がある。実際，その内容は，研究対象の性質によって，選択的に方向付けられたその進め方を組み合わせることが可能性となる。それは当然，様々な専門分野に対してだけではなく，研究対象の明らかな性質に応じて，同じ専門分野を構成している内部にも当てはまる。従って，構造化の法則は，論理および類推過程の異なる組み合わせに基づいている精神医学の様々な流れに当てはまる。論理および類推過程の異なった組み合わせは，精神障害の変化に富んだ側面に関係する。

　このような相互関係は次の図によって簡潔に説明できる。これは，様々な専門分野のそれぞれに用いられている様々な型の主たる方法を図式化している。人間科学の領域では，類推過程がしばしば明快な論理過程に勝るのに対して，生命科学はむしろ自然な論理過程に基づく。自然科学では,形式論理過程に大きな重要性がおかれるが，だからといって直観的で類推的過程の役割が切り捨てられるわけではない（図45）。

第4章　認識

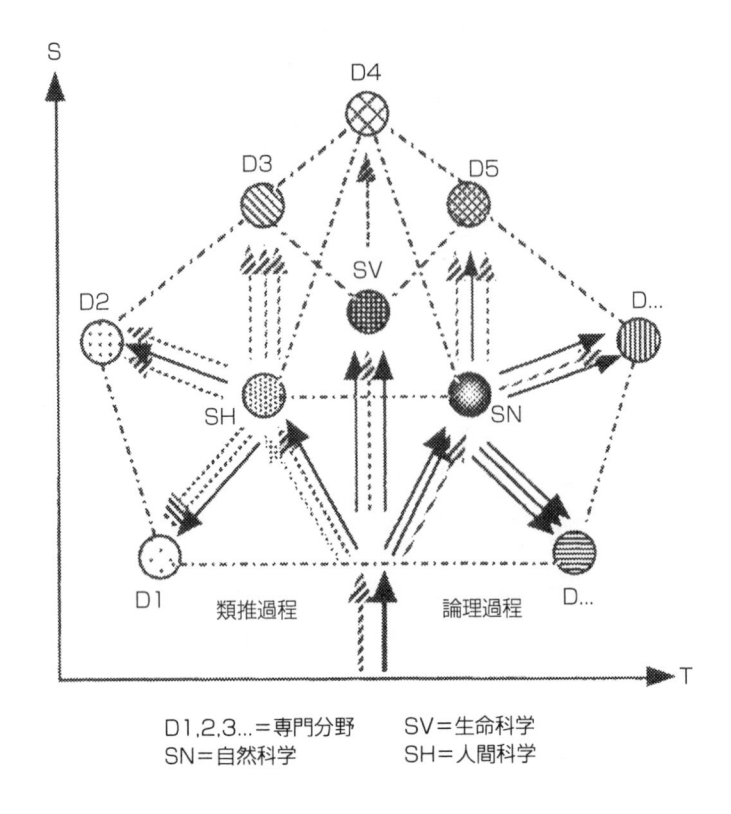

D1,2,3... ＝専門分野　　SV＝生命科学
SN＝自然科学　　　　　SH＝人間科学

論理 - 類推的構造化の学際的法則

図45

― 様々な知識の特異的構造化

　人はある現象の分析に入り込むほど，ますます基礎的な特性を抽象化し，自然な超越的過程によって，ますますそれらを近似的に包含する総合に達する。

　すでにG・バシュラールの示した，この一般的科学認識論の法則は，認識の諸要因の発展的相互関係にかかわっている。実際，これらの研究では，物理学的，生物学的または精神的次元の様々な研究分野のレベルの差異を考慮せざるを得ない。二つの研究分野の間では，これらの領域の性質または階層的位置がどうあれ，一般的な時空野のただ中において，それほど統合されていない認識の座標系の方が，より統合された認識の座標系よりも制限されているように見える。しかし，それほど統合されていない分野における認識は，より統合された分野の認識を利用できるが，だからといって同一になることはない。次の図（図46）のように，線形的思考はこの状況を説明できるが，実際には，巨大なネットワークを構成する環が問題となる。

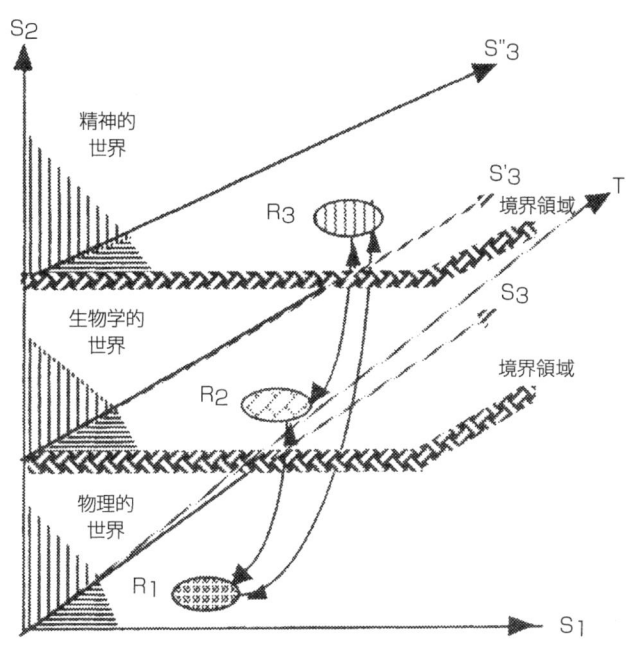

S, S', S"およびT＝空間と時間
R1, 2, 3＝内的座標系

特異的構造化の学際的法則

図46

　生命科学およ人間科学における例としては，人間の環境で飼育された雌猿の身振りのサイン言語がある（ワショーの実験）。その発達は，教育者の言語のおかげであるが，人間の言語に比べて常に遅れたままであり，人間のレベルに達することは不可能である。このように，人間の思考は，猿よりもはるかに複雑で統合された変数に従っており当然予測された通りである。

　— **集合の構造化**
　異なる専門分野間のコミュニケーションは，うまく確立されるほど，ますます現実の世界とバーチャル世界の間の初発論理構造と対称性を引きつけ，ますます多様な科学の漸進的な接近を可能とする。

　このような，最初の機能に関連する法則は，論理的流れと類推的流れによって構成されているが，これらの様々な専門分野の間の線形的連続性の存在を意味するものでは全くない。そもそも，異なる専門分野の性質は対立しているはずである。いくつかの断絶が存在し永続している。しかし，集合の構造化の法則は，あらゆる派生物を伴う機能の完全形 holomorphie fonctionnelle を示しており，これは様々な専門分野の世界の間に存在していると考えられる。この法則は，異なる統合レベルにおいて，働きの類似した法則に頼ることを認める。たとえこれらの働きの類似した法則が，より統合された世界の機能を十分に説明できないとしても。

第4章　認識

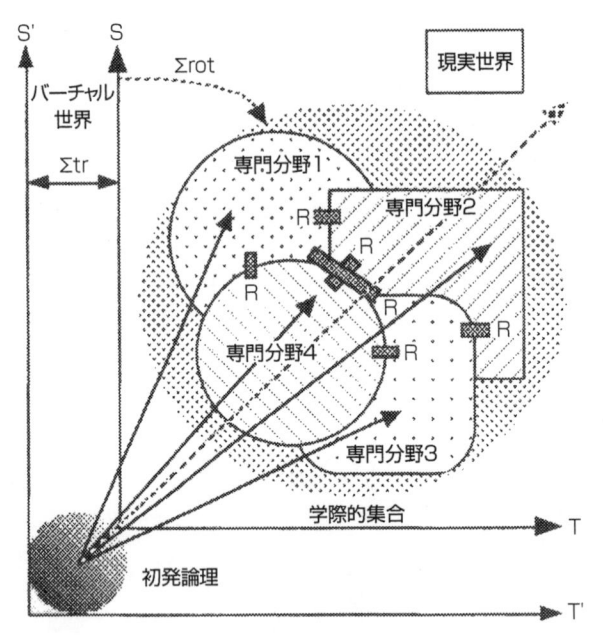

Σtr ＝転移による対称性
Σrot＝回転による対称性
R　＝類推的共鳴

集合の構造化の学際的法則

図47

3- 再統一の法則
ある科学の認識が深められるほど，他の科学の認識に近づく傾向がある。

　再統一の法則は今述べた二つの法則から直接派生したものである。この法則は，共通の土台を求めて，複数の根を初発論理の中に直接拡げる。この法則は，同時に，それらの根を包含する他の秩序によるものである。この法則は，エネルギー分割の結果による自然な再構成の中に再び発見される。臨床的には，この法則は，異なる性質の専門分野の間で，また専門分野間につながりのありそうな分野間で，移行の可能性があることに関係しており，それらの明らかな相互関係についての観察結果から明らかである。こうして，精神医学の歴史で起こったことにならって，性質の異なる様々な科学の段階的接近が，相互の充実化を目指してバーチャルに検討される。
　例えば，研究対象の性質によって，科学は通常三つの型に区別されることがわかっている。自然科学，生命科学および人間科学である。通常，それらは研究対象の性質の明らかな差異によって区別される。すなわち，生命のない物質と生きた物質であり，反射と超越の備わった人間である。確かに，それらの統合には差異がある。このため，いささか恣意的な図式的分類法をされがちであった。ところが実際には，これらの区別は，線形的思考で信じさせられるほど完全であるとは限らない。線形的方法で，人工的に作られた様々なクラスの間に属する複数の形が存在し，少なくとも移行形が存在する。観察とそれらの表象のバーチャル領域のすべてを前にして生じるこれ

らのクラスは，物質的現象，生物学的現象および精神的現象の間の異質同形 homéomorphismes の存在を確認させることができる。その限りにおいて，これらがクラスに応じて存在することは驚くには当たらない。

このように人間科学では，精神薬理学や血液イオンの変化の役割が示しているように，個人の精神構造が化学的変化，さらには物理的変化，生理機能の変化と無縁でないことは容易にわかる。

生命科学では，植物界と動物界に同時に関わる，菌の領域を作らざるを得なかった。今日でも，宇宙論のような自然科学と，生物学のような生命科学の両方が関わる宇宙生物学のような新たな専門分野がある。

最後に自然科学では，物理学，化学，宇宙論，数学などのように，最初は異なっていた専門分野間の垣根が取り払われるという例もあった。

それゆえ，様々な性質の科学の三脚台に基づく認識の変容は，少なくとも，採択される思考の操作様式だけでなく，観察される現象に内在する実在性によるものである。こうして，きわめて異なる科学を分離して，段階的に統合に向かう対応の変化を理論的に検討することができる（図48）。

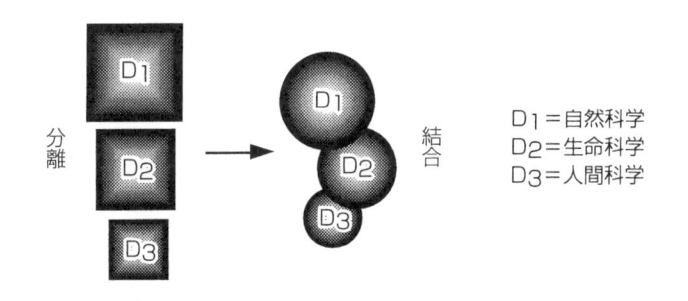

再結合の学際的法則

図 48

この接近現象，さらには科学のバーチャルな再結合の現象は，本書の最初のところで指摘した，「群島症候群」が現実よりも虚構であり，特にかたくなな思考態度であることを示している。このように精神医学は，他の専門分野から切り離されてはいないし，様々な流れの内的区分はたとえ区分がはっきりなされていても，いささか恣意的である。しかしながら，精神医学という専門分野のより広い力学的ビジョンは，その他の諸科学に包まれてこそ明らかになるのである。

従って，古典的臨床，行動学，精神分析，その他の精神医学の流れの間にある差異と対立にもかかわらず，一部の臨床家は，異なるアプローチ様式に次々に，または同時的に，ためらいもなく頼っている。ところで，彼らは時おり，同じ患者がきわめて異なる治療方法によく反応することがあることに驚くのである。

要約すれば，座標系の統合，初発論理による様々な専門分野の等質的構造化，および諸科学の段階的な歩み寄りは，相互浸透，さらに場合によっては融合へと向かう。

c) 特異的進め方：バランスのとれた類推

　学際性は，同じようにまた明白に推論の開放を意味する。従って，学際性は，しっかりした理性的回路を開くために，類推的であると同時に共通の進め方を必要とする。また，厳密ではないが本当らしいものについては，バランスのとれた類推的表現が的確となるように，十分な調節が必要である。

　類推への関心はただあるということだけに留まらない。なぜなら，多かれ少なかれ，意味のある類推はいつもすぐ見つかるからである。しかも，共通する特性の数が少ない「弱い」類推と，共通する特性の数の多い「強い」類推があるばかりではない。「強い」類推が，もし研究対象の現象の性質に向けられていない場合，すなわち十分に深い根がない場合には，それ自体が不十分であることがある。従って，等式的関係による論理的思考と，「のような」が中心の関係による類推的思考とは対照的である。「a=b」および「a=c」が「b=c」を意味するにしても，「厳密」科学のデータが類推的に，精神の働きに介入する要素のデータを含んでいるとか，あるいは精神の働きの関係が「厳密」科学のデータから引き出されることもある，と考えるのは甘すぎるだろう。いずれにせよ，精神医学的方法と精神分析の中には，類推的手法を乱用されるきらいがあった。

　類推は，一般的機構と緊密に関連する場合さらに重要となる。従って，類推は，ある観念を導き出し，この型の仮説的働きに協調的に介入できるので，この種の仮説的働きは，現象が事実によって何度も反復して確認される場合には，かなり評価できる。いずれにせよ，これは類推的論理思考の特徴であり，いくつもの要因間の相互関係の同値（a/b=c/d）に立脚している。この場合，たとえ何も証明できないとしても，評価できる結果が得られるし，しかも，正しいとされるはずの新しいデータについての示唆も容易に得られる。

　もちろん，それは精神医学を何のためらいもなく，性質の異なる専門分野に体系的かつ直接的に広げるということではない。多かれ少なかれあまり厳密でない類推であれば，あらゆる科学的方法に反して，表面的な歩み寄りが起こるかも知れない。逆に，十分に保証された専門分野から，最低限の利益をもたらし得る類推を発見することが必要である。この場合，目標は，似通った思考様式，さらには精神の働きの原理と法則を突き止め，そこから検討する専門分野のどれかにしぼったいくつかの結果を引き出すことである。しかし，関連する専門分野からのデータは，できるだけ厳密な方法で抽出するほうがよい。

　こうした慎重さを忘れなければ，違った専門分野のデータの比較研究からいくつかの機能的類似性が生じることがある。こうした類似性は，無論，それ自体だけでは何の価値もない。なぜなら，それらの類似性は異なる性質の対象に関係するが，それらの存在は同時に起源の問題を提起するからである。類似性は人間の思考の働きそのものから存在理由を汲み出すのである。すなわち，人間の思考は，類似する要因（刺激‐反応，類推，遡及力，隠喩，など）によって，様々な専門分野を練り上げるのである。しかも類推は，おそらくは人間の外部またはその人以前に存在したある種の現実からも存在理由を汲み出すのである。類似性は，人間とその産物および自然との相互関係との間に起こる可能性のある合致を物語っている限り，最も突飛な形態においてさえも，興味深いことは明らかである。この意味で，類似性は，観察された現実に触れて，はっきりした評価や批判や物象化をしなければならない新しい観念，仮説，理論を生み出すことができる。すなわち，類推は，批判的実在論に従うし，かつ拒否

することもできる（166）。構築的類推は，最も平凡なものであっても，様々な状況で起こることがある。しかし，種々の状況は見分けるべきである。

── 座標系が変化する場合

　研究対象の性質は座標系の変換を強いる。このことから，推論の論理 - 類推的な組合せでは当然，機能的変化を生じさせる。それにより，類推の選択，有効性，可能な作用について実践的な結果が生まれる。

　精神医学のように，人間に関する専門分野は主観性の強い研究対象に適用される。従って，この専門分野は，厳密に物質的で客体化可能で直接検証可能な対象を扱う他の専門分野よりも，さらに類推的である。この特性は，同じ一つの研究分野を構成している種々の流れについても同様である。

　精神医学の内部では，いくつか流派が，構成要素から推定される性質によって，他のものよりも論理的進め方によって方向付けられる。反射学的，行動学的，神経心理学的流れは，精神分析的，現象学的または実存主義的流れよりもさらに形式論理に依存する。後者は，むしろ，類推的進め方または自然な論理的進め方による。さらにまた別の流派は，二つの型の進め方を秩序立てて組み合わせようとする。たとえば論理 - 論証的アプローチとファジー論理を中心に展開するシステマルな流れである。

　採用する時空的座標系は，人間の解釈とは関係なく，これらの類推において重要な役割を果たす。

　従って，認識の流れの集合の機能的複雑性は，たとえそこに空間的次元が加わるとしても，進行する時間的次元とともに進んでいく。それゆえ，様々な観点からなされる解釈は，異なる仕方で組み合わさり，時間の経過とともに変化するデータや様々な解釈の可能性を開く。検討対象が同じままにとどまれば──その場合の人間の精神構造に──例えば古典的データと精神分析のデータ間に，ある種の構造上の類似性が生じる。

── 内的座標系に頼る場合

　精神医学の歴史が示すように，異なる内的座標系から緊密な一致が生じる場合がある。私たちは，このことについて類推的一致がレベルごとに起こることを示した。この事実は，いろいろな歴史的流れ，遡及活動，修正などが明らかに跳躍的に進展して不連続であるにもかかわらず，**おおよそ**，様々な精神レベル，精神医学における認識の流れの統合において，かなりの連続性とかなりの完全形 holomorphisme の可能性があることを示している。

　このように類推は重要な理論的結果をもたらす。従って，歴史的総合は，もはや線形的思考に従って，出来事を考慮するだけの経験主義一本槍ではうまくいかない。類推は，さらに洗練され，次により統合され，他の専門分野との歴史的相互関係，すなわち推論の循環的特徴も考慮した上で，歴史的にすでに検討された段階のそれぞれについて，機能的構成要素を検討することになる。そうすると，臨床，反射学，生物心理学，心理分析が，それらの指向対象の吟味に応じて進展することがわかる。

　それぞれの段階は，固有の知識の習得をもたらし，次の段階で前の段階を否定することなしに，むしろそれを豊かにするのに役立ち，これらの段階の集合が専門分野

第4章　認識

を発展させる。

このため，異なる階層尺度の間の連携が，部分的および全体的な新しい弁証法の確立に寄与する。従ってこの新しい弁証法は，以前の還元主義によって生まれた信頼とは対立する[101]。

― 外的座標系に頼る場合

もはや，精神医学に適用された借り物の座標系ではなく，その専門分野とは異質の座標系によって生まれたデータによって確立される場合に，これらの類推はより奇抜なことは明らかである。また人間の精神は，たとえ精神システムの「柔らかい」構造と自然の「厳密な」構造が互いに大きく隔たっているとしても，それらの類似関係を確認することができる。

この現象はあらゆる専門分野に当てはまる。極端な例は，R・カイヨワがかつて，文学で示している。彼はすでに結晶体と想像力との間の緊密な接近という観念を発表していた。彼は，そこに精神構造と自然の間の深いつながりを認め，人間から自然に至る人間の条件付けを強調した[102]（25）。

事実，隠喩としてダイヤモンドの形成とその属性を例に挙げると，次のことに思いをめぐらすことができるだろう。精神システムは，明らかにダイヤモンドとは全く別で，直接的結論は出ないにしても，精神システムの形成とある程度の類似性があることを想起させる。この結晶体が生じる物質の生命は，無限に大きな階層尺度で評価しなければならない。それは，精神システムの変化とは比較にならないほど遅い。しかし，それでもやはり，環境および出会うエネルギーによって，変容したり分割したりしている。環境の影響の働きは，鉱物の場合，きわめて強い圧力や温度の作用が示しているように，等しく，分割に介入しているのである。黒鉛と結晶体の分子構造を比較すれば，分子間距離の役割と，類推的進め方と論理的進め方などの間の，ゆるいまたは緊密なつながりの役割との類似性を想起せざるを得ない。また，ある無機質の機能と精神構造の機能との間に直接の関連は何もなくても，このような近似は，それほど驚くことでもなさそうだと，気づかされる。実際，無機質の世界の属性は，精神の働きに基づいて認められるのである。すなわち，無機質の属性は部分的には精神の機能的構造化に依存しており，それが粒子物質の基盤との相互関係を間接的に維持している。

このような類推の結果を注意深く検討すると，すぐに結果がでないとしても，無視するわけにはいかない。実際，それらの存在は，精神医学や他の専門分野にとって重要であり，学際性に有利に働くのである。学際性は，わが国（125）や世界中（61, 118, 142, 143, 175）で次第に発達している。従って，この新しい方向付けは，古典精神医学，行動学的，精神分析的，現象学的，生物学的または他の精神医学から習得したものを保持したまま，伝統的な精神医学の分散と充実をもたらしている。それは，

---

[101] この現象はまた，科学哲学的変革を受けた物理学のような「厳密」科学において，物質的，原子的，分子的，また中視的，巨視的など多くの組織レベルについて，どうしても必要な切り離せない問題を考慮することで確認された。この中のどのレベルも他のレベルに比べて重要というわけでもなければ，演繹によって他のものの性質が分かるというものでもない。

[102] 「人間は自然の余分に突出したものであるが，自然と一体であり自然の法則に支配されていることは疑いがない」（R・カイヨワ，Le Fleuve Alphée）（25）。

社会文化的環境の現在の変容を前に，経験的認識の限界に直面してそれらの根を深めることによって，ひたすら展望を広げることでしかない。そのことによって，精神障害の新しい側面が現れるのである。

3- メタ認識

以前の分割の再結合による，諸科学の再統合の法則は，当然，結果として観察者により広大でより複雑な認識を呼び起こし，新たな原理，すなわち反射性 réflexivité の原理に訴える。それと同時に，反射性の原理が集合の形態で規定できるとわかれば，それを作り出す機能とそれらの相互関係に基づいてアプローチすることもできる。この意味で，得られた様々な認識の集合をほぼ包摂し含んでいるメタ認識を喚起することができる。ただし，メタ認識が，環境から切り離された人間に利用できるエネルギーの作用のみに還元できると考えることは，当然，誤りであろう。エネルギーは，確かに必要不可欠で絶対的なものであるが，また活性化要因の作用で維持される集合の中に位置してもいる。

a) 反射性 réflexivité の過程

環境や逆に働く力の制約に面して，思考の流れを生じさせる個人の最初のエネルギーは二つの運命に従う以外にない。すなわち，この対立の中で次第に消耗してしまうか，または迂回して，流れ続けるかである。その場合，エネルギーは一貫性のない構築物の中で希釈されるか，エネルギー自体に再び投げ返されて，前からの構築物のままであるかである。そのエネルギーは，過去のエネルギーの創発を取り戻し，寄せ集め，そして全体化，等質性 homogénéit および多対称性の以前の原理に従って再組織化し，新しい構築的な環から再出発する。こうして新たな思考レベルが出現し，多数の連続的な超越によって相互に包摂しあい，精神の働きで究極的な超越を求める。そして，想像的表象によって，その超越を広く凝結させ，通常は，次第に消えていく力学的表象だけにとどまってはいない。

岩に当たって砕け散る波，引き波，自然の障害物に対して打ち続ける波の隠喩は，ほとんど，精神にもあてはまる。物質は，通常，比較的限定された空間的世界に強制的に限定されるのに対し，思考は無限に広い多次元の世界の中で発展することができる。

その結果，意識的思考の全く知らないうちに，認識のそれぞれの段階の間に再編が起こることになる。つまりこのことは，構築されている形態間にすでに樹立されている相互関係によるものである。従って，これは遷移の空間の問題であり，そのポテンシャルの超越的能力によって創造され，やがて起こる反射性の新しい土台となる。そのため，あらゆる思考領域にそのことによって危機が起こることがよくわかる。すなわち，精神病理学的構造，芸術的あるいは知的創造，倫理的あるいは宗教的な超越的体験などに関することである。この遷移の世界は，個人ないし集団的出来事に関係すると，想像的表象の形で神話に固定される危険性は確かにある。

第4章　認識

― 個人的遷移

　このように，人間には，未だにはっきりとは理性的な意味で意識されてはいないが，紛れもなく存在する，形にならない経験の世界が存在する。もっとも，この現象の概念は，十九世紀末に精神医学では，下意識 subconscient（P・ジャネ）(85)と無意識（S・フロイト）(65) の現象という名で，活用された概念の起源であった。それ以前にも，後者は，「無意識 L'Inconscient」と命名されている，いささか神秘的な単位で，まとまった概念の形としてよく知られていた。そもそも，この型の概念は，以前の哲学的研究，特にショーペンハウエル (177) やメーヌ・ド・ビランによって検討されていたのである。

　異なる認識レベル間の客体化可能な移行のすべては，信頼性と初発論理の相互関係を検討した時に，すでに認められている。それは，すぐには明らかにならない漸進的な一連の反射によってしか起こらないし，それぞれの認識の型は，主体が関わる専門分野の特異的な性質から生じる。

　さらに興味深いのは，この新しい認識の中心に入り込む試みである。しかも，文学的表現や哲学的表現のように，ア・プリオリとみられるような言説によってではなく，厳密な理性的進め方に親しんでいる数学者の自然な言説によってである。たとえば，H・ポアンカレは，体験した現実からこの問題について意見を述べた。彼は，それまで解決できなかったある困難な問題を解決できた表現のこと，また知覚したその瞬間のことをはっきり述べている。「私は，インスピレーションに伴う絶対的な確信の感情について話したのです…特に，朝とか夜にベッドで，半睡眠状態で，脳裏に浮んだ観念についてこの事実を観察したのです…一言で言えば，サブリミナルな自我は意識的自我より高度ではないのか？」。こうした事実は，その領域で特に創造的であった著名な科学者の注意を引かずにはおかなかった。メタ認識および科学認識論的つながりの概念を再び取り上げるとすれば，こうした言明はそれらに有利な論拠となる。実際，もし意識的思考の休息活動である睡眠が，意識的思考を表現できなくするとすれば，覚醒状態は，その人が動き回る外的世界に向けられる警戒状態を表わしているわけである。ところで，ボールドウィン (94) が述べているように，睡眠から覚醒状態への移行は警戒意識を取り戻すことをはっきり示している。深い認識は，科学認識論的つながりと感覚 - 情動的負荷に支えられ，しかも思慮深い意識的思考で抑制されている。それは，浅い睡眠から目覚めた状態へ移行するとき，すなわち，警戒意識状態の休息と再開の間に，精神システムの深い活動の一過性の不能状態が起こる。このように，この現象は，精神システムが睡眠中に活動していないのではなく，自動的活動を，さらには想像的な類推を，多かれ少なかれ構造化された派生的な形で，すなわち精神分析学が取り上げる夢の活動の下で働き続けていることを裏付けている。もっとも，時々半ば目覚めていると表現される睡眠状態における問題の解決は，例外的な現象ではない。多くの創造的な人々がそのことを認めていることは，彼らに質問してみるとよくわかる。

― 集団的遷移

　さて，新しい認識は，元の認識を含めて，より深い源泉によると同時により拡大された効果を伴っている。新しい認識は，逆方向に認識を照らし出して，それを新しい開示に役立たせる。すなわち，この新しい開示は，たとえ他の専門領域から得たものを自分の専門領域に移し変えたいと考えたにしても，その専門分野だけに孤立し

ていては取り入れることはできない。従って実際に学際性の問題が開かれる。学際性は，新しい認識に他の応用領域から得られ発展した別の形の認識をもたらすことに役立つ。

　学際性の予兆は，性質の異なる専門分野との相互作用と段階的な結合の中に認めることができる。私たちは，すでにこの問題を取り上げ，精神エネルギーに直接つながっている，学際的法則と科学認識論的つながりを論じた。精神エネルギーは，運動を喚起する力や種々の専門分野における様々な形態構築の力に応じている。様々な芸術的専門分野に関わる感性的領域における関連付けの試み，および数学，物理学，化学，宇宙論の間の理性的な領域における結合の試みがそれを裏付けている。それに，この結合は感性的，知的または審美的次元だけのものではない。この結合は，このエネルギーの力学をよりよく分かち合うことで，最初のエネルギーの展開と他者との同一化と関わりを持つことによって，倫理的領域とも関係することがある。

　― 神話化のリスク
　神話化の罠に陥って，たまに起る「メタ認識」を，無意識と同様にその類似物として個別化してはならない。このメタ認識はもちろん，それ自体でまとまった構造を持つ実体の形で存在しているわけではないのである。

　メタ認識は，絶えず生じる現象を指す便利な単なる呼称に過ぎず，はるか以前から常に，人間存在の認識機能に浸透していたことがわかる。メタ認識の機能はまた，認識の間に存在するつながりの表現に徐々にアプローチすることを可能にする。メタ認識の機能は，徐々に得られる認識の様々な形態を少しずつ包含することができるが，決してそれだけに終始しているわけではない。メタ認識の機能は恒久的に開かれ広がっており，新たな領域を創出していく。

　言い換えれば，メタ認識は，始めから可能的な比喩的描写による間接的産物にとどまっているといえるだろう。それはある意味で，境界線を引くこともできず，起源の定義もできない，科学認識論的つながりの本来の超越である。すなわち，科学認識論的つながりは，無限に小さいものと無限に大きいものに対して絶えず開かれている，広大な隠喩的なハイパーシステムの骨組みなのである。

b)　習得された認識の統一的包括
　このように認識はすでに，あらゆる文化的習得と関係しており，それがなければ，どんな人でもその人たり得ないだろう。

　― 文化的環境
　従って，文化的経験は，思考の産物の系譜を示す言語や国語，あるいはいくつかの国語群とも直接関連している。思考は，環境の機能や，世界や宇宙へのアプローチの一般的観点，一群の優先的座標系，思想の学派，芸術運動などによって再活性化される。こうして，文化的集合や，西洋文化，アングロサクソン文化，フランス文化などの文化的部分集合について語ることができる。

　― 知的総合
　メタ認識は，特に強力な新しい総合によって知的レベルで表現される。それはT・クーン（91）の言葉を借りれば，「科学革命 révolutions scientifiques」をもたらす重

第4章　認識

要な理論の起源になっている。科学革命は，わずかの間になされるものではなく，以前の理論で確認された，限界と過失を意識することによって起こる。同時に，限界と過失の意識化の広がりに応じて，より強力な新しい理論が構成されて徐々に広がっていく。例を挙げると，波動工学，一般相対性理論，量子理論，場の理論などがある。つい最近のものは，過去の理論で説明できる現象を含めるだけでなく，それらの限界を超え，全般的統一を目指すことが可能である。たとえ，全般的統一が，必ずしも，今日の相対性理論や量子論などの物理学理論が示しているようには，実現されないにしても。それらの再統一は，未だに，特に重力場のことについては難航しているのであるが。

　このような新しい知的総合は最近社会学にも現れている。それぞれ全く違った専門分野に属する文書類が，同質の構造を探し出すのに役立っている。それらは，社会に突然起こる混乱した事件を前にして，緊急な決断が必要な際に，新たな観点を与える (28)。長く続く性質の異なる出来事は，このように研究され分析される。その目標は，共通の構造を把握して，適切な措置を採択し（警戒，出来事の把握，未来へ向けての取り組み），変化のモデルや様々な案件の仕切りを変える可能性に対して，精神を開放させることである。従って，性質の異なる社会学的現象を突き合わせて，ある意味で，社会学的な不変要素が抽出され，予想モデルが練り上げられる。こうした研究の妥当性がどうであれ，少なくとも，社会学の未来を開くのに有用である[103]。

　同様に，宗教社会学は作動 - 拮抗モデルを使用して研究され，E・トレルチ (186) の研究に続いて，宗教と社会との関係が分析された[104]。デュルケーム以来，宗教は社会的つながりと社会構造（文化，経済の種類，技術科学，政治体制）を形成することが知られている (47)。また逆に，現代社会が裏付けているように，社会が宗教に手を加えて，その文化は宗教的な出来事から徐々に解放される。システム理論的観点からすると，このようにして，宗教と文化との相互作用の関係が作りだされる。それは，陰性の遡及的環を作り出して，システムの固定化に到るか（世俗主義 mondanéisme），または陽性の不一致を作り出して現実逃避的宗教（仏教，キリスト教）を生み出すかである（ドナディユー）[105] (45)。しかし，デュルケームは依然として，宗教を象徴的内容だけにしぼっている。M・エリアーデは，宗教を「内的感情がある関係が全く別な関係に変る，神聖な秘儀 hiérophanie」に基づくとした。信仰の表現方法の発展によって，今日では，社会学者は，むしろ社会の役割と前向 - 遡及活動的な解釈学的結び目に重点を置くようになった。そして，「思いがけないしかも普通の束の間の体験，およびその関係を媒介する記号の役割を果たす客観的支えの必要性」（ドナディユー）[106] に照らして，信仰の骨組みから信仰の解釈までに及んだ (46)。実際，宗教的行為に関する社会学的構成要因は否定できないだけではなく，宗教的行

---

[103] 1992年から2001年にかけて社会を騒がせた社会的事件に基づいて，十年の期間に関する，一見したところ無関係な問題の研究が行われた。すなわち考古学的発掘地点の信頼性，文献問題，アスベストの問題，狂牛病問題，核エネルギー，科学的記述の妥当性，不法入国者，航空機の不時着，火星の土採取，政治問題，地球温暖化など（F・シャトーレイノー）(28)。
[104] 「エルンスト・トレルチの宗教と社会の相互作用モデル」，AFSCET，パリ，2002年2月15日。
[105] 「イランの歴史における宗教と文化の相互作用，過酷な状況」，AFSCET，同上。
[106] ドナディユーは，D・エルヴュー - レジェの定義を上げている。「宗教は思想的，実践的，象徴的仕掛けである。集合の要素から特別に信仰的な系譜までの意識（個人的および集団的）は，この仕掛けによって構成され，維持され，展開され，管理される」。

為は表現様式に関わっており，人間の体験に深く刻み付けられているのだろう。超越性の感情と対をなす内在性の感情が裏付けているように，双方とも自然な超越的力学に関係しているようである。すなわち，感覚 - 情動門と理性門の間の出会いから生まれた意味作用の過程で現れるように見える。

― 個人的無意識および集合的無意識

無意識の概念は，意識レベルには現われないあらゆる機能を表わしている。このことはまた，個人に対しても個人の集合に対しても当てはまる。無意識の概念は文化によって，西洋のように個人に固有なものである場合もあれば，反対に極東の文化のように，むしろ集団的概念に従うものもある。

従って無意識の概念は，集団的経験によって表現される一般的なポテンシャル・エネルギーと関連している。これは，集団的経験が「集合的無意識」と呼ばれるもの，さらには個人の自我が無視されるか忘れられている「自我喪失意識」という形で，体験されることがあることを物語っている。「懐疑論的 - 観念論的哲学」(ランドラップ)の詳細に入らないまでも (171)，人間は孤立していないし，社会文化的環境から切り離されてもいないし，属している大宇宙からも切り離されていないし，ある意味で，極東の哲学と結びついていることをよく認識する必要がある。それでも，最近ドラマチックな出来事があって，全般的活動に照らして統一を目指す集合的意識の単位があるのではないかと考えさせる。集合的意識は，多少とも理性的にとらえられた異なるイデオロギーや，否定的さらには破壊的作用を持つ逆の力に従っていたりするし，時には悪の哲学的宗教的問題を起こすことがある。しかしここで問題なのは，性急な還元主義の限界―たとえそれが操作的観点から必要であっても―および極端に観念論的観点の限界についてであり，それらの観点はそれらの表象と欲望に合わせた現実の姿をとろうとすることであり，一方，現実は実際には，しばしば，種々の統合機能と構成される実体との見かけの一致であることが多い。

それゆえ，諸々の表象が関係する様々な面を同一視しないように，より広い質的集合の中で認識を統合することを忘れてはならない。それが様々な形態を豊かにし，また，はっきりそれらと関係する内容さえも豊かにする。

c) 有効な機能の延長

かくして，精神の働きの作用と統合の領域は，技術，人間の共同社会だけでなく，周りの物質的世界，知覚できる宇宙の限界を越えた，未だに計り知れない結果を持つ世界にまで広げることができたのである。

― 技術的延長：情報ツール

得られるデータの絶間ない増加を前にして，人間の精神は機能の法則を機械に移すことができた。こうして，補助機械から得られる組み合わせが指数関数的に増大した。

実際，コンピュータ機能の迅速さは，人間の脳細胞のインパルスよりはるかに大きく，得られた情報の処理能力を増大させることができた。その上，機械は人間の脳が持つ機能特性を得た。特に，機能単位の平行処理，記憶容量の増大，膨大な数のデータを一つの形に還元して集合の形で処理するコンパクト化の能力である。このすべてにより，情報操作能力は

第4章　認識

増大したのである。

　このような試みの成功はほぼ完璧であり，人間の思考の効率に真の革命をもたらした。それは，計算処理，データの論理的処理を容易にし，加速させ，機械と使用者の間の過程と相互作用を処理するようになり，モデル化に達した。さらには期待をはるかに越えて，時には人間を機械に隷属させるまでになり，さらに諸々の価値の破壊者となり，社会と認識を変え，輝かしい新たな地平をきらめかせている。非常に幸運なことに，人間にはまた，規則性や，特に記録された様々な情報の意味を発見する優れた能力があり，これは大きな強みである。

― 社会的影響：経済の世界化

　これらの機能の同じ一般法則のおかげで，コンピュータの働きは，人間の環境の組織化，特に人間が生きている社会的環境の組織化と，さらに，様々な経済的市場に応用されている。こうして，経済研究者の中には，市場を世界的な階層尺度に位置付けることができると考えている者もいる。

　社会学者は，現在まで経済学者によって独占されていた科学，技術，社会の相互関係の研究を見直す必要があると説いた。社会学者は，市場の働きを従来の形式的経済理論に結びつけ，経済の「実験化」の結果を，できるだけ欠点のない経済学的法則を推定するための実験目的と結びつけて，研究するのがよいと考えている (26)。社会学者は，これら二つの観点の間の変動で，より一般的なモデル，すなわち「複数の金融市場の取引」へ向かうことができると考えている。こうして二分割，作動‐拮抗的戦略，意味作用と意味作用の対象から，モデル化された進め方を見出し，より高度なモデルへと達するのである。

― 地球外への延長：宇宙旅行

　コンピュータを介した，精神の働きの法則の延長により，人間の生活条件は一変し，通常の存在場所の限界を超えた遠い環境の中で，人間の生活が考察できるようになった。例を挙げると，すでに実現した宇宙旅行があり，惑星間旅行，さらには恒星間旅行が検討されており，それは想像および想像力の機能を介入させる。

　私たちの眼前で現在繰り広げられているのは，まさしく宇宙論の歴史であり，未だに抑制されている想像から時に奔放な想像力への移行を目のあたりにする (188)。このように，同胞の中の誰かを地球圏外への送り込み（月の探検）を成し遂げた後に，人間は，さらに遠い火星などの惑星に行けると考えている。人間は，新しい構成単位，新しい推進方法を作り出すことを考えており，この惑星の環境に働きかけて，そこに生物学的生命，さらには人間まで移住できると考えている。こうして，すでに生命の住みにくい新たな条件下での訓練まで行われ，遥か地球外の世界から来るかもしれない信号をキャッチしようとしている。

　人間はこうして新しい惑星を発見する。理論的には，太陽系を出て，恒星間旅行を実施することもできると考えられている。それは新しいエネルギーの備蓄によるものであり，物質に含まれるエネルギーだけでなく，反物質にも計画に必要なエネルギーを求めている。そうすると，そのエネルギーを何年もかけて作り上げる必要があろう。なぜなら，それは，現実に使えるエネルギーの全備蓄を集めた量を遥かに凌駕しているからである。こうした困難があっても，なおこの想像を止めたり，断念したりすることにはならないだろう。なぜなら

このような計画は，実現するには幻想にすぎないが，未来の世界で子孫が実行しないとも限らないからである。このように人間は知らぬ間に，制約はあっても，なお実現可能な想像から，自然な制約を一掃してSF的想像の世界にまで至る。

きわめて幸運なことには，すでに見たように，思考の創発は意味作用と活動の力学的方向と結びついている。この力学は，いくつかの門の統合によって構成され，システムの外側の活性化要因とそれらの超越能力の作用の影響を受けて，以前の生産を調節し，それに方向を与える。従って，思考は以前の総合様式を再検討し，新しい思考の統合に至り，より優れた方向が保証される状況が明らかになる。

IV - 第三レベルの思考の創発

こうして，連続的な遷移によって，思考の流れは新しい環と新しい認識の段階に至る。この第三のレベルは実を言うとレベルではない。それはむしろ，以前の複数のレベルを超えてはみ出し，それらを浸透させ，包括し，相互に作用し合う世界である。しかし，私たちは，特別な言葉がないので，レベルという以前の用語を残し，上昇する力学的な方向を保持して，この形成をその他の形成から切り離さないようにする。

このような概念は新しいものではない。それはすでに，様々な研究者や科学認識論者によって検討されてきたが，いろいろ異なった名称と形をしており，見たところ互に異なる意味作用がある。A・コンヌは数学的思考として語り（27, 35），R・ペンローズは物理学で（157），ハイゼンベルクは量子力学で「領域 région」という用語で，宗教的，哲学的，芸術的経験について述べている。アインシュタインは，宗教的経験で第三のレベルの存在を強調しており，その後には「畏怖の宗教」および「道徳的宗教」のレベルを強調した[107]。それゆえ，この概念が，人間科学固有の観点，展望，意味作用など，人間科学に基づいて認められたとしても驚くに当たらない。

1- 性質

この世界の意味作用は，人間の臨床における精神力学の観察から生まれた機能と直結している。それは，思考の構造化された新しい機能のことではなく，むしろ，自然な反射性に結びついた思考の開放であり，それによって，多くの科学者や思想家が認めている（エスパニャの「ベールで覆われた現実」）（53），隠れた現実世界とのコミュニケーションが可能となる。

レベルの概念は，とかく，いささか恣意的に理解されている。それは単に精神の働きのいくつかの異なった段階を想像することだけに使われている。第一レベルは，特に最初のエネルギーの形成とその表象を表わしているのに対し，第二レベルは，さらに認識を組織化する個人的統合から生じ，反射性の精神活動の始まりから最も複雑な構築にまで至る。これに対して，第三レベルは，単にこの反射性活動の仕業だけで

---

[107] 参照：**私の世界観** *Mein Weltbild*。Querido, アムステルダム, 1934。(B. エスパニャ, 53, p. 526 より引用)。

はない領域と関連している。第三レベルは，それを創造し，それを活気付ける最初のエネルギーの直接の結果，すなわち人間に内在的と思われるエネルギーから生れた直接の結果である。

しかし，この第三レベルは純粋に隠喩的である。なぜならば，たとえそれが明らかに瞑想状態，あるいは以前の段階への遡及活動の状態，あるいはまたサブリミナルな体験の状態であるとしても，思考が到達した以前のレベルの機能に留まっているからである。それは，超越的想像力，人間の創造性，詩的インスピレーション，宗教的憧憬など，「根拠のない」世界である。その世界は，創造的エネルギーと直接関連しているようであり，従って，精神の基本的表れの一つである魔術的信頼性créditivité magique という最初の人間的態度と直接関係していると考えられる。これは，もはや第二レベルの合理性との関連だけで，つまり第二レベルの合理性に悪い形で表れたものとして，評価すべきものではない。第三レベルはまた，それ自体に潜在的に実り豊かな未来の形を包含し，この創造性を裏付けている。いずれにせよ，バシュラールが魔術を科学的行為の土台とみなしていたことを想起されたい。

とにかく，この第三レベルはどんな場合でも，すべて同じということはありえないだろう。それは固定されたものではなく，前のレベルと比べて相対的で，重要であろうとなかろうと存在し得るのである。それは特に進歩的考えの主体でも，教養の低い主体にも同じく現れる。

思考の第三レベルは，人間の精神現象の機能的構造化に開かれている，意識の多次元的領域に対応する。第三レベルは，先行するレベルの下にある矢状の領域と環の発展によって構成されていると考えることができる。すなわち，矢状の領域は，漸進的統合を表現し，感性門や理性門から発せられ，また，環の発展は審美門や倫理門によって現れる。同様に第三レベルは，最初のエネルギーに先行するレベルの遡及力によって構成されて姿を現し，方向を定める。その場合，美的領域と倫理的領域は感性的および理性的レベルと対で進むが，種々の一般的形態をとることもあり，必ずしも感性的，理性的レベルに依存しているわけではない。このように，重要な倫理的発達が，相対的に低い理性的または美的レベルと対照をなすことがあるし，また逆に，相対的に貧しいか，あるいは逸脱している倫理的発達が高度な理性的，美的レベルと共存することもある。

機能的観点では，J・-B・グリゼが述べているように，この第三レベルは類推的に機能論理とかなり似ている。機能論理は，ある意味で形式論理ないし類推的論理の方向付けに役立ってはいるが，明らかにシステム進展の全く別の段階と考えられる。

また思考の第三レベルは，主体の最初のエネルギーの中に根があり，諸々の環境的要因によって再活性化され，他のレベルの統合軸を構成して，それらを方向付け，それらのレベルを超え，さらにおそらくそれらを包含している。隠喩的にいうと，第三レベルは，主体が体験する三次元の空間的世界の中で，軸に沿って上昇する次元を構成できるのに対し，相互依存する他のレベルはむしろシステムの他の次元を表わす。かくして，諸々の門の集合は，拡大を続ける曲線的で循環的な精神世界の骨組みを構成し，そこにおける意識的思考の創発は，この宇宙の継起的で不規則な領域であり，偶然の出来事，異常増殖および空虚のせいで絶え間なく広がるだろう。それは宇宙論の空間‐時間の展開のイメージに少し重なり，それによって物理的世界と生物学的世界の相同性 homologie と異質同形性 homéomorphisme が見出される。

実際，この第三レベルは，最初のエネルギーに由来する，花のように開く複数の

束の創発であり，最終的には前のレベルを組み込み，それぞれのレベルを照らして，改めて豊かにする。こうしてそれらのあるものは，直観を照らすことに直接役立つことで，種々のレベルで思考に意味と方向性を与え，感性門と理性門が審美門と倫理門によって方向付けられる可能性が考えられる。

　言い換えると，この第三レベルの思考の創発は，その環境における個人だけと結びついている受身の構造ではない。それは，構造の力学的統合の結果であることは明白であり，統合の本質，すなわち最初のエネルギーを示している。第三レベルの思考の創発は，種々のレベルを再結合し超越することができるつながりに関わっている。すなわち，種々のレベルのそれぞれに位置すると同時に外にあるので，種々のレベルを包括して結びつけるのである。それゆえこの点で，第三レベルはK・ポッパー（166）の第三世界とは区別すべきである。ポッパーの第三世界は，それ以上に，全体の中で人間の文化と技術の世界に対応し，人間の思考発展の第三の層の類であり，物理的世界と思考的プロセスの世界を超えて位置付けられるようである。

　要約すれば，この意識的思考の第三レベルは，一方では，個人の時間的かつ空間的な一連の抽象化の達成に対応し，自然の超越に通じる。他方では，最初のエネルギーによる力学的充実に対応するが，外的要因によって再活性化される集合は常に認識できるとは限らない。意識的思考の第三レベルは，ゲーデルが述べているように，まさにそのことから形式論理を逃れ，せいぜい，主観的な方法や，共感的あるいは想像的仕方で活性化される自然論理を立ち上がらせるにすぎない。

2- 隠喩的表象

　隠喩的な仕方で想像すると，思考の最初の二つのレベルは，相互に統合された薄層状の曲線的領域として表わすことができる。それに対して，第三レベルは，源を最初の二つのレベルから汲みとり，全体をまとめる形の状態で開く。それゆえ，この形は，いくつものレベルの統合から生まれた矢状の領域の出現として現わされる。第三のレベルの形成は，最初の抽象化と自然の超越性に土台があり，束状に湧き起こり，思考の第一レベルと第二レベルに入り込んでそれらを包み込んで開き，遡及活動によってそれらに働きかけることがきわめて容易であり，こうして，多次元的に多重に包囲された構造が実現される（図49）。この矢状の領域は，思考のエネルギーの流れで形成され，環境の制約に直面しながら，その道をたどって行く。第三レベルは，継起する環によって高められ，常により広大でより豊かな自然の超越，さらには自然を越える超越過程によって，思考の新しい段階を形成する。

　作りたい表象が何であれ，学際的法則はすべて認識の進展に応じて練り上げられ，その多くの意味作用とともに新しい機能的総合の中に統合されていく。このように新しい機能的総合は，意識的思考本来の機能に対して下に向けて開かれ，私たちの理性には捉えられない現実に対して上に向けて開かれている。それでもやはり，それが自然により近づきやすいことは明らかである。機能的総合は，目的論によって方向付けられ，生態系集合を喚起させながら，創造的現象と類推的共鳴の配置を構成し，そこから総合が生じる調和や超越の感情を構成する。これらの感情は，人それぞれに応じて，芸術的創造の形で，科学的発見，倫理的秩序の包摂の形などで表現され，さらにまた，宗教的啓示という形で，一種の「霊的意識 surconscience」と呼ばれるものに到達する。

第4章　認識

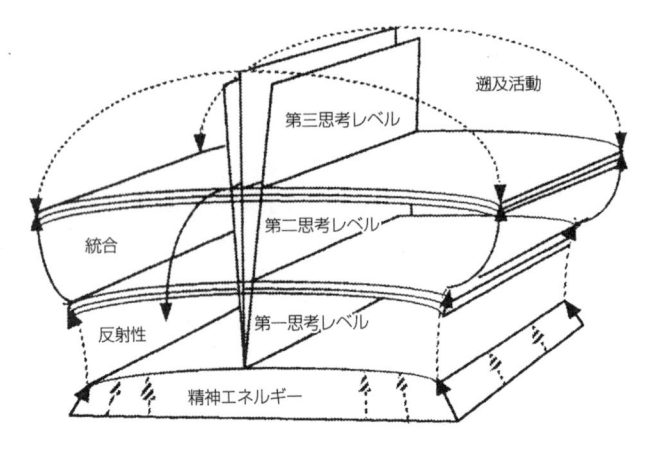

思考の三つのレベル

図49

3- 学際的歩み寄り

　結局，精神医学における認識のハイパーシステムの考え方は，一般に信じられている程には，より基礎的な他の専門分野における認識とかけ離れてはいない。しかも夢見ることが禁じられていないのと同様に，不確かではあっても仮説を提起して，常にイメージの隠喩的な力を利用することができる。

　この認識について質的かつ量的に簡潔に表現すれば，次のように言えるだろう。例えば，その表現は，動的な精神エネルギーの存在を，頻回の分割と間断のない隠喩的統合の産物として認識を可能とする。隠喩的統合はシステムに固有の多くの力学と密接に結びついており—環境のただ中での働き—，これらの条件からはこのような総合が生じやすく，ある意味で包中律 principe du tiers inclu の存在を思い起こさせる。いずれにせよ，この総合の性質は，その展開を方向付け，様々な認識の可能性を秘めているメタ認識の存在に至る。

　このような表現を認めることは，**結果的**に，異なる分野での学際的類推を考察することに帰着する。これは特に，相対性理論や量子理論に関する現代の物理理論について言える。この場合，それらの説明は照準の異なるエネルギー用語で行われる。いずれにせよ，ペンローズのような基礎科学研究者は量子論的観点から，あえて「精神モデル」仮説（157）を唱えたが，多くの物理学者の反発を浴びている。それが何であれ，とにかく自然を構成する様々な領域で，徐々にかつ種々の形で組み込まれた，完全形機能 fonctions holomorphes が作用する可能性は認めてしかるべきである。この完全形 holomorphie は，それを構成する世界の統合に応じて複雑化する。そこに対称性現象が働いていることは宇宙論における多くの仮説が証明している[108]。

　数学，量子物理学およびそれらの宇宙論への応用などのような，最も抽象的な学問分野はこの意識レベルに達するが，精神医学的分野とは明らかに異なる。目的が体験的現実の観察に直接支えられている人間科学は，実際上，まずこのレベルの抽象化に位置することはない。しかし，このメタ認識は，思考機能において考えられる連続的な三つの表現方法を想起させる。

4- 表現様式

表現様式は，本能-情動的，知的，審美的および倫理的の四つの構成方法に従ってなされる。

a) 本能-情動的方法

この方法は，直接的に起こる場合，神話的行為の力，または理性的統合の比較的弱い力によって明らかになり，交互に起こる場合には，精神システムの頻繁な退行-再構造化および精神の働きの作動-拮抗作用型の習慣的振動によって明らかになる。従って，科学的精神は，知的領域で最も決定的なものの中でさえ，持続的または一時的な仕方で，時おり領域によっては非理性的な統合を選ぶことがよくある。これは，私たちがA・ランドラップとJ・-B・グリゼ（141）とともに研究してきた，特殊な直観的経験である。すなわち，人間は自然との直接的なコミュニケーションをしていると感じられることがある。これはさらにまた，人間同士の出会いの予知能力，霊感啓示状態である。

このような状態は，認識の第二レベルに達していない主体にきわめてよくみられることがあり，第二レベルを省略することさえできることを注目すべきである。従って，その状態は，第一のレベルと直接関係し，そこから何らかの認識の階層ではなく，むしろ人間存在における深い内在的な存在を立証しており，自然な環境における精神システムの自己調節とは関連がないものである。

こうした仮説を認めることは，それが情熱的な理想主義であれ，妄想的な神秘的信念であれ，病理学的な神秘的経験が起こっていることを理解できるはずである。

b) 知性的方法

知性的領域でも過程は似たようなものであるが，より統合されたレベルにあり，本能-情動的領域からは距っている。例えば，数学者A・コンヌはこう述べている。「第二レベルの反射は局部的である[109]…反射するのは意識的思考であるが，第三レベルにおける機構はもはや同じではない。第二レベルでは，戦略を固定した目標に合わせることができる。第三レベルは真に創造性のレベルであり，その目標そのものはわからない。創造性の特性は，前もっての目標がないことである…第三レベルの特徴は何よりもある調和の認知である…」（P・シャンジューとA・コンヌ, pp.230-231）（27）。

偉大な創造的数学者たちによって想起されるように，美が美しい式の証明に導く

---

[108] 宇宙論では，複数世界の超対称性 supersymétrie 理論に至った。それは，いまだ検出されていない粒子の存在，従って，姿は見えないが存在する新しい世界を予言する。たとえば，「暗黒物質 matière noire」は，物理学で，「欠如エネルギー énergie manquante」と表現されている既知の現象と関わっている。従って，「空っぽのエネルギー énergie du vide」が想起される。これは，「宇宙定数」の形として表現され，「空っぽの宇宙 univers même vide」が湾曲を生じさせ（57），そして「クインテセンス」と呼ばれる新しいエネルギー野へと導くのである。確かに，不確定性要素，特に，弱い相互作用の世界や重力現象に関する問題は確かに残っているが，操作的利点は疑いの余地がないようである。

[109] 「起こり得る目的の集合の存在において，固有の評価関数を創造することが可能でなければならない。それゆえ，経験および最終的結果との比較を通じてなされる，局部的な評価関数についての評価関数が必要である。それは，局部性という，非常に重要な原理を説明する…」（26. p.230）。

第4章　認識

指針になるという事実は，その有効性の保証には十分でないにしても，本質的な問題を提起することは確かである。このことは，もし人間と宇宙が結びつくことのできる共通の原理があるすれば，そこに美学と倫理学を欠いてはいないことを，考えざるを得ない。それゆえ，そこにもたらされる調和の感情は，精神システムの自己調節とそれに続く自己‐組織化と関連するはずである。いずれにせよ，スモレンスキー（179）が提起した調和理論[110]は，以前にヴァレラの提起した「行動化 enaction」の概念と対を成すものである。この「行動化」概念は，環境的現実から得られたものとして考えられる一面があるにしてもである（191）。

このような仮説の価値がいかなるものであれ，それは，ともかく，真実を探求するための力強い主観的力なのである。主観的力は，以前からある精神の活力を増大させ，その源泉の探求の続行を可能とする。つまり，この感性は重要であり，多くの努力，解放の行動，エネルギー活性化，直観，判断，および観念領域だけでなく，本能，情動領域の基礎である。人間によって構成されるという単純な事実はただそのことの重要な条件である。その事実を補完するのには他の数多くの要因が加わる。すなわち，価値観を考慮した教育，芸術の美，科学における厳密さ，信念の力強い力，決定的な感動的出会い，豊かな職業的経験であり，また周囲の直接の援助は言うまでもない。これらすべての要因は，思考のネットワークの中で，まずは形成，次にその発展に介入するようである。

研究される別の領域では，第三レベルへの移行により，観察者は「思考実験」に携わることになる。それは，「一般には実現不可能な実験的文脈出現象を想像することから成り立っている」（J.-M・レヴィ‐ルブロン）(144)。歴史的な最初の例はニュートンの引力である。今日における，もう一つの分かりやすい例は，ホーキングやペンローズのように，宇宙の時空性を箱のなかに「閉じ込める」実験である（82）[111]。この実験データの物象化はまだ先のことであり，実験は純然たる抽象的な原理に従って行われ，思考の厳密な論理的かつ類推的な働きに結びつけられるだろう。精神医学的認識は，たとえある種の予測的なモデルでこれに近いことができそうに思われても，実際にこのレベルに位置することが不可能なことは確かである。また，こうした科学者は自らの思索を極限まで進めるが，同時に科学的還元主義の限界を認めていることに注意すべきである。

人によっては，さらに想像力を極限まで推し進めようとする者がいる。その際，彼らは，理性的な知識を想像的な構成に合成する。すなわち，想像的構成物は，彼ら自身を超え，自然環境の限界を超え，さらには個人的生命さえも超えて，活動を延長させて，宇宙論で見られた通り，仮説的に人間の子孫にまで引き継がれる[112]。これは時に，驚くべき創造力を呼び起こして，詩的想像の域に至る。

様々な門は，段階的に統合して，近くのあるいは遠くの，環境的活性化要因，内

---

[110] 調和理論は，知識を得る環境的現実の側面を基準にして評価される。すなわち，世界のあらかじめ定義された特性に一致する外因性の特性，経験を通じて抽象的意味作用の状態に達する内因的活動，規則正しい環境の最適なコード化である。その目的は，「環境の最適な特徴付け」に一致する内因的活動性を見出すことである（191, p.117）。

[111] 例えば，ペンローズは，ブラックホールを大きな箱の中に閉じ込めて，箱の内部にある，「物質の位相空間で進化を考えること」ができることを付け加える（82, p.110-111）。同様に，ホーキングも「ある量のエネルギーを，時には完全に反射する仕切りのある非常に大きな箱の中に置く」と書いている（同上。p.181）。

面的要因あるいは投影要因と接触し，本能 - 感覚 - 感情 - 情動的回路や知的回路を結びつける。こうして，それは，想像の領域へと広がるばかりではなく，創造的領域，審美的領域，倫理学的領域へも広がるのである。

c) 審美的方法

　審美的領域は，外的世界とも内的世界とも同じ様に結びついて感じられる調和の領域である。しかし，芸術的創造性は，直観的または反省的経験だけではないし，また単なる複製でも満足できないだろう。審美的方法は，長い学習，日常生活から汲むインスピレーションの源泉，過去の作品や他の専門分野の歴史，複数の動機（不安 anxiété からの解放，絶対の探求，自己確認，遊戯的態度…）を前提として，適切な言語的仲介を前提とする。

　記号論では言語は，感知し得る価値（記号表現）と，対応する観念（記号内容）をもつ記号から構成されていることを想起されたい。記号表現 - 記号内容の関係は，思考対象（記号の対象）を生む意味作用を表し，そして記号が働いて環境と直面する場合，これらの意味作用は意味を創造する（72）。従って，記号を組織化し，記号にこの創造の意味をもたらすのは，記号と記号対象との間の飛躍である。

　この力学は，社会学的要因と結びついた介入と関連して現れ，記号の指向対象を定める。こうして活性化された門は，表象を変えることが可能で，それらの表象に違った形態を付与するのに役立つ。その時，その存在の底から，それらの構成と表象が浮かび上がり，深い個人的力学の自己調節の集合と共鳴する。

　たとえば，芸術的創造の領域は，言葉，音，イメージ，形および機能が統合される組み合わせの場となる。しかし，芸術創造は，それら個々の要因には還元されず，その特異性は，記号から記号対象への移行における真実らしさによって構成され，精神的力学による自然な超越の場となる。それが，表現の諸要因の変容を可能にするのである。このような構成は，作られる以前に直観的に感じられるもので，他の専門分野のあらゆる創造者による構成についてもいえる。

　しかし，問題は，記号から意味作用に至る相互関係で人間に作られる表象についてである。記号から意味作用にいたる関係の存在が芸術家に異なる表現方法を呼び起こし，それゆえに様々な流れが生ずる。ある創造者は，種々の芸術の専門分野をしっかり結合することを企て，総合的な芸術を実現した（R・ワグナーの楽劇のように）。また，大きな質的違いが見られるのは，感覚的な直接的知覚から一切の枝葉を取り去った抽象化に到る創造の過程である。従って，芸術家に問いかけてみると，考え方は必ずしも芸術家同士でも一致しないし，観察者の考え方とも合わないことがわかる。

　ある者は，記号とその一般的な意味作用の相互関係だけにとどまる。これは，古典的な姿勢であり，いろいろな専門分野においてはっきり見える現実を表現し，文化の違いによって変化する（絵画の例では，古典イタリア派，フランドル派，フランス派，スペイン派…）。それらの創造はまた，使用する技術やツール，個人的または社会的座標系，諸々の学派（印象派，点描派，フォービズム，キュビズム，ナビ派，表

---

[112] 従ってホーキングは次のことを認めている。「重力は，物理学に，一般に量子理論と結びついている不確定性を超えた彼方に，予見不可能性を導入している…科学的決定論の希望を無に帰したのである」。そしてこの警句を結論する。「どうやら，神はまだ手練手管にたけている」（同上，p.105）。

第4章　認識

現派，シュールレアリスムなどの流派）によって変わる。形態の創造的基本型の反復や埋没は，一部の芸術家に記号の意味作用を拡大させる。彼らはこうして，自然な形態を破壊して新たな流れを創出し，新しい形に作り変えたり，あるいは内容に質的な新しさを加えたりする（色，音）。

　またある者は，自分の最初の欲動から出発して，独創的なあるいは新しい形態で示される観念を明確にする。それに続いて，記号を噴出させ，前もっての計画に従って制御するにせよ，自ずとわき上がる表現形態へと導かれるにせよ，徐々に一連の意味作用を作り上げる。

　またある者は，彼らにとって前提となっているすべての意味作用を欠いた記号に基づくことを主張して，古典的態度とは逆方向に行く。これが抽象化の方法であり，人間の自然発生的欲動に従い，実際に創造性の欲求の明らかな実現である（音楽では孤立した音かあるいは集団的音の組み合わせ，絵画では着色された面の調和的配置，彫刻では襞，空虚，接合，継ぎ目など）。抽象化は事実，思考の重要な調和的不変性を重視していることを示している。

　これらの様々な概念は，芸術運動の多形性を物語っており，一人の芸術家の種々の作品についてもいえることである。実際，創造者の経歴をみると，古典的様式の作品から始め，個人的な研究により現代的な流れに発展していくことは，よく見られることである。

　芸術家が，創造の過程において，形態と場所に記号を付与しようとする重要性から考えると，種々の方向付けは，このように抽象的作品にさえも現れることがある[113]。

　それと同時に観察者に対しては，私たちは，芸術運動の四次元的分析（観察者が客体化できる記号，芸術家が体験する記号，環境の文化的座標系，および時間性）が，芸術的創造に特有な共通の力学的結合を表わすことが可能であり，それが深い調和を伴った共鳴をもたらす。

　従って，芸術作品は空間の創造となる。芸術空間では，欲動，情動，観念が組み込まれ，あれこれの表象で存在を関係付け，言語を使って，様々な方法（輪郭，表面，体積，光または音の振動），種々の素材（木，金属，植物…），様々な道具によって創造される。こうして芸術家は，多様な表現形式で創造性を発揮することができる。

---

[113] 従って，私たちは，抽象芸術は二つの側面があることを示すことができた。一つは，体験した感覚的現実を抽象化する翻訳作業である。もう一つは，純然たる抽象作業である。こうして絵画では，P・モンドリアンは有名な作品を完成した。それは，直行する直線と三原色に限定され，絵画的世界が幾何学的抽象と結合している。同様に，例えば，現代の彫刻家，ジャン・カンパの作品を挙げよう。この芸術家は，あらかじめの記号内容をすべて禁じている。彼は，熱したコードを使ってポリスチレンの断面を示す。複数の断面は自然な運動をするか，あるいは金属のプレスによる—襞—の記号となるが，記号の意味作用はア・プリオリにわからない。続いて彼は，それらの襞，継ぎ足し，空虚，接合を用いて空間を組織化する。彼は自分のすべての作品を「無題」，すなわち，詩と関連付けるのがふさわしい姿勢と名付けている。こうして彼は，ある種の実存的虚無を呼び起こす。「私の人生は無に近い…空間が空虚であることは当然である…その解答はいつも，私の信ずることの彼方にある…私の指から形が生まれ，なぜ私がこの世にあるかを告げるだろう。私は，空虚の上にテントを張った，銀河は私の目印である…」（J・カンパ，**風の木こり**，Erda Edit，1988）。これらの作品は，精神活動の重要な不変の要素が価値ある，厳粛な感知しうる証拠となる。この精神活動は，エネルギー，運動，対称性，多数の空間的次元，形の調和的湧出，内的一貫性，などを中心にして繰り広げられる。ここでは，抽象作用のおかげで形の中の最も重要な自由が出現し，意味作用が芸術愛好家の価値判断にゆだねられることがはっきり理解される（P・マルシェ，芸術的かつ記号論的創造。精神障害との関係。*Ann.Méd.Psychol*, 2003）。

d) 倫理的方法

　宗教の問題は，その複雑性とそれが呼び起こす論争を通じて，要の石であり続ける。ドナディユーは，エネルギーの流れの力学的観点から，M・ゴーシェ（67）の興味深いモデル化に言及している。エネルギーの流れは，精神の構造化と同時に起こる社会的構造化との間の葛藤を引き起こすことがあるというのである。

　それがどうあれ，宗教は，社会的および文化的世界のただ中にある精神活動の延長から生じる。信仰体験は，自然な超越体験，ある環境と時代の社会文化，および描かれる中間の前向遡及活動の環が，競合して宗教様式を発展させる。思考は想像力と環境の流れによって自動的に働く。従って思考は，神格化された自然の表象（星，聖なる石，動物，など）から自我の超越（ヒンズー教など）にまで，さらには自己滅却や自然との合体にまで及び，仏教や道教など極東の宗教が示しているように，宇宙エネルギーへの回帰を示している。異なる様式で，観点が人間中心主義一点張りからずれる瞬間から始まり—それでも人間を忘れずに—思考は外的「対象」に向かい，外的対象を新しい聖なる創造物に結びつける[114]。究極の文化的飛躍が突然起こる。こうして以前の意味作用は，超自然的と形容される新しい神の表象の意味作用になる。もっとも，このことを認めない人もいるにはいるが。

　いずれにせよ，私たちは，そこに以前の相互関係からの力学を再び見出す。それはもはや，個別にそれらに関係するのではなく，それらの集合の調節に向かっている。そのために，巨大な対称性が見出される。対称性はまた，他から与えられるものという感情を呼び起こす。すなわち，宗教的信念の領域でも，芸術や科学の領域の偉大な創作者によって示される現象を呼び起こすのである。おそらくこれは，人間の思考が到達し得る最も豊かな意識化である。

　また，領域は異なっていても，美的方法や倫理的方法でも，その構造化においてはほぼ似通っている。その結果，創作者の体験では，ある程度の類似性が，何度も表現される。実際，二分割の操作的機能は思考活動の領域にまで現れ，そこでは内在する次元と外在する次元が違った仕方で体験される。

　美的領域でもまた創造の力は区別できる。大自然または社会に調和するふさわしい記号表現の調和の構造を伴った，真に独創的な芸術作品になるものと，社会で受け入れられる芸術的潮流がある。同様に，個人的宗教体験を区別することもできる。す

---

[114] ドナディユーは，M・ゴーシェに二つの軸があることを想起させる。すなわち，抽象的展開のバーチャルな空間軸および様々な超越的展開のバーチャルな空間軸（象徴的軸）である。象徴的軸は，社会的要因によって表される現実の状態の時間軸を通じて活性化され修正される。社会的要因は，物質的対象，人間，動物および植物によって構成され，社会的，政治的，イデオロギー的システムの構造と関連する社会文化的産物にまで及ぶ。これらの二つの軸のペアはそれぞれに相互作用を及ぼし，異なる表象を産出するのに寄与する。従って，二番目は最初の組み合わせの活性化要因の役割を演じる。このように，肉体的存在として，自然界に属する人間の思考は，言語のおかげでレベルの変化を受け，文化の領域に根づくのである。現われるシーソー効果あるいは中断効果は，超越論的かつ社会文化的な関係の様々な形態を構成するのに寄与する。そこから宗教が次第に創発するのである。抽象化-超越的軸と自然-文化的軸との間，様々な形態の抽象化-超越性と様々な社会文化的状態の間の二重の二分割から，ありとあらゆる複雑な組み換え運動が起こる。従って，この運動は，検討する観点に従って，様々な型の宗教を形成する性質がある。この観点は，人間中心主義のシステムにおいて，外部の活性化要因に訴えることができるか，あるいは訴えることができない。そのいずれになるかは，検討する軸の一つにかかっている。従って，検討する軸は，宗教的現象の性質と表現を根本的に変える。

第4章 認識

なわち，体験した現実に対応する様々な超越的状態の統合に直接結びつく神聖化された次元にある宗教体験と，社会的環境と接触して制度化された形によってもたらされた宗教体験である。たとえこの二つが同時に進行していても区別することができる。このように美学と信仰の異なったレベルを区別できるのである。

宗教と社会が相互に影響し合うことはまず疑いはない——それは宗教的な「世俗化 mondanéistes」あるいは「逃避的」な形態 (45)，および様々な社会的，政治的，経済的形態を取ることがあるということがある (46)。信仰の対象に認めようとする聖なる面は，逆に制度化された形式に波及することがある。社会と宗教は相互に働きかけ，考察される環境と時代に応じて，非神聖化への道をたどることもある。この二重作用は，本質的に宗教というものの深いパラドックスを物語っている。すなわち，人間はすべて自らのうちに絶対性および超越性の感情を持っており，異なる形で，時には対立する形でそれを示すことができるのである。それでもなお，すべての個人的ないし集団的宗教感情を消し去り，さらには代用品まで消し去りたいと考えるならば，人間の思考の発展に深く刻み込まれている超越の本質に逆らうことになり，人間性の開花を制限することでしかないだろう。これは今日，世界中いたるところで認められる現象である。

最後に，この第三レベルは，物理学的，生物学的および精神的大宇宙の全体論的観点において，調節の役割を果たしている。第三レベルは，総合的に生じる遡及活動と自己調節を通じて，そしてまた存在の苦悩に満ちた出来事に起因する破滅を避けるための自己組織化を通じて，人間存在をして，人間の思考の可能な限りの優れた構造化に赴かせるのである。第三レベルの重要性を無視したり，退行したりすると，思考の統合的構造は，多少とも長い目でみると，行き当たりばったりになり，十分な方向付けのないままに揺れ動き，従って，可能性が弱まり，さらには機能が脆弱化するか変質するしかないだろう。それはある意味で，思考の優れた機能を保証する自然の秩序に背くことになるとしても，その思考を拘束するものでもなく，とにかく，このことは異なる隠喩的な考え方で表現されているが，その意味作用は，倫理的，霊的領域と同様に科学的，美的領域でもかなり似通っている。

まとめ

要約；精神活動の様々な面を手短に想起すると，一つの集合像が現れる。そこで際立っているのは，基礎エネルギー，意識野，作用方法，多次元的座標系，そこに生じるモデル化であり，最終的には**メタモデル**が抽出される。このメタモデルは，物理学的，生物学的，精神的な複雑性，および時代を超えた精神の働きの様式の恒久性のすべてを示している。

思考のメタモデルと太古的歴史的モデルとの間には，複数の**相同性** homologies と様々な可能な形の複数の**完全形** holomorphisemes が現れる（無数の思考モデルが精神活動のために展開される）。それらは，機能的には同一の「核」が存在することの証明である。たとえ，今日，この「核」が，ますます複雑化する相互関係の影響で隠蔽されているにしてもである。このことは，絶え間なく，さらに統合され洗練されていく精神の働きのレベルと結びついている。

このメタモデルが，精神活動の大ざっぱな転写にすぎないことは確かである。しかしそれでもなお精神活動を豊かにする，**無限に広がる非物質的な世界**への跳躍台となるのである。思考を自らの中に完全に閉じ込めてしまうことは，思考にとって不利なだけで，実際の結果にも重大な影響をもたらす。

命ある存在に精神活動と意識が出現したことは，常に人間に本質的な問題を問いかけてきた。ところで，認識が変化し加速する時代には，新しい問題が生じる。思考の諸々の創発様式とそれらの産物の分析が，新しいアプローチを可能にするのである。

精神システムの機能不全と様々な専門分野に見られる認識の比較対照は，分析の格好の分野となる。なぜなら，それは検討対象の本質と直接関係しているからである。これらのデータは，その客観的面と主観的面で反論しやすいが，思考の発現と働きの首尾一貫した集合像を提供することができる。それは，人間の歴史を通じて恒常性を示し，さらに，精神生活に欠陥と変質をきたした主体の研究に実践的な意味を持つ。

このような研究で判明することは，エネルギーを形成し包含する世界のただ中で，思考が個人的エネルギーの世界から徐々に形成されていくということである。かくして現れるのは，体験された客観化可能な巨大な力学的統一性である。それを構成する物理的，生物学的，精神的な要因は，最初のエネルギーと取り巻く環境の影響の下で，並列しかつ統合し合いながら相互に複雑に入り組んでいる。それらの要因は相互に作用し合い，複雑なネットワークの中で，多様な極性と混じり合う。こうして浮かび上がるのは，明らかに発展的な固定と退行 régression を伴う，次々に起こる意識の諸段階である。

この思考の創発とそれらの精神システムの産物を伴った発展的構造化は，きわめて古い時代の強力な組織化の根源に対応する。すなわち，五千年前に現れた，思考形態の中に見出されるのである。たとえば，神格化された自然の要因との相互関係は，シュメール人（90）の宇宙論，古代エジプト人（99）の神話，古代ギリシアの抽象思考などに見られる（193）[115]。従って，大宇宙の形成にまつわる古代の神話の構造化，

まとめ

それらの機能と根本原理は，思考の一般的な働きと関わる今日の論理的な構造化に通ずるものがある。

このような構造化の理由の一つは，それを構成している諸機能の完全形 holomorphisme des fonctions と直接結びついているように見える。それは，精神システムの統合されたいろいろな層に表われ，さらには周囲の環境の中心に投影する。この構造化様式は，また，種々の専門分野にも同じように認められる。それは，最近のモデル化でも同様である。たとえば生物学的領域[116] (23)，生物物理学（人間と工学的発展との共生）[117] (190)，物理的精神生物学，および生物生態系と地球自然生態系の相互発展の仮説などがある (174)。こうして，あらゆる可能な表象とそれらからの派生物の複雑な機能である完全形の機能 fonctions holomorphes の巨大な力学システムから，多様な表現までの設計図が描かれる。

一つの科学認識論的結論が導かれる。精神医学的認識から生まれた機能モデルと他の科学モデルとの出会いは重要である。特に，古代の理論から新しい理論への移行形については，数学的思考との類似性が見られる。それは驚くに当たらない。なぜなら，この思考は，障害物に直面したときの抽象的活動であるからである。このような確証は，学際的観点には都合がよい。精神医学もここから利益を引き出すことができる。それ以外にも，他のいろいろな専門分野間の接点の問題がよりよく理解できるだろう。こうして，現代の生物物理学の実現の可能性が把握される。たとえば，ロボット化の進歩に見られるような，バイオニクス，さらには物理 - 生物学的 - 行動科学である。

従って，思考の働きの広範な問題には常に避けがたい影の部分が残っていて，全面的な解決は望めないにしても，今日でも，問題に対するある程度の解答はできるだろう。

基礎エネルギー

基礎エネルギーの性質は，明らかにこの構築全体の要の石であり，基本的な問題である。基礎エネルギーはそれ自体で存在し，経験的現実と意識が共に創発する発端となる[118]。

基礎エネルギーから生じる疑問はいろいろある。すなわち，単一で一貫したものか，あるいは部分的な力によって構成された混合物なのか。人間中心主義の観点からすれば，生物学的存在にもっぱら依存する**内的**に働く力であり，その力は，人間の持つい

---

[115] プラトン哲学の真善美の三位一体は，常に，相互作用と再建の働きによって，相補的本質に基づいて再構成を可能とする。すなわち，感覚的世界から区別される最初の観念的統一である。

[116] 覚醒した心的生活の発現で明らかにされた諸要因は，実際に，P・ブリカージュが生物生存の生物学的モデル化の中で取り上げている不変の要素に酷似している。この生物学者は重要な機能を次のように述べている。エネルギーの動員，刺激への反応，集団的成長，空間と時間における組織化，生存環境への同化，数の増加（生存能力，生殖），および移動であり，組織化の組み合わせと様々な環境への同化は異なるレベルで現れる (23)。

[117] R・ヴァレのサイバネティクス的考え方は，より全体論的観点から，人間と技術的成果の共生について論じている。それは，適応が必要な人工的世界の創造であり，自然の世界とよく似た世界となるはずである (190)。これは，J・ド・ロスネの「シビオント cybionte」の概念，すなわち一種の人工の生態系の考え方にまで発展する。それは，自然の生態系とともに進化し，生物の生態系と類似したものになるだろう (174)。

[118] 少なくとも部分的にはエスパニャの「ベールで覆われた現実」の考え方に通じる考え方である (53, p512)。

ろいろな要因に役立てることが可能であり，人間を取り巻いているものの上に投影できるのだろうか。人間中心ではない観点からすれば，逆にそれは大宇宙の力の作り出した**外的**に作用する力であるのか。すなわち，大宇宙は，私たちを取り囲み，私たちを構成し，私たちが依存する，様々な力を結びつけているホメオスタシスを通じて，人間存在と知識の組織化を意のままにする力であるのか[119]。さらにそれは，人間の**外側**の力と**内在**する力とを同時に合わせた力のことであるのか。その内外合わせた力と環境によって与えられる応力に従って，創造と運命を同時に保証されるのだろうか。

確かに，このような疑問は新しいものではない。太古の時代以来の疑問で，それぞれの思想を反映した多くの解答がなされた。このように，諸々の疑問を通じて，人間のいろいろな選択が見出される。その選択は個人によって異なる。すなわち，その人が単純化する理性的知に向かうか，あるいは感性的領域のアプローチに向かうか，あるいはより全体論的 holistique 観点に向かうかによって異なる。全体論的観点とは，非決定論を明らかな決定論に結び付けるものであり，人間は，自然に働く力の本質に少しでも順応することを知れば，それだけで豊かになるという観点である。かくして，私は，人類の重要な哲学的前提を思い描くことになった。すなわち，それぞれの現象は，物質的現実として，あるいは精神的現実として，二つの異なる属性を持つ単一かつ同一の実体の形として検討できる，という仮説である（177）。しかし，この二つの属性の根源的な理由もわからないし，確実な解答も得られてはいないのであるが。

一方，精神医学の臨床では精神的組織の概念を認める方向に進んでいる。この精神的組織は，閾値の異なるエネルギーを備え，一貫した様式で統合する形成によって自己調節されている。調和の概念がこの前提であり，対称性の概念と深く結びつき，多くの建設的仮説を生み出すことができる。しかも，この考え方は，他の多くの専門分野でもよく見られるもので，この観点はさらに強調される。従って，対称性をめぐって組織化されるエネルギーの世界は，「調和振動子」からは導き出されないだろうし，様々なバーチャルな組織化に頼ることとなるのだろうか。たとえば，いくつかの生理現象，特に視覚の現象に見られるように。

意識野

これらの構築と同時に，個人は構造化された方法を使って，個別的であると同時に普遍的な形で，自然ならびにバーチャルな時空野を形成する表象を作り上げる。この集合の構造化は，まだ意識されてはいなくても，その人が直面している対象，検討している対象，および創造する現象の対象の骨格となる。従って，観点の取り方次第で変わる可能性がある。このような取り組みは，歴史上に現れた重要な座標系を断片的ではあるが想起させる。たとえば，ストア哲学の「無形」，アリストテレスの超越的次元（4），デカルトとライプニッツの操作的直観（99），カントのア・プリオリ（89）な条件，さらにはアインシュタインの四次元的時空（50），また量子論の四次元的時空まである。量子物理学では，空間と時間とが組み合わされて，自然法則表現のための単純な言語的要素となっている（176）。

---

[119] 理論物理学の仮説「空間-時間のインフレーション的膨張が生じ，素粒子の指数関数的被造物が同時に発したという，量子的真空 vide quantique のゆらぎと呼ばれる創発モデル」を想起するのも無駄ではあるまい（80）。

まとめ

　このようにして，思考のすべての新しい方向付けは新しい意識レベルの創発をもたらす。従って，その方向付けは，時代や文化によって，各学派の考え方や各個人固有の考え方によって，中心から外れていたり，異なる普遍的理解のプリズムを通して感じ取られたりする危険性が高い。個人同士で相互理解を欠く危険性が生じる。相互的観点を欠いても，事情はほとんど変わらない。その結果，認識の進歩を熱望する人間にとっては，座標系を永遠に開放したままにしておくこと，信仰の感性的観点または厳密な論理的理性に縛られないことは不可欠であるし，さらに周囲の文化的環境によって補強されることがどうしても必要である。さもないと，幻想的な神話の世界や生産性の限られた合理的世界に落ち込む危険がある。

　このように，生まれる意識化は多形性であるように見える。種々のレベルや様々な型，特に明示的なものと言外の意味を含むものが現れる。従って，この意識は外的な世界と関連する進展に固有の反射性 réflexivité による力学的エネルギー産生の活性化であり，実現であることがわかる。それによって，この意識は個別的と同時に普遍的な方法で示される。かくして，この意識は，このエネルギーの実際的相乗作用 potentialisation とその意識自体に対する反射的活性化のように見えるが，それは，人間の生物学的，物理的構成要素にその土台がある（特に認知論者が示したように脳構造の中に）。しかし，そのより一般的な性質は，周囲の世界の他の構成要素から生じる。すなわち，生物精神的意味作用だけを開く諸々の要素である。それゆえ，効率をさらに上げるために，システムは可能な限り開かれていることが必要で，内的な起源であろうと外的な起源であろうと，それに向けられる質的な情報の性質をさらによく把握する必要があり，ただ一つの性質の選択だけに留めておく訳にはいかない。補足的な仕方で，J・-B・グリゼの述べているように，「質的情報の伝達は…その意味が受け取る人次第であるような，開かれた概念的言説を保つことである」。結局，これらの開放が，意味作用の過程の開閉現象に加わりやすい要因に依ることがあるとすれば，この意識は違った仕方で，時には衝突するような仕方で，個人と個人の間に確立された相互関係およびこれら個人同士の取り巻く宇宙との確立された相互関係を考察する。かくして重大な問題が提起される。

　今日までに，三つの主たる解答が得られている。最も古いものは古代文明の神話形式であり，エネルギーの様々な面の作用が，神聖なものの対立の形に置き換えられている。最近では逆に，神秘的で感性的な思考過程に代わって，現代の科学理論のように，抽象的な処理に引き付けられている。さらに一般的な，三番目の型は，物質的現実と論理的理性の名の下に，真実を証明することは不可能として，あらゆる神話的思考や極端に知性面に偏った展開を純粋かつ単純に拒否する態度である。

　作用しているエネルギーの対称性と，機能の様々な相互関係の統一——その相互関係の統一には神話形式の解答がふさわしいこともある——を意識することは，新しい解答をもたらし得る精神活動の概念を生む。この新しい解答は，感性，理性，審美，倫理などの様々な門との多様な相互関係の中に現れる。それらは，最初の抽象化に結びつく自然な超越（この単語の語源的な意味での）から，人間中心主義に還元できない要因によって活性化される霊的超越まである。しかるに，この超越は意識的思考を活気付けるが，単に理性的に開くことだけでは解決されないし，また形式論理的進め方だけでも解決されない。しかし，超越は，それらの思考を形成し，それらの検討領域の外に位置付けられる現象にうまくアプローチするのに有効である。

作用方法

この意識野は，自らが住み，自らを取り巻いている世界と直面すると，精神エネルギーを広く一般的な形に拡大できる方法に頼る必要が生じる。

操作的二分割の重要な役割が強調されたのは，時空的次元の多くの役割のように，それらの形を多様化し内容の意味作用を充実させることができるからである。残念ながら，この理性的なアプローチには大きな困難がある。実際，このことは，観点の採り方，観察のレベル（および観察者が位置付けられているレベル），それらの統合，その人の精神構造の遡及力と自己調節，および環境要因に左右される。これらのすべての構成的力学の間には多数の相互作用が生ずるので，これらの諸要因から個々の力学的作用を臨床的に分離することはほとんど不可能に近い。一つは身体的‐本能的なもので自動作用と結びついており，もう一つは，感情‐情動的なもので，感覚的で類推的な共鳴に結びついている。さらに，理性的なものは，先立つそれらのものとの相互作用，及び社会文化的環境の活性化要因ないしは抑制要因が加わり，異なる論理的構築を強いる。

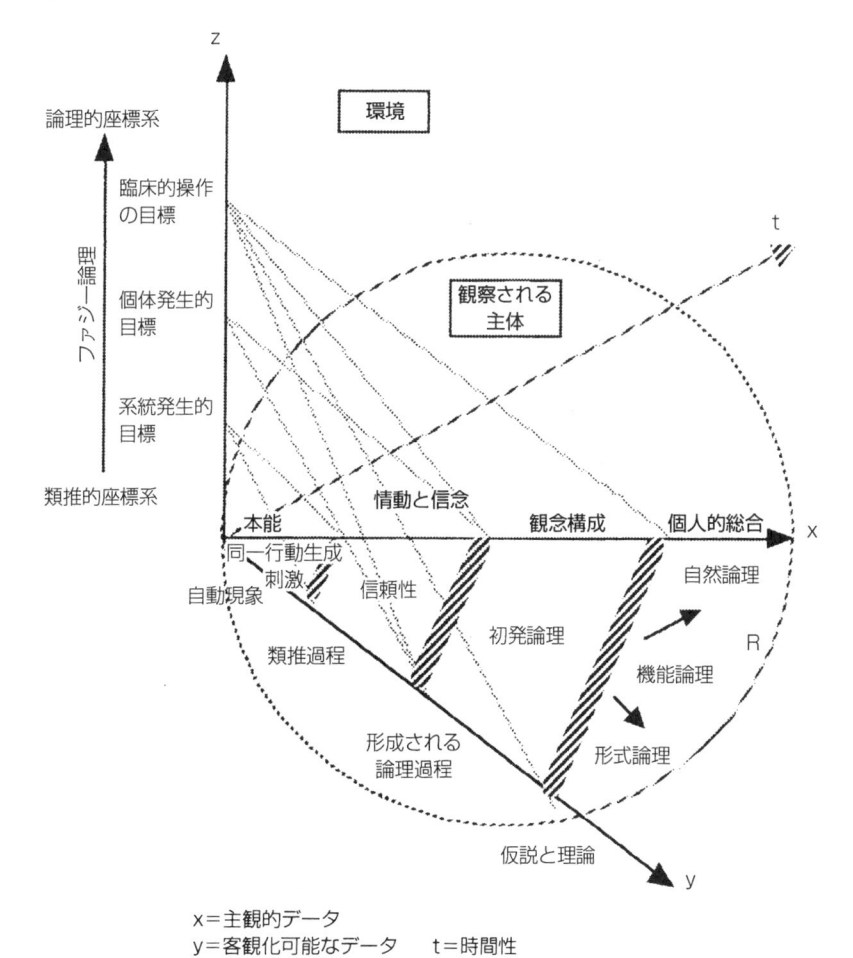

x＝主観的データ
y＝客観化可能なデータ　　t＝時間性
z＝観察の座標系　　　　　R＝観察の合力

精神の働きの四次元的分析法

図50

まとめ

それゆえ，説明を要するのは，巨大で異なる性質からなる複雑な力学的ネットワーク全体である。従って，いかなる類推的ないし論理的な統合的方法や技術的な方法をもってしても，精神の働きの集合を完全にかつ偏りなく説明することを期待することはできない。大まかな解決策は，様々な時空的次元，系統発生的，個体発生的ならびに臨床的観点，可能な限り多くの座標系，主観的かつ客観的に作られる構造などを考慮した，巨大なファジー集合の観点から，これらの様々な要因を含めることにある。四次元的分析でこのことを簡潔に示すことができる（図50）。

集合モデル

こうして，意識的思考は巨大な統合システムのネットワークによって形成されると考えられる。このネットワークは，性質の異なる三つの自然界の統合（物理学的，生物学的，精神的）および無数の認識を生み出すエネルギー分割に基づく完全形の機能 fonctions holomorphes の集合によって構成される（図51）。

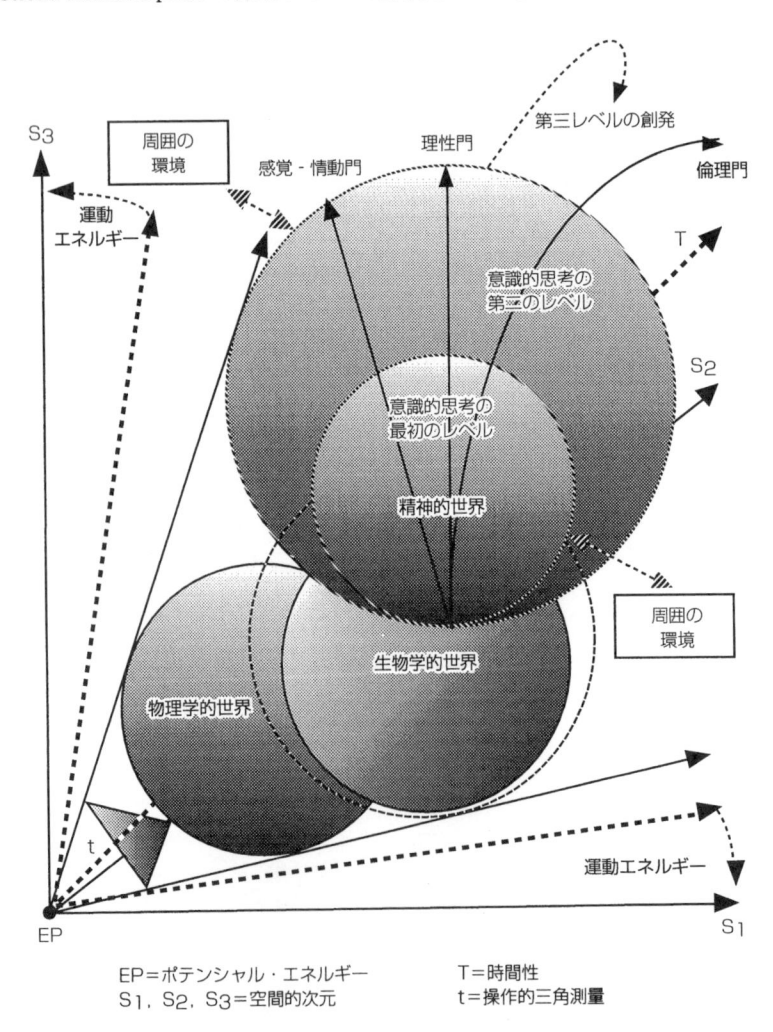

意識的思考の創発

図51

このような構築は，これらの三つの世界に働く，最も基本的な力学の間の照応の原理を当然予想させる。ところで，議論はいろいろあるにしても，この原理は現象学的には確認できるわけではなく，それでも建設的な思索領域として残っている。
　それはともかく，最も発達した領域は，はっきりわかる同形性 isomorphisme があるにもかかわらず，表面に現れない下にある領域の構造と同じでないことは確かである。それでも，最も発達した領域は，下にある領域の介入なしには存在することはできない。たとえ，下にある領域の展開が自然発生的自動化によって弱められるか，あるいはさらに退行的固定化によって中期間あるいは長期間遅れるとしても，それらの介入なしには存在できないのである。
　このモデルは四次元で練り上げられる。従って，それは，連続的な統合に応じて形成され，増大する統一性を物語っている。それらの統合は，多くの明確な形や遭遇する諸々の活性化要因の多様性の中で突然起こる。このように，統一性は，進展的な遷移から生じ，それによって，レベルの変化と関係する種々の性質が生じる。
　これらの遷移は，最初の単純な抽象化および未だに感性的な現象の自然な超越性から，自然を越える性質を帯びた超越にまでに至り，個人をその大宇宙の表象に結びつけ，さらにはいわゆる「超自然な」超越に結びつける。そこで，人間は，宗教的な伝統の中で，創造主のイメージに極めて近い生きたモデルとして思い描かれる。これはすべて，各個人に特有の構造化，変容の可能性，一般的な決定論および特殊な非決定論によって生じる。
　従って，思考の方向付け，意識レベル，信仰，それらの流動性および変容の多様な可能性がよく理解できる。その進展を特定のイデオロギーによって，固定した段階に留めることは，ひたすら思考の充実と解放に逆行することでしかない。この思考は，最初のエネルギーから生じた一般的な平面に可能な限り自発的に適応するように定められているからである。

　メタモデル

　しかしながら，前述のモデルは，もし諸々の専門分野の不連続性，未来の予測可能性，起こりうる様々な超越への個人の覚醒を考慮しなければ，不十分で不完全なままに留まるだろう。
　それゆえ，もし一貫性の可能性を検討したいのであれば，精神の働きの集合の位相幾何学が必要なことは明らかである。こうして私たちは，活動の「核」，多数の創発の可能性，集合の進展，および個人と世界の間に作られる相互関係の問題から生まれる延長に思い至るのである。
　機能の「核」はすでにその形成に参加する様々な組織の相互配置の中にある。生物学で，エーデルマンとトノニが述べているように，「上位レベルの概念と法則は，下位レベルに変わるよりも，むしろ下位レベルから創発する」(49)。同様に，量子物理ではオムネスが注意を促しているように，「如何なる場合でも，明白なあるいは間接的な仕方で，下位レベルの法則に反する上位レベルの法則は発見されたことはない。少なくともこの意味で一貫性があり，統一性について信ずるべき立派な理由がある」(154)。従って，この概念は，たとえ明らかな還元主義や当てにならないままの類推と引き換えであっても，N・カートウェイト[120]が主張する科学的認識の実際のずれと，

---

[120] **物理の法則はいかにして成り立つか**，ロンドン，Routledge，1983。

まとめ

そこに生じる**寄せ集め的** *patchwork* 概念を相対化することができる（154）。かくして，**機能的にまとまった一つの骨組み**が示される。それは，個人的な可能性や外見の差異を超えて，すべてのものについて同じと考えられる。

「核」によって生じる**精神の働きの創発**は，それ自体では範囲を限定できないとしても，多種多様である。エネルギー分割から始まり，次々と異なる意味作用を取り，内外の諸々の要因によって再活性化され，次第に巨大化する形と構造を構成していく。これらは，ますます数を増すおびただしい作用の対称性のおかげで発展していく。そしてそれぞれが自分の領域に適合しながら，相互に影響しあって，徐々に統合される多くのレベルを生んでいく。

「核」は，こうして自然の超越的機能によって，人間という生きている種を明示し，それらの多様な面を推し進めて変化させる。多様な面の意味作用は，これらの突然起こる創発に応じて充実し発展する。そこから，個人的，集団的，世界的意識の最も偉大な開花が可能となる。こうして，その深い意味作用は，対称性の世界のただ中で，即自的にも，また他者とも共通する最初のエネルギーの分割に根付いており，それに従って，感覚，理性，審美，倫理などの様々な門のそれぞれの作用に重点を置いていく。

こうして，この働きの集合の発達は，ゆったりとした運動による上昇・下降の波によって起こる。**集合の発達**は，新しい研究対象を前にして以前の形成に役立った，いくつかの門の統合によるものである。それらの門は，解決すべき多くの障害を明らかにして，そのすべてが活性化要因であるかあるいは抑制要因として働いた。このようにして創造された，活性化の機能，さらには抑制の機能は，今度は新しい形成を引き起こす。これらの機能は，ある意味で，内面化によって変化する領域を吸収する。従って，これらの機能は機能と領域という対になった新しい面を創造し，それによってこの機能は定まる[121]。

最後に**機能的拡張**について検討しなければならない。なぜならこの発展がメタモデルの形成に関与するからである。すなわち，メタモデルは，十分に理論的かつ実践的な経験を積み上げた異なる専門分野間の比較を可能にする学際的解放をもたらすのである。それゆえ，このような発展が，すべての実践的な人にとってはなじみがなくて，矛盾を含んだ知的構築の形態に見えても当然である。実際，エネルギーは，先に構成された理論を超えて拡散するところまでくる。従って，その際，主題によっては，あらゆる抽象化によって新しい形成を練りあげることもある。それらの新しい形成は，機能的な「核」を求めて，それ自体に反射し，次第に強大な上位レベルに向かって発展する。この事実は，ここで取り上げた人間的な専門分野の研究対象だけでなく，他の「厳密」科学の分野，特に数学においても当てはまる。数学ではまた，普通に感じられる世界の支えがなくても理論的発展がみられるが，それらの新しい概念は，前向 - 遡及 - 前向的に働く知性の力学によって生まれる[122]。

こうして，人間の思考の哲学的，科学的，技術的，芸術的，倫理的，宗教的な多種多様な面を目の当たりにして，新しい照明の下に，精神の働きのメタモデルが見出

---

[121] 複素幾何学とそれらを構成している諸理論の普遍化との類似性は，遭遇する障害の吸収と変容の過程によって指摘することができる。同様に，整数から幾何学と代数の結合する複素数への移行を考えると，これらの数学的概念は，ことごとくが思考の母数関数の膨張的な特性の確証である。また物理学でも同様であり，古典力学から，確率論の助けを借りて，確率論の広がりを利用した，量子力学へと移行している。従って，この精神の働きの解釈は，精神医学の臨床から発していながら，数学的思考の成果と一致しているように見える。

され，現在ならびに過去の様々な概念的形態，時には対立するものも見出すことができる。これは，かなり驚くべきことである[123]。

このことから，いくつかの結論，特に人間に大切な信仰の領域における結論が導かれる。つまり，私たちは次のことを認めることができる。論理的進め方は，精神性の信奉者に彼らの動機と論拠を純化させることもできるし，その反対論者に彼らの反論基準の見直しをさせることもできるし，いずれにせよ，それぞれの人がそこに利益を見出すことができる。この際，内在的な形で人間に帰するものと，超越的な形で創造的現象に帰するものを見分けられるようになってくる。すなわち，超越的な形とは，各人の選択の相違と自由，文化的環境および検討される時代によって，自然の神話になったり，超越的神話になったり，さらには超自然的神話になったりする。

結局，宇宙的座標系の代わりとなるメタモデルは，部分的機能から全体的機能を認識させることができる。これは様々な学派特有の座標系に由来しており，個人の世界，その構成要因，環境，それらそれぞれの関連など，全方向に作用する最初の二元的運動に従っている。

確かに，その複雑性が正確な説明を不可能にしている。このメタモデルは完全な統一的表象に挑戦するか，あるいはその表象をきわめて偶然なものにする。多くの一般的な形を取り込む螺旋から，一般的な形に圧縮することまで多くの試みがなされてきた。このように，無限に拡がりながら発展する螺旋，あるいは逆に，メビウスの輪のようにそれ自体で果てしない環をつくる螺旋，さらには，連続的に折りたたまれ，統合的変形によって「しわになった宇宙」まで思い描くことができる[124]。

しかし，私たちは，あまり抽象的でない，より具象的な注解で締めくくるために，図式的に説明できる，また同時に容易に記憶できる隠喩的なイメージに止めることにしよう。それは，地面にうずくまる小さな知的動物の形をした，漫画の人物を連想させる。その人物は，感覚的方法を通じてであれ，理性的方法を通じてであれ，環境の活性化要因や抑制要因に従って，遠く離れた捉えるべき対象を探し求めている。物理学的世界と生物学的世界は，それらの自動現象によって密接に結びついていて，そ

---

[122] この反射性 réflexivité の巨大な運動は，現代数学の進歩の流れの発展，特に，その固有性の研究の複素変数に対する空間と幾何学において，スチェシニアルツが強調している事に注目すべきである。今後それが，これらの領域の過去と未来の成果をよりよく理解するために影響することが予想できる。従って最近の複素幾何学から多変数へ，そして20世紀中頃から，J・ルレー，岡，カルタン，J・-P・セレの研究へ進歩したことは，前束 préfaisceau，束 faisceau，環 anneau，多様体 variété，複素空間 espaces complexes，インテグラル変換 transformations intégrales などの概念の発展が証明している。このように数学的思考は，ますます進む抽象化，および徐々に自らを新しくする反射性によって発展するだろう。

[123] 例えば物理学で，ホーキングは，相対性理論では宇宙の起源を説明できないと考えている。それゆえ，彼は，限定されているが，重力の量子論と単純な予測に基づく，四次元の無限の空間 - 時間を用いる。もう一つはペンローズの考え方である。彼の考え方は，逆に，数学的な無制限で無限の特殊な空間 - 時間，ツイスター空間 l'espace des twistors に行き着いている。ツイスター空間は，一般相対性理論と量子論を同時に受け入れることが可能であり，彼によると，この物理学理論が現実を説明するという (82)。それはともあれ，どちらの理論でも，意識的思考は，観察を直接知覚できる世界の領域を越えた所に向かわせる，観念的上部構造の中に巻き込まれるので，知的形而上学へと通じている。

[124] この後者の概念は，J・-P・リュミネの著作「しわになった宇宙 L'Univers chiffonné」による天体物理学で言及された (Fayard, パリ, 2002)。その原初の構造は，それ自体で限りなく様々な方向や方角に折れ曲がっていて，同じ観察者でも，中心の取り方で，無数の可能な限りの構造として現れる。

まとめ

の胴体は信頼性 créditivité を表し，頭は初発論理 protologique を喚起し，脳は機能論理を呼び起こし，耳は自然論理および形式論理に反響する（図 52）。もちろん，これらの類推はそれ自体何の価値もない。ただ，想像的でユーモラスな形で，発展的機能システムから特に複雑な記憶までの基本的な構造化を示唆するためのものに過ぎない。すなわち，これが精神活動である。

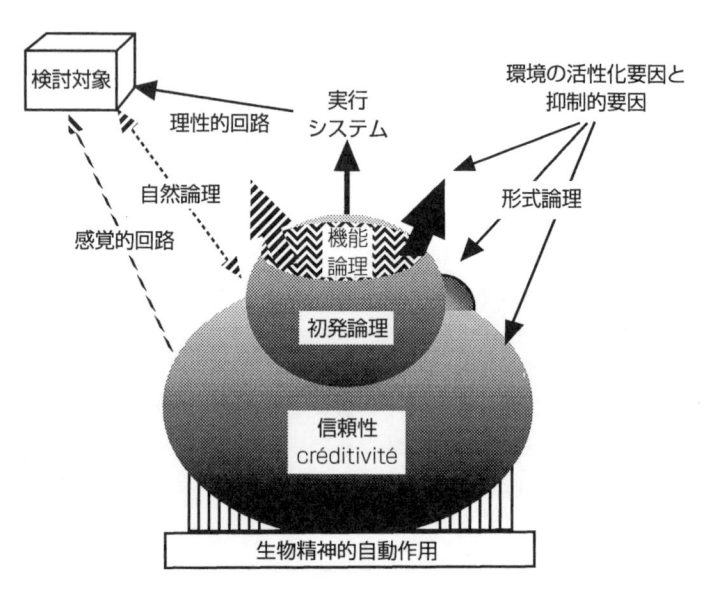

精神の働きの隠喩的集合モデル

図 52

精神の働きの様式の恒常性

科学史家にとっては，専門分野や研究者の違いによって，様々な研究対象の性質の違いや，得られる認識，方法，精神の働きの様式の差異を強調するのは簡単なことだろう。それゆえ，精神の働きの巨大な不変的流れという仮説を前もって拒否しても，外見上は正しい態度かもしれない。しかるに，このような態度は，人間という種の思考の特異性とは逆行するという事実に加えて，これらの研究対象が，相補的であり，さらに相互依存的であること，そしてもともと機能的に同じ基本型でも，遭遇する環境の活性化要因ないし抑制要因によって，また考察される働きの発展のレベルないし段階によって，別な結果を生むということを失念しているところから生じるだろう。

ところで，本書の終わりに当たって，精神活動の産物の無数の深い変化が認識の明らかな無秩序を生み出しているにもかかわらず，その底流に自然の秩序が生き続け発展していることを確認しよう。

五千年の歴史をみても，意識思考の創発の最初の関連の仕方は根本的には変わらなかった。シュメール時代の思考から今日の思考まで，歴史の流れの中で，創造され発展する構造の間には**相同的相関関係** rapports homologues が起こっている。原初の一 l'Un から常に多様性が出現するのである。しかしながら，この多様性は次第に**複雑化する**レベルで現れる。まず神格化された自然の物質的要素の相関関係につい

ての**創発**は，今日でも見出されるが，より抽象的な新しい形としてである。それらの創発は，継起的に分割によって現われる**新たな存在の関わり合い**であり，決して無制限に現われるわけではない。また，様々なレベルの再組織化と関わりがある。それらは，類似していて異質同形 homéomorphisme に至るものもあるが，そうではなく，断絶を示すものもある。個人が**外的および内的な活性化要因**の影響を受けて，**継起的反射性**が生じ，時にははっきりした断絶もないわけではなく，新しい認識を出現させ，複雑性を増大させる。従って，レベルを超えるたびに対象と表象の間に**非連続性**が生じる。この表象は，自然の超越に対応しており，意味作用の最初の基本形の働きの中に現れる。従って，表象は，知覚からの観念的結果（感覚‐情動門および理性門の出会いの「記号内容」）から，この同じ作用の理性的表象（「記号の対象」，すなわち文化的環境の表象と一致する知的表象）に移るとき，思考の流れの最初の飛躍から間接的に生じる（図16）。しかし，**秩序力学原理** principe dynamique ordonnateur は，「調和振動子」やその対称性に基づいており，まず始めはばらばらの様々なレベルの統合を滞りなく行い，さらに徐々に再整理するのである。すなわち，集合の力学的平衡を保つ原理である。

こうして，最初の神話的な形は，感情と情動から生まれ，次第に練り上げられたレベルまで移っていく。それらは出会う環境に接すると意味作用を変え，理性的にされることもあるが，認識の進化プロセスの理性で一時的な退行の途中でまた突然起こる。この神話的な世界と理性的世界とのシーソーのような関係は，自然本来の超越現象のただ中で起こり，精神的発達のますます高度なレベルに現れて充実される。脈動する息吹を呼び出す[125]，自然の内的現象および外的現象は，それを生じさせた環境のただ中で源泉を充実させる。精神活動の螺旋状に上昇する広大な流れは，こうして繰り広げられ，─退行があっても─出会う環境に触れて内在的発展に関与する。

このように，神聖化された統一体として想像された形（原始的海）から，今でも神聖化されたままの最初の物質の形（諸々の文化における星，植物，動物，人間）まで，精神エネルギーは，人類の歴史の過程でますます抽象化され，より統一した形（思考の「対象」）として，自己を超越する。そのことによって，精神エネルギーは，具象と抽象の，物質と精神の，拡散と融合の対立と相補性を示し，上位レベルでの再統一をもたらす。

この巨大な機能的力学は，深い性質においては質的に不変であり，多様性と断絶にもかかわらず**時間的連続性**を示す。この機能的力学は，人間思考の基礎であり，その進化を特徴付ける。それゆえ，機能的力学の鍵は，人間存在に限られる内的機構だけにあるのでもなければ，環境的諸要因だけによる変化にあるのでもなく，まさしく，止むことなく複雑化する混合過程の中にある。従って，機能的力学は，最初のポテンシャルを環境要因と結び付ける。こうして私たちは精神の働きのメタモデルを思い描くことができた。

しかし，このメタモデルがどんなものであろうと，精神活動について，深い本質的事実，多様に拡散する源泉，その産物の際限のない変形，止まることなく拡散する超越能力を要約することは，いかなる場合でも，不可能だろう。メタモデルは，せいぜい，集合的精神の働きについておおよその描写くらいしかできないだろう。従って，

---

[125] この振動現象の存在はまた，R・ギタールの数学的な思考の中で，もう一つのレベルを思い起こさせる（76）。

まとめ

　それは，検証可能性と実際的応用の可能性によって，隠された現実と限りなく広大な霊妙な宇宙へのスプリングボードになる。しかしながら，メタモデルは，予想あるいは個人的な確信がなければ，それらのつながりの性質，その論理と創造エネルギーの性質，およびそれらの表象について憶測することはできないだろう。

　本能，情動，理性によって形成された巨大なネットワークの編み目を通して，周囲の世界を巻き込み，しっかり包囲し，わがものにすることによって，精神活動は開花し，創発し，逆に精神活動を照らし充実させる世界に対してますます開かれる。精神活動そのものに完全に閉じこもること tout repli はすべて，自動症や物質性の中に精神活動を閉じ込め，停滞と退行を招くだけであろう。この立ち向かう態度の方向付けから，最初の統一性に徐々に向かうか，あるいは逆に欲動の分散と自然消滅へと自己を放棄するのか，それぞれの主体の精神的運命が決定される。

　最後に，精神活動についての認識は理論的な狙いがあるばかりではない。それは臨床的に重要な結果を伴っている。異なるエネルギーの流れに対決すると，精神活動はその流れに伴う避けられない危険を示す。その危険は，それらの異なるエネルギーの流れを体験する主体にも，それらを分析する観察者にも現れる。分割とそれらの再構築によって，この認識は誤った表象と統合を避けなければならない。永久に限定されることのない大きな作業を前にして，精神活動は，人間と宇宙の間の関係の集合の一貫性によって方向付けられた，たゆまざる訓練に従うのがよい。これは，基本的調和を前提にするからである。

　従って，精神活動についての認識は，自分自身，周囲の人々，自分の属する社会に直面するあらゆる人間の諸行動，変化し続ける様々な社会，そしてそれらの相互作用にまで関係してくる。認識は，遭遇する内的および外的活性化要因の影響で，常に潜在的に開かれており，そのことによって，一見無秩序な状況に陥ることもある。しかし，認識はまた，環境の諸々の要素にぴったりあった，深くまとまった力学を示している。そして，認識，機能の相同性 homologie と完全形 holomorphismes によって，思考と様々な文化の働きのあらゆるレベルに広がっている。その結果，その人と他者にとって，最も実り豊かな力学的な態度を予測することが可能であるので，この認識は病理的であっても正常と同様に，また，個人，集団を問わず，精神的行動に影響してくるのである。

訳注

　訳注1（iii 頁）　**科学認識論 Épistémologie**：竹内良知によれば，épistémologieに相当する日本語はない（ガストン・バシュラール「Épistémologie 科学認識論」，竹内良知　訳，白水社，2000）。Épistémologie を「認識論」と訳している本もあるが，これは，現在ではまだ誤解を招く恐れのある訳語であろう。歴史的には「認識論」は，一般にドイツ語のErkenntnislehreの訳語として作られ，伝統的にその意味で使用されてきた。すなわち，「認識論」という日本語はフランス語のthéorie de connaissance（認識の理論）の意味として理解されてきた。ところが，バシュラールを始め，フランスの哲学者はépistémologieとthéorie de connaissanceをはっきり区別して使用している。épistémologieは，字義どおりに言えば，エピステーメー épistèmeすなわちある時代・あるグループに共通の科学的知識を対象とする学問であり，内容から言えば，科学的知の批判ないし検討のことである。フーコーやアルチュセールがépistémologieという用語を使用するときは，バシュラールのépistémologieに近い。こうして，現在では，épistémologieは，哲学者からだんだん逃れて科学者自身の手に移っている（ロベール・ブランシェ「L'Épistémologie認識論」，田島節夫，二瓶孝次　訳，白水社，1973）。これは，諸々の科学革命が起こり，科学に実際たずさわっている人たちが，科学の原理に戻ってその基礎について自問することを余儀なくされたからである。本書が影響を受けている，カール・ポッパーの「Objective Knowledge: An Evolutionary Approach 客観的知識—進化論的アプローチ」（森　博訳，未来社1974）では，épistémologieは認識論と訳されているが，科学認識論のことである。さて，本書でも，épistémologieは44頁で説明されている。

　訳注2（iv 頁）　**ポシビリストの論理 Logiques possibilistes**：同一性によるものではなく，近似する諸要素を介在させ，事実に接近する論理思考を可能にするもの。

　訳注3（iv 頁）　**システマル Systemai**：マルシェの造語である。システマル法については，本書の脚注2ではっきり説明されている。マルシェは，「人間の意識」（2007）で，システマル法を簡潔に定義している。「システマル法は，（集合論，超集合論，カテゴリー論に固有の）論理 - 数学的公理体系を用いて，様々なレベルにおけるシステムの組織化に基づく観察の方法，階層尺度 échelle，構成単位 module を規定するものである」。

　訳注4（9頁）　**完全形 Holomorphisme**：マルシェの造語である。「holos」はギリシア語由来で，「entier」，すなわち，「完全な」，「全体の」という意味である。「morphisme」はギリシア語の接尾辞で「forme」，すなわち「形」の意味である。Holomorphisme は，明確にするのが難しい現象全体のことであり，全体の形と関連し，そこから派生するものである。すなわち，形の形成，実現，拡大，再生の状態である。

　訳注5（13頁）　**信頼性 Créditivité**：仏和辞典には適切な訳語がないので，原著者に問い合わせ，「信頼性」と翻訳した。フランス語の古語で，現在ではあまり使用されていない。Créditivité は，「croire 信じる」（croire はラテン語の credere に由来する）という単語に由来し，あることを真実とみなすという意味で，「証拠なしに信じる能力」のことである。すなわち，あることを理屈ぬきに信じるような感情 - 情動的体験の次元，あるいは変化する時間的観点を超えるような感情 - 情動的体験の次元

訳注

である。本書では，子猫のユーモラスな隠喩のイメージ（図52）がこの現象，すなわち「信頼性」を示している。「信頼性」は，前論理で制御される以前の身体の感覚路に依存しており，「信頼性」そのものが様々な型の論理へと導く。この créditivité という用語は，すでに，「理論精神医学序説」(1971)で使用されており，判断の障害である妄想確信とは異なることが指摘されている。

訳注6（17頁）　直観 Intuition：原著者によれば，直観は，数学のような，精密化学の認識でも介入してくる包括的な認識である。また，多くの型の直観がある。例えば，諸感覚に由来する直接感知できるもの，熟考による二次的なもの，数学者の知的なもの，それから，宗教的預言者の霊的なものなどである。これらの直観は，論理的理性的思考と相補的である。また，同一性だけをよりどころとする（形式論理の）場合にほとんど閉じられているものを開いて豊かにする）。

訳注7（22頁）　反射性 Réflexivité：仏和辞典には適切な訳語がないので，原著者に問い合わせ，「反射性」と翻訳した。これは，集合論の数学的概念，「特性は反射的関係を特徴づける」に由来している。自動化された精神機能について類推的に使用している。自動化された精神機能とは，人間の思考において観察可能（および確認可能）である環の形成（前向遡及活動）の現象を示している。この言葉は，思考のエネルギー環の形成に関連するすべてについて，一般的特性を示すために使用している。従って「反省 réflexion」という言葉との混同が避けられる。「反省」は，「ラルース辞典」によれば，「反省の行為は，あるものについて詳細に検討するために考えを中断することである。すなわち，そこから生じた結論であり，見解であり，「反射性」とはまったく異なった意味である。「反射性」は，精神の働きに関してさらに詳細な機構を検討する際に，適切な用語であろう。図1（47頁）は，反射性が精神のエネルギーの基本的構成単位を構成することを示している。すなわち，反射性は，所定の経過をたどる集合そのものの反射であるか，あるいは反射性そのものの精神力学的反射である。

訳注8（23頁）ハイパーシステム Hypersystème：本書の172頁に詳細な説明がある。未知の現象に向かって，超集合論に基づくシステムの拡張を示すために作られた概念である。

訳注9（39頁）　相当句機能 Fonction locutoire，相当句交換機能 Fonction interlocutoire：原著者によれば，locutoire と intrelocutoire は，言語学的な用語で，フェルナンデ-ゾイラが使用しており，特殊で通常のフランス語の辞書には掲載されていない。「locutoire」は，言語学的には相当句 locution に由来し，ラルース言語学事典によれば，名詞，動詞，副詞などの語群で，その固有の統辞法が統辞法群としての性格を与え，単独の語に対応するようなものをいう。例えば，「faire grâce 特赦を与える」は「grâcier 特赦を与える」に相当する動詞相当句である。すなわち，意味の領域における単位である。「intrelocutoire」は相当句を交換する機能のことである。

訳注10（39頁）　発話内的機能 Fonction illocutoire，発話媒介的効果 Effets perlocutoires：illocutoire と perlocutoire も同じくフェルナンデ-ゾイラが使用している。「発話内的 illocutoire」は述べた行為を実現する，もしくは実現しようとする言語行為をいう。例えば，「もう二度とやらないと約束します」は，同時に「約束する」という行為を実現する。「発話媒介的 perlocutoires」は，発話そのものには直接示されておらず，発話を媒介として結果的にある行為を行うというように，完全に発話状況に依存した機能のことをいう（例えば，へつらう，喜ばせる，恐れさせるな

どの行為)。すなわち，相当句あるいは相当句交換の発信の場合，過剰の意味が生じることである。

訳注11（68頁）　**自然数の遺伝 Hérédité des nombres**：哲学的数学者の隠喩である。マルシェによれば，数字は次々に生まれる。例えば，$1 + 1 = 2, 2 + 1 = 3, 3 + 2 = 5...$ という具合である。

訳注12（89頁）　**同一行動生成刺激 Stigmergie**：仏和辞典には適切な訳語がないので，原著者に問い合わせ，「同一行動生成刺激」と翻訳した。同じ頁の脚注56にある「同一行動を生み出す建設的刺激」のことである。言い換えると，行動するということは，その人に刺激があるということである。その刺激とは，行動の構築を追及させ，観念的類推や行動あるいは観念の集合を通じて，振舞いあるいは思考の構築の基礎となる機構に寄与する。同一行動生成刺激は，同時に質的側面と量的側面がある。マルシェは，精神活動の構築を類推的に理解するために，この概念（原始的な生物である昆虫の例を示している）を用いている。これは，フランスの有名な数学者であるH・ポワンカレの考え方に近い。ポワンカレは，空間の知的概念は人間の体験した運動にさかのぼることができるとした。

訳注13（171頁）　**超集合論 Hyperensemble**：本書の171頁に詳細な説明があるが，マルシェは訳者に更に詳しく解説してくれたので，それを翻訳しよう。集合論はよく知られている。バーチャルな世界では，集合は無数の部分集合に再分割されるが，常に，それ以上に分割できない，認識可能なあるいは理解できる最後の部分集合が残る。これが集合論の基礎公理である。これは，集合を再構成するための他の部分集合を構築できる，部分集合が常に存在することを，人為的に定められることを意味している。

ところで，超集合論は，この集合論の所産であるが，集合論からこの基礎公理が取り除かれており（反基礎の公理 axiome d'antifondation），それ以外は同じ原理である。実際に，直接考察できない，隠れた，知られていない現象が存在する。すなわち，究極の部分集合が存在するかどうかは不明である。しかし，このことは，他の隠れた現象を構築するために，同じ分割や再構築の原理を保存することを妨げるものではない。そうすると，超集合論が考察可能となる。なぜならば，この理論は，（集合論を説明する）上部構造に向かう無限に開かれた概念的入り口であるばかりではなく，また，知られていないものに向かう，（基礎公理そのものにより集合論で不可能な）下部構造に向かう無限の入り口でもあるからである。

それでは，このことを**類推的**に精神医学の世界に当てはめてみよう。体験された現象を客観的に分析する場合，客観的な基盤があるのかはっきりしない場合が頻繁にあるので，手探りで，それを「探索」に行くことになる。探索を方向付けるために，超集合論の思考型に頼ることができる。これは純粋に類推的理論の助けであるが，しかし，それでも最小限の合理性はある。従って，不確かな座標系に投影されて，踏み迷うことは避けられる。

一例をあげると，マルシェが，精神医学の流れの歴史を検討したものが挙げられる。諸々の精神医学の流れについて，それらの歴史を再構築できる始まりの構造があるかどうかは誰もわからない。そうすると，歴史的観点から連続的に始まりの構造を調べて記述的に展望することに甘んじる他はない。これは，詳細な目録の価値を有している。それはそれで結構なことであるが，不十分である。超集合の様式で精神医学の流れを組織化すると，次のことが示される。認識の進歩と進展は，実際，観察者の思考

訳注

の奥底でそれらの固有の構造化の自然な発展と一致しているが，歴史的な流れの発生とは逆方向である．すなわち，認識の中に入り込めば入り込むほど認識は補完されて完全になるが，同時に，流れの起源に向かって深められていく．また，その逆のこともある．従って，目に見える表面から出発して，次第にその根源に入り込んで行くと，その場合，これらの根源が発展し，認識の規模が拡張されるのである．

　これらの結果は無数にある．これはすでに，プラトン（表面の下を知らねばならない）のように，古代の哲学の教訓につながる．これはまた，一般科学認識論的法則につながる．すなわち，認識は，抽象化されればされるほどに，ますます深められ，その結果，ますます発展し豊かになる．さらにまた，認識を進める過程で，明らかにきわめて異なる論理と類推が，最終的には共通の根源にたどりつき，再び一緒になるのである．すなわち，認識自体には，不明な基礎があるということである（本書の同一行動生成刺激 stigmergique の類推的例が示している）．同様に，これは瞑想が認識を豊かにするという概念に一致する．おそらく，超集合論によって，西洋人は極東の哲学的教えをよりよく理解することができるだろう．

訳注 14（172 頁）メレオロジー Méréologie：部分と全体との関係の論理的特性を研究する学問．

あとがき

　本書はピエール・マルシェ Pierre Marchais 著，L'activité psychique. De la psychiatrie à une théorie de la connaissance. L'Harmattan, Paris, 2003. の翻訳である。直訳すれば「精神活動　精神医学から認識論へ」である。本書は，マルシェの十五番目の著書で精神医学を変革し新しい認識論を提唱するものである。本書の目的は，「日本版序文」に示されているように，「思考の記述的，力動的，構造的活動を独自の基本型から明らかにすることである。このことにより，様々な性質を持つ対象，特に様々な環境（解放病棟，閉鎖病棟，外来）で認められる精神障害の，性質の差異についての研究が可能となる」。マルシェの理論はフランスではよく知られているが日本では初めてであるので，読者に紹介する意味で表題を「精神活動　脳科学と新しい精神医学」に変更させていただいた。

　マルシェは精神神経科医としてフォッシュ病院の医長を務め，現在，メディコ・プシコロジック学会の会長兼事務局長であり，ヨーロッパ科学学際アカデミーの会員である。精神科の臨床医としては，総合病院や監獄における精神医学の新しい制度の創立に参加した。また，精神医学の学際的な解放に貢献した。さらに数学に造詣が深く，本書でも随所で数学的な検討がなされている。

　フランスの精神医学の特徴は，精神病理学から正常な心理現象を確立するところにあるといわれるが，その意味で本書はきわめてフランス的なものである。マルシェは，ピエール・ジャネ以来のフランスの伝統的な精神病理学を一貫して追求し発展させ，アンリ・エー亡き後のフランスを代表する精神医学者の一人である。マルシェは，若い頃から一貫して思考の正常な機能および病的機能を明らかにしようとエネルギッシュな研究を展開してきた。彼の研究は，絶えず発展を続け 2007 年に本書の続編である「人間の意識。反射的，相互作用的，超越的エネルギーの流れ」(16)，そして 2009 年には「エスプリ。精神力学的エネルギーの流れの逆説的統一に関する試み」(17) が刊行された。マルシェはそれらを本書を含めて三部作と呼んでいる。

　訳者は，本書が，従来，恣意的に行われてきた精神医学の方法論を一歩進め，新しい実り豊かな精神医学の方向を開く革命的な書であると思う。この偉大な精神医学者の高度な内容の著書を日本に初めて紹介させていただくことはきわめて光栄である。本書は訳者の力量をはるかに超えているので，誤訳しないようになるべく直訳をこころみたが，どうぞお許しいただきたい。このような訳者に翻訳をご許可いただいた上に，「日本版序文」までいただいたマルシェ博士に心より御礼申し上げたい。

　概要は「はじめに」(17 頁) に述べられており重複するが，ここでは精神医学的観点から要約しよう。

　緒言　神話は「意識思考」の太古モデルであり，現在の思想と比較できる。人間存在の統一性は，歴史的には理論的発見に先立って，神話の形で直感的に想像された現象である。システマル法は分析と総合の方法であり，包括的，機能的，力学的な観点から，システム概念を用いて，システムをその環境に合わせて検討する。システマル

あとがき

法により，精神病理学的成果に基づいて精神機能の流れを段階的に遡り，認識の過程を単離することができる。

はじめに　思考の起源はエネルギーの中にあると考えられる。エネルギーは拡散し，物質と脳と精神を結びつけるつながりを創造する。

第1章　精神エネルギーの拡散の結果，あらゆる現れの間に創造的なつながりが生まれる。つながりを意識すると，認識における科学認識論的重要性，内在的および外在的特性が理解できる。様々な専門分野の間のデータないし思考様式には力学的機能の類似性や構造的類似性がある。システマル法の見地からの新しい学際的精神医学が生まれる。

第2章

主体の利用可能なエネルギーは，周囲と接触して，他のエネルギーの源泉と接触する。この出会いから分割が生じ，操作可能なツールとして役立つ自発的形成の源泉となる。エネルギーの流れは何種類もの連続体である門を作り出す。それらの門の中に感覚-情動門と理性門がある。この二つの門の結びつきが現実と関連して崩れると，精神衰弱，瓜二つの錯覚，うつ病，恐怖症などを生ずる。門の二分割を利用すると精神障害の研究と治療に有効である。

第3章

人間は諸々の表象を通じて世界と接し，表象は形と内容によって存在する世界の外観を示す。それらの形は，自然発生的および理性的に増殖し複雑性を加える。複雑な幻覚現象について，バイヤルジェの概念が検討された後，システマル法による考え方が示される。精神疾患の歴史は複雑な統合形体の構築の歴史であるという観点から，精神医学の歴史の分類法が検討される。その中でも DSM-IV 分類の検討は圧巻といえよう。さらに，精神障害のシステマルな分類や構造が示される。システマル法は発展を続けるものであり，統一性の中に見出される形の多様性やそれらの再分類の必要性を求めて，超集合論やハイパーシステム概念を導入することになる。

第4章

認識の最初のレベルは，表象とそれらの背後に隠れた集合が，環境のただ中にある人間によって方向付けられ，相補的現象の多様性に達することによって構成される。そこから生じる情動的-理性的な諸々のつながりの変わり易さは，妄想確信に関する臨床で証明されている。妄想確信が変り易いのは，思考の本能-情動的構成要素と知的構成要素の間で，さらには社会的要因の間で，変幻自在な動きがあるからである。これらの機能の変化は，初発論理のレベルと機能論理とが関係している。初発論理と機能論理の統合は，妄想では情動的構成要素と知能的構成要素のいずれかが優位であるかを示している（例えば，嫉妬妄想では情熱的な要素が優位であり，科学妄想においては知能的要素が優位である）。続いて，認識の第二レベルと第三レベルが検討される。

まとめ

精神活動は，本能，情動，理性によって形成された巨大なネットワークの編目を通して，周囲の世界を巻き込み包囲しわがものにすることによって創発するが，また逆に世界に対して開かれることによって照らされ充実される。精神活動そのものに完全に閉じこもってしまうと，自動症や物質性の中に閉じ込められ停滞と退行に陥るだろう。この立ち向かう態度の方向付けから，最初の統一性に徐々に向かうか，あるいは逆に欲動の分散と自然消滅へと自己を放棄するのか，それぞれの主体の精神的運命が

決定される。

　本書を理解するには，マルシェの四十年を超える研究を展望する必要があろう。そこで，マルシェの著作を発表順に簡単に紹介させていただくことにした。単純化しすぎているが，少なくとも，本書がマルシェの生涯をかけた連続する研究の成果であることをご理解いただければ幸いである。

「臨床医学における精神病理学，入門から治療まで」（1964）（1）
　最初の著書である。伝統的なフランス精神医学から出発して，全体的機能の観点から精神疾患の研究を再編成した。目次を見ると，全体的機能モデルがうかがえるし，基本的な精神医学的立場が推察されるであろう。シゾフレニーという用語はほとんど登場しない。
　第一部　精神医学の専門用語と方法論
　第二部　心理学的構造の概念（ヒステリー構造，無力症構造，体質的平衡障害の構造，精神硬直性格，シゾイド性格，生物心理学的発達障害，情動的人格発達障害）
　第三部　神経症（機能性神経障害，神経症性うつ病，神経障害性不調，精神身体異常現象，恐怖症，強迫症，強迫性進展過程）
　第四部　精神病（幻覚現象，妄想解釈過程，うつ病および興奮過程，構造解体過程，生物心理学的荒廃過程，複雑な生物心理学的過程）
　第五部　倫理的および社会的力学の混乱（精神病理学と倫理的力学，精神病理学と芸術専門分野，社会的行動の変調）

「神経症的過程」（1968）（2）
　神経症についての詳細な臨床観察に基づいて，神経症の研究を再編成し，全体的機能モデルを論じている。アンリ・バリュックの序文がある。シャルコー，ピエール・ジャネ，ジャン・ピアジェなどに強い影響を受けている。まず疾患を観察して医学的問題を提起し，生理学的な理由を追及すべきである。神経症の研究では様々な立場があり，方法論の問題が解決されなければならない。なぜならば，神経症概念は観察される臨床的現象と混同されるし，また，観察される臨床的現象も使用される概念や方法に部分的に依存するからである。

「精神医学用語集」（1970）（3）
　精神疾患の科学的研究では用語が重要である。フランス精神医学における重要な用語が明快に解説されている。本書は，アカデミー・フランセーズ賞を受賞した。

「精神医学と方法論」（1970）（4）
　「精神医学用語集」とほとんど同時に刊行された。本書は，国立医学アカデミー，リティ賞を受賞した。精神医学における様々な認識の様式が比較され，厳密な方法論の必要性と限界が論じられている。臨床家は二つの問題に直面する。第一に，精神障害は複雑であり，論理的方法と厳密な考証によって認識することは困難である。もう一つは精神障害を直接近似的に感性的に認識しようとすると，観察者は思い違いをして多くの誤りに陥ってしまう。精神医学の方法は，厳密な論理的方法と近似的感性的方法の間に道を切り開くことである。優れた方法論は問題を解決するまでには行か

あとがき

くとも，誤りの原因を除去し偽りの仮説や理論を拒否して，科学的な方向に導くことができる。若きマルシェが抱いた疑問は生涯をかけて追究され，この訳書はその解答として位置づけられる。

「理論精神医学序説」（1971）（5）

精神障害の内的力学をはっきり理解するための新しい認識方法は，類推によって推論を使用するものである。これにより，精神障害において切り離された機能を理論モデルに基づいて組織化することが可能となる。臨床家は，患者の生物学的かつ心理学的側面と同時に，障害の発生に介入する現象や環境との関係についても検討する必要がある。単純な合理主義ではなく，総合的な生物心理社会学的観点から，新しい推論的方法を広く用いる。また，人間の本性は，同様な障害の生物心理学的下部構造の類似性がある。

「総合精神医学」（1973）（6）

対立する様々な精神医学の学派の方法が，学際的研究に基づいて，類推的，演繹的，機能的な認識の基本型から検討される。多くの学派が検討されているが，その中の例を挙げよう。古典的精神医学は，演繹的方法と類推的方法が混合しているが，演繹が類推を直接統制している。精神分析では，認識は直接の理性的な統制から解放され，類推的方法が優位となり，際だって感性的様式を持ち，演繹と帰納は二次的に介入し，類推優位である。これらの基本型からの検討は，様々な学派の方法にはそれぞれの限界があり，それらのエラーを取り除くことができないので，精神医学には認識の限界がある。従って，様々な学派の検討対象に適した方法を使用して，複数の機能的現象を考慮に入れて総合して，可能な限り適切な集合的精神医学的認識を得る必要がある。総合精神医学は，様々な精神医学の学派を再編成して，確実な知識と科学的精神医学を目指している。さらに，総合精神医学は，他の医学分野，科学分野，社会文化的分野などとの交流を容易にする。

「メタ精神医学」（1974）（7）

メタ精神医学は，精神医学の専門分野についての研究である。従って，精神医学で考察される精神障害の研究ではない。精神医学の発展は，学際的に，他の科学の専門分野の発展と類似性がある。精神障害は，他の科学の発展に依存する観察者の認識の様式やモデルに基づいて把握される。科学の発展は階層性から見ると，記述的，帰納的，演繹的，そして公理的の四段階を通る。精神医学も，それが当てはまり，現在，公理的段階にある。精神医学の基礎，原理，構造，適合の条件の研究は，様々な学派の価値を明確にする。古典的精神医学，機能的古典学派，パヴロフ主義，精神分析，神経行動主義，情報科学的精神医学，反精神医学，理論精神医学などが，それぞれの立場，障害の存在，障害の性質，原理，構造，有効性，利点について，一覧表で比較検討される。

「精神医学の魔術と神話」（1977）（8）

人間の思考は，神話的過程と理性的過程が混然と微細に入り組んでいる。この現象は，特に精神医学では観察者や患者で同様に目立っている。病理的現象と精神医学的言説の間には根本的差異がある。病理的現象は，全体的にしか把握できないが，精神

医学的言説は，観察者による，態度，観点，方法，原理，言語などによって変わり得る表象である。魔術時代，精神分析，反精神医学，古典的精神医学や科学的認識，反射学，サイバネティックスなどの科学技術，治療，学際的研究など，精神医学全般にわたる魔術と神話を検討する必要がある。続いて，神話的病理学 mytho-pathologie，すなわち，無意識，精神病理学的芸術，パラサイコロジー，宗教的精神病理学などが論じられる。神話的「世界」と理性的「世界」は同時に存在しているが，思考の異なるレベルに位置している。これらの二つの思考の世界の対立と相補性の問いかける謎を解決し，神話的思考の活力とエネルギーを利用して，それらを理性的思考と区別して，理性的総合を進め，可能な限りの概念形成に達することができる。

「成人の精神病理学的過程 新しい精神科臨床のアプローチ」(1981)(9)

臨床に基づくシステム法が提唱される。この方法では，空間的基準と時間的基準のバランスがとれているので，様々な心的組織の機能不全を比較し差異を分析して，それらの特性を引き出すことができる。システム法は，古典的な症候群や疾病概念の構成する閉じたモデルではなく，開かれた機能的モデルである。症候群や疾病概念は，概念的に種々雑多な概念的集合であるが，精神障害の最初の測定に役立つ。それに続いて，まとまりのある概念化のできる操作的総合モデルと，観察される現象が加わり，さらに優れた治療が可能となる。

　第一部　理論（精神病理学）
　第二部（臨床一）人格の発達障害と心的組織の自動症の障害
　第三部（臨床二）様々な心的組織の集合的働きの障害（興奮過程，抑うつ過程，構造解体過程の三つの大きな機能障害について論じられる。三つの機能障害は，精神的組織の階層性に様々に解け合っており，幻覚や妄想に至るのである。シゾフレニー概念は，病因の諸要因との相関関係の研究のためには適切ではない）。
　第四部　精神病理の単純集合モデル。

「精神病理学の流動性　力学的精神医学の試み」(1983)(10)

精神病理学は，明確に定義された疾患の集合としてではなく，過程として現れる。この過程は，著しく変動し流動的でしばしば顕著に変容し，さらに使用される観察方法にも依存する。精神病理学は，システム法を用いると，科学認識論的および方法論的な観点から，精神病理学的過程と操作モデルの形で再編成することができる。本書では，これまでの著作で述べられた新しい精神医学の座標が図式化されている。まず観察者が患者を観察する場合に起こる，観察方法の変容が図示される。観察者は，経験的表象を抽象的‐具象的表象に移行させる。すなわち，症候群や疾病単位の表象を操作モデルの表象に移行させる。精神は階層性をなし，本能的領域，感情情動的領域，知的領域と下位から上位へ三つのレベルがある。階層性の三要素は一つの集合をなし，それらの組み合わせが空間と時間の座標上に示される。この座標上に，不安，恐怖症，強迫症，興奮，抑うつ，構造解体，妄想，幻覚，人格の発達障害，様々な精神的組織の全体的機能障害などが図示されている。これらの図式によって，精神病理学と統合的病理学的過程が流動し連続していることを理解できる。

「精神障害の不変性と相対性」(1986)(11)

精神障害は，不変的な性質と，時代，場所，文化，患者や観察者によって変化する

あとがき

相対的な性質を合わせ持っていて，これらは複雑に絡み合っている。システムル法により，精神障害の不変的な面と相対的な面がはっきり定義できる。観察者と環境に対する精神障害の不変的な面から相対的な面への通路の問題が提起され，続いて，ある環境と種々の社会文化的環境に対する障害の相対性の問題が提起される。こうして，精神障害の一般的なモデルが示される。このモデルとシステム ル法は，例えば，臨床への情報理論の新しい応用や，学際的研究の新しい方向付けを示し，精神障害の認識や治療をさらに広げ優れたものにする。精神障害のモデルの章では，精神病理学的「法則」が病理学的側面，構造および主題から示されている。**精神病理学的側面**は，様々な精神的組織，個人と環境の力学，および関係する力学的進展の性質に依存する（例えば，感情情動的組織化の役割が大きな人格であればあるほど，ますます論理的批判的組織の役割が小さくなり，ますます病理は神話性優位の機能障害を示す）。**精神病理学的構造**は，患者の思考の成熟と構造化の程度に依存する（例えば，思考が未熟で十分なコントロールができないほど，ますます病理は無秩序で，多形で流動的な様式を示す）。**精神病理的主題**は，患者の思考，人生体験，退行の程度を形成した環境の優勢な性質に直接依存する（例えば，環境が神話的優位の思考や魔術的行動に支配されるほど，ますます精神病理学的主題はこれらの性質に包囲される）。

「道徳現象　精神医学的・学際的アプローチ」(1989)(12)

　道徳的現象は非常に巨大な研究分野である。精神医学では，精神疾患のテーマや構造化，病因，力学，影響などの中に認められ，観察者や治療の認識に介入する。科学的認識を高める道徳的現象が存在するのか？　それは神話か，現実か，あるいはその両方であるのか？　道徳的現象のはっきりした形，構造，起源，性質，結果とは何か？

　これらの問題について，哲学的・宗教的考察からではなく，精神医学的かつ学際的アプローチがなされる。精神医学的臨床における道徳現象について，多くの臨床例が挙げられる。精神病理学的過程は，観察可能な個人的・社会的行動に介入する種々の構成要素がおのずから自己調節を行うことを示している。精神病理学的過程は人間の神話的な基礎構造に由来し，意識野を経て，文化的上部構造に向かい，また逆に戻ってくる。そして，行動の意味を判断する，象徴，力学，および判断のシステム全体を個人的に呼び起こす。こうして患者はそれらに多かれ少なかれ価値を付与し，価値との関連で位置付け，そこから個人的座標系を意識的に選択する。これらはしばしば病理によって混乱する。続いて，道徳と科学的認識の相関関係や相互浸透が指摘され，これらは発達するにつれますます同質化する。道徳現象に関する集合モデルは，神話的かつ論理的過程の結合であり，人間存在の行動，信念，知識の最も優れた認識を可能とする。

「新しい精神医学のエスプリ。臨床精神医学の変容と発展」(1996)(13)

　発展を続けるマルシェの精神医学は本書でいよいよ認識理論の段階に入る。精神障害は，凝り固まった疾病分類にはめ込むことができる現象ではない。精神障害は，家族，社会，文化などと結びつき，そして多形性で流動的な形式や進行性の破壊を引き起こす力学に従って，固有の空間時間性に沿って形成される。本書の臨床的研究は分析と総合の方法に基づいている。すなわち，集合論とファジー論理を用いて，システムを構成する過程とモデル化できるネットワークを検討する。精神医学は学際的となり，他の分野の科学を手がかりとして豊かになる。

一章　様々な空間的と時間的次元に対応する集合論的カテゴリー
二章　心的組織化のレベルによる病理学的過程（人格の発達障害，様々な組織化の自動症の障害，様々な心的組織化の集合的働きの障害）
三章　妄想システム（妄想確信，構造化の様式，妄想の産生）
四章　統合過程
五章　コミュニケーション過程
六章　自動制御の過程
七章　病因論的要因

「認識の過程　心的力学の統一と展開　精神医学から学際性へ」（2000）（14）
　認識は，人間を取り巻く現象や状況を理解しようとする欲動である。認識の起源が，行動障害，自動制御障害，様々な組織の集合的機能障害などのある精神疾患を通じて検討される。システマル構造モデルは認識の階層性を示す。下から順に，本能 - 身体性，情動，感情，知的表象，観念の自動作用，精神的総合，コミュニケーションである。呪術的行動は存続し，認識過程を育てる。認識の展開は，最初の統一を求めてさか上り環状に回帰して自己を形成する。認識は区別し，分割し，分裂させるが，さらにうまく結合させ，合体させ，和解させることを目指している。しかし，操作的必要性（検討対象の分割）と認識の達成を混同すべきではない。なぜならば，知ることは空間的次元と時間的次元を統合する集合を再構成することである（ある種の精神疾患患者では空間と時間の中に標識を失っている）。知ることは認識の発展を受け入れることであり，また理解を超える絶対に向かって跳躍する可能性を受け入れることである。場合によっては，認識過程は，厳密に論理的な展開であるとか，情動 - 感情的な展開やイメージする展開に沿って展開する方法であるとか，あるいは形式的展開や感覚的類推的展開を統合したやり方などで評価される。統合する認識のレベルは状態や超越的変化とを区別しなければならない。もし認識が，たとえ無限であるとしても，その対象と混同されるならば，認識は著しく複雑となり，ただ一つの組み合わせに還元できなくなる。最終的に，力学的構造を単純化した，認識過程の集合モデルが提示される。また本書では，科学認識論的問題も論じられており，そこで示されている，専門分野間の科学的循環が図示されていて，興味深いので引用する。

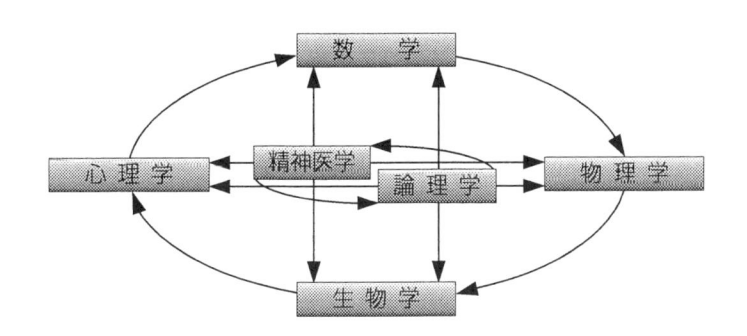

専門分野間の科学的循環
（「認識の過程　心的力学の統一と展開　精神医学から学際性へ」図31 より転載。ピエール・マルシェのご好意による。）

あとがき

「精神活動　脳科学と新しい精神医学」(2003)(15)本書

「人間の意識　反射的，相互作用的，超越的エネルギーの流れ」(2007)(16)
　本書の後に続いて上梓された。意識を語ることは，意識の複雑性の前では向こう見ずな企てのように思われる。学際的戦略により，意識の間に挟まれる相互作用的力学の中に入り込むことが可能である。人間の意識は反射的面と超越的面を区別するのであり，他の種の意識は自然を区別する。かくして，生物心理的下部構造に基づいて意識をよりよく把握することが可能となる。様々な下部構造は，内的および外的調節を受けているエネルギー環のネットワークから創発する。この調節は，多数の可能な形を超えて，意識に個人的かつ統一的性質を付与して，個人的理性と霊性との間のつながりをよりよく理解させる。

「エスプリ。精神力学的エネルギーの流れの逆説的統一に関する試み」(2009)(17)
　エスプリは，霊的，哲学的，宗教的な全体的な次元や個人（魂）に関わる生命原理である。今日，エスプリは多種多様な意味があり，現代の科学技術的名の下に軽視され見捨てられているが，学際的で新しい思考のツールによれば再び突然姿が現われてくる。エスプリは，個人的及び文化的には異なったり敵対したりするが，内在的かつ外在的なつながりを分析すると，単一の性質を際立たせ，認識や意識からはっきり区別することができる。エネルギーの統合力は思考やその自動性の力学を活気づけ方向付ける。エスプリは思考やその自動性に意味を与え，一見したところ解決不能な対立を和らげるのに寄与する。

　マルシェは以上の著書を次のように四つのグループに分類している。まず，精神医学的思考の過程とツールに関するグループとして，「臨床医学における精神病理学，入門から治療まで」，「神経症的過程」，「精神医学用語集」および「精神医学と方法論」がある。第二は，理論的母型で，第一レベルの抽象化（バーチャルな総合）のグループであり，「理論精神医学序説」，「総合精神医学」，「メタ精神医学」，および「精神医学の魔術と神話」である。三番目は，第二レベルの抽象化（不変な機能）で，システマル法を確立するグループであり，「成人の精神病理学的過程　新しい精神科臨床のアプローチ」，「精神病理学の流動性　力学的精神医学の試み」，「精神障害の不変性と相対性」および「道徳現象　精神医学的・学際的アプローチ」がある。四番目は，第三レベルの抽象化（完全形機能のネットワークréseaux fonctionnels homéomorphes）で認識論のグループであり，「新しい精神医学のエスプリ。臨床精神医学の変容と発展」，「認識の過程　心的力学の統一と展開　精神医学から学際性へ」，「精神活動　脳科学と新しい精神医学」（本書），「人間の意識　反射的，相互作用的，超越的エネルギーの流れ」および「エスプリ。精神力学的エネルギーの流れの逆説的統一に関する試み」である。

　以上の様に，マルシェのシステマル法は，精神疾患の研究に始まり，人間の認識や意識やエスプリの研究へと上昇を続けている。本法を活用すれば，それぞれの精神科医なりの新しい学際的精神医学が生まれ，実り豊かな展開が期待できるだろう。ここで思い浮かぶのは，茅野淑朗の「統合失調症様症状を呈する発達遅滞」（創造出版，

266

2006）である。茅野精神医学は，様々なレベルを分析しかつ総合する観察方法，階層尺度，論理と直観を組み合わせて人間を愛情をもって理解するという壮大なスケールを持っているという点で，システマル法と共通しているところがある。これを見ると，一流の精神科臨床医のたどりつくところは，内外を問わず，結局，同じようなところであることに驚きを禁じえない。

本書の翻訳をめぐって

本書を翻訳する光栄を得たのは，ピエール・マルシェとの不思議な縁があったので，個人的なことを述べることをお許しいただきたい。私は，フランス留学のときに，ちょうど1972年頃，メトロのオデオン駅の出口のところにあったフランソワ書店（今はもうない）で，マルシェの「精神医学用語辞典」を見つけた。この本は，用語がコンパクトにまとめられ，明快に解説されていたので，フランス精神医学を学ぶものには実に重宝であった。その後，アナル・メディコ・プシコロジック誌上で，「精神医学用語辞典」がアカデミー・フランセーズ賞を受賞したことを知り，わがことのように嬉しかった。この用語集は現在もなお新鮮であり，座右において参照している。それ以来，マルシェが次々と刊行した単行本は，ほとんど取り寄せて目を通していた。マルシェはまず，研究をアナル・メディコ・プシコロジックなどの専門誌に発表し，それからさらに詳しくまとめて単行本として刊行するというやり方を取っていた。

それから30年ほどの時が流れ，2004年，私は，サンタンヌ病院で行われるメディコ・プシコロジック学会の例会で発表するためにパリを訪れた。パリでは滞在する時間も限られているので，朝から大きなバッグを抱えて本屋周りである。ジベール書店で，多くの本と一緒に「精神活動」を買い込んだ。カフェでコーヒーを飲みながらそれらの本をちょっと眺めてから，次の本屋に行くつもりであった。ところが「精神活動」にひっかかって，途中で止められなくなってしまった。私は，「精神活動」の周到かつ厳密に練り上げられた内容に驚嘆したのであった。ともかく，限られたパリ滞在であるので，空いた日は本屋周りをしなければならなかったので，「精神活動」だけはいつもバッグに入れて持ち歩き，カフェで休むたびに読んだ。

さて，私は10月22日に，サンタンヌ病院のメディコ・プシコロジック学会で「日本の精神医学とアンリ・エー」という演題の発表を済ました。ほっとしているところに，若いシュヴァイツァーという精神科医がやって来て，サルペトリエール病院で，「青年期における危険を伴う境界と違反，正常判断能力の評価と規定」という研究会があるから出席しないかと誘われた。私はサルペトリエール病院と聞くと懐かしくて，すぐ出席の返事をした。

その当日の24日もまたよく晴れていた。久しぶりにサルペトリエール病院を訪れると，昔に比べると新しい建物が建ち並んで，すっかり変わっていた。研究会の入り口でプログラムを渡されて目を通すと，会長はマルシェその人であった。出席者は100名ほどであったが，そこには，友人のJ・P・ラウテ先生も出席していた。

マルシェは座長席に座っていた。初めて見るマルシェは，目の鋭い，口元の引き締まった精悍な人で，私はすぐにナポレオンの肖像を思い浮かべた。（後になって，マルシェから「ナポレオンは負けた人物であるから，ナポレオンごときと比較してもらっては困る」といわれた。）確かに，この「精神活動」のような，宇宙論から量子力学を視野に入れた本を書く人であるから，気宇壮大さはナポレオン以上だろう。セッションが終わると，私は胸をときめかせてマルシェのところに挨拶に行った。

あとがき

「私は,先生の書かれた用語集の愛読者です。私にフランス精神医学を教えてくれました。」

マルシェは重々しくうなずいた。

「私は,精神科医であり,かつ数学を研究しています。この前も数学の国際学会で発表しました。」

私はまた驚いた。マルシェの論理の展開の厳密さと緻密さの秘密は数学にあったのである。ともかく,私はバッグの中から,この「精神活動」を取り出して,マルシェにサインをお願いした。そのとき,私は,本書をぜひとも日本語に翻訳して,日本の精神科医に紹介したいと申し出た。マルシェはその場で快諾した。

本書をお土産に持って,秋元波留夫先生のお宅に訪問した。そこで,私は,本書を翻訳したいと恐る恐る申し上げた。秋元先生は,30分ほど本書を熱心に読んでおられた。そして,最後に顔を上げて,

「これはすごい本だ。翻訳が楽しみだね。」

とおっしゃった。

翻訳にかかったところ,平易な文章で書かれているが,内容は難解でしかも学際的であるので,理解するのに苦労した。ともかく,数学や物理学などの最新の成果が取り入れられているので,私の能力を遥かに超えていた。しかも,本書のシステマル法は全く新しい概念であり,展開するための造語があり,それにふさわしい訳語を考案する必要があった。しかもこれら造語は単なる思いつきではなく,すでに述べたように長年にわたって練り上げられてきたものであるので,そう簡単にはいかなかった。

翻訳には手間取って,約束の3年を超えて,5年の歳月が流れてしまった。しかし,翻訳しながら悩む間は,幸せな時間でもあった。質問をイーメイルすると,マルシェは翌日には懇切な説明を送ってくれた。2007年には,大体の翻訳は出来上がっていたのだが,当時,秋元波留夫先生はあいにく入院中であった。あのときは,また回復されるだろうと思って,翻訳原稿を持って行くのを遠慮した。しかし,残念ながら秋元先生は2007年4月25日に他界されてしまった。今となっては,病室まで図々しく持って行けばよかったと悔やまれてならない。こういう次第で,本書は故秋元波留夫先生の霊に捧げさせていただきたい。

最後に,今回もまたフランス語のご指導をいただいた,樋渡英伍先生に心より感謝申し上げる。先生のご指導がなければ,本書は翻訳不可能であっただろう。また,創造出版の吉村知子編集長には,一度最終原稿をお渡しして作業が進んでいるのに,また引き上げて手直しするなど,多大なご迷惑をおかけしたことを深くお詫び申し上げ,寛大なお気持ちとご厚意に対して心より御礼申し上げる。本書の索引の作成や校正をしていただいた,藤井和子,吉留和浩,藤本朋子さんにも心からの感謝をささげたい。

Pierre Marchais の著作
1) *Psychopathologie en pratique médicale. Voies d'entrée. Thérapeutique.* Paris, Masson, 1964, 259 p.
2) *Les Processus névrotiques. Contribution à l'étude psychopathologique des névroses.* Paris, L'Expansion scientifique, 1968, 248 p.
3) *Glossaire de Psychiatrie.* Paris, Masson, 1970 (avec le concours du Comité d'Étude des Termes Médicaux Français) (Ouvrage couronné par l'Académie Française, Prix Boudin), 238 p.
4) *Psychiatrie et Méthodologie.* Paris, Masson, 1970 (Ouvrage couronné par l'Académie

Nationale de Médecine, Prix Ritti), 212 p.
5) *Introduction à la psychiatrie théorique.* Paris, Masson 1971, 159 p.
6) *Psychiatrie de synthèse.* Paris, Masson, 1973, 224 p.
7) *Métapsychiatrie.* Paris, Masson, 1974, 118 p.
8) *Magie et mythe en psychiatrie,* Paris, Masson, 1977, 214 p.
9) *Les Processus psychopathologiques de l'adulte. Nouvelle approche clinique en psychiatrie.* Toulouse, Privat, 1981, 376 p.
10) *Les Mouvances psychopathologiques.* Essai de psychiatrie dynamique. Toulouse, Erès, 1983, 226 p.
11) *Permanence et relativité du trouble mental* (avec la participation d'Axel Randrup). Toulouse, Privat, 1986, 218 p.
12) *Le Phénomène moral. Approche dynamique et interdisciplinaire* (avec la participation d' Axel Randrup). Toulouse, Privat, 1989, 251 p.
13) *Le Nouvel esprit psychiatrique. Métamorphose et développement de la psychiatrie clinique* (avec la participation d'Axel Randrup). Paris, Frison-Roche, 1996, 272 p.
14) *Le Processus de connaissance. Unité et déploiement des dynamiques psychiques, De la psychiatrie à l'interdisciplinarité* (avec la participation de Jean-Blaise Grize). Paris, Frison-Roche, 2000, 396 p.
15) *L'Activité psychique.* De la psychiatrie à une théorie de la connaissance. L'Harmattan, Paris, 2003, 303 p.
16) *La Conscience humaine. Des flux énergétiques réflexifs, interactifs et transcendants.* L' Harmattan, Paris, 2007, 390 p.
17) *L'Esprit. Essai sur l'unité paradoxale des flux énergétiques de la dynamique psychique.* L' Harmattan, Paris, 2009, 239 p.

イタリア語訳:

Métapsichiatria. Il Pensiero scientifico, Roma, Italia, 1976 (Trad. L. Gentille).

ポルトガル語訳:

Introducao a una methodologia geral em psiquiatria. Édit. Roche, Rio de Janeiro Brazil, 1982 (Trad. Luiza Lahmeyer Leite Ribeiro et Angela-Maria Bastos Alves).
Modelos operatorios em psicopatologia. Édit. Roche, Rio de Janeiro, Brazil, 1983 (Trad. Angela Maria Bastos-Alves).

スペイン語訳:

Procesos psicopatologicos del adulto. Une nuevo enfoque clinico de la psiquiatria. La Prensa Medica Mexicana, S.A. Mexico, 1985 (Trad. Hector Pérez-Rincon).

共著:

Dictionnaire français de Médecine et de Biologie. Manuila A, Manuila L., Nicole M. et Lambert H., Masson, Paris, 1970.
Logique, discours et penée. Mélanges offerts à Jean-Blaise Grize (textes recueillis par D. Miéville et A. Berrendonner). De la Psychiatrie à la logique, de la logique à la psychiatrie, Coll. Sciences pour la communication. Peter Lang, Berne, Suisse, 1997, pp. 409-444.
La lecture du monde. Livre d'hommages à Yves Pélicier. La Psychiatrie interdisciplinaire, PUF, Paris, 1998.
La Psychopathologie et la philosophie de l'esprit au Salon (J. Chazaud). Vers un nouveau paradigme; l'approche systémale en psychiatrie. L'Harmattan, Paris, 2001, pp. 303-315.

文献

1- Aczel P.- Lectures on Nonwellfounded Sets, *CLSI Lecture Notes*, n°9,1987.
2- American Psychiatric Association- DSM III (*Diagnostic and Statistical Manual of Mental Disorder*) 1980, 3e édit. Traduction française: Manuel diagnostique et statistique des troubles mentaux (DSM III), sous la direction de P. Pichot et J.-D. Guelfi, Masson Paris, Masson, Paris,1983
3- American Psychiatric Association- 32- 33- *MINI DSM IV. Critères diagnostiques*. (Washington DC, 1994), Traduction française par J.-D. Guelfi et coll. Version française complétée des codes CIM-10, Masson, Paris, 1996.
4- Aristote- *La Métaphysique*, par J. Tricot. T. I et II. Librairie Philosophique J. Vrin, Paris, 1974.
5- Aspect A., Grangier P. et Roger G.- Experimental realization of Einstein-Podolsky-Rosen-Bohm Gedankenexperiment: a new violation of Bell's inequalities. *Phys. Rev. Lett*, 48, 91-94, 1982.
6- Aspect A. et Grangier P.- Experiments on Einstein-Podolsky-Rosen-type correlations with pairs of visible photons. In Quantum concepts in space and time (R. Penrose et C. J. Isham éd.). *Oxford Université Press*, 1986.
7- Atlan H.- *Les étincelles de hasard*. T. I, *Connaissance spermatique*. Seuil, Paris, 2000.
8- Bachelard G.- *Le Nouvel esprit scientifique*, 9e édit. PUF, Paris, 1966
9 -Bachelard G.- *Essai sur la connaissance approchée*. Vrin, Paris, 1973
10- Baillarger M.- *Recherches sur les maladies mentales*. Masson, Paris 1890.
11- Baruk H.- *Psychiatrie morale expérimentale, individuelle et sociale*. PUF, Paris, 1950
12- Bernard-Weil E.- *Précis de systémique ago-antagoniste. Introduction aux Stratégies bilatérales*. L'Interdisciplinaire système, Limonest, 1988.
13- Bernard-Weil E.- As well as physiological states, pathological states and therapeutical problems may be a gushning spring for biological theory- and conversely. *Acta Biotheoretica*, 1999; 47: 281-307.
14- Bernard-Weil E.- Théorie des systèmes ago-antagonistes. *Le Débat*, Septembre-Octobre, 1999, 106-120.
15- Bernard-Weil E.- Transcendance, an essential concept for system and complexity sciences to spread out. *Complexity* 2001; 6, 23-33.
16- Biéder J.- Un socle pour édifier la statue de la recherche clinique en psychiatrie. Colloque International sur Recherche et Psychiatrie, 26 oct. 1991, Val-de-Grâce, Paris, *Ann.Méd Psych*.1992, 150, n°4=5, 277-278.
17- Bitbol M.- *Physique et philosophie de l'esprit*. Flammarion, Paris, 2000.
18- Blanc C. J.- Le "Traité des hallucinations" de Henri Ey. Déconstruction, refonte et réévaluation du savoir psychiatrique. *Évolution psychiatrique*, 1975, 1, 141-190.
19- Blanc C.J.- Vie mentale et sciences cognitives. Études psychiatriques et théories de l'esprit. *Abstracts. IXe Salon international de psychiatrie et du système nerveux central. Paris*, 16.11. 01.
20- Boudenot J.-C. et Cohen-Tannoudji G.- *Max Planck et les Quanta*. Ellipses, Paris, 2001.
21- Boudine J.-P.- *Homo mathematicus. Les Mathématiques et nous*. Vuibert, Paris, 2000.
22- Bouvier A. et George M.- *Dictionnaire des mathématiques*, sous la direction de F. Le Lionnais. PUF, Paris, 1992.
23- Bricage P.- Conférence-Débat, *AFSCET*, Paris, Février 2000.
24- Bricage P.- Héritage génétique, héritage épigénétique et héritage environnemental : de la bactérie à l'homme, le transformisme, une systémique du vivant. Colloque sur l'Évolution du vivant et du social : analogies et différences. *AFSCET*. Journées d'Andé, 8-9 juin 2002, pierre-bricage@univ-pau.fr
25- Caillois R.- *Le Fleuve Alphée*. Coll. L'Imaginaire. Gallimard, Paris, 1978.

26- Callou M., Lascoumes P. et Barthe Y.- *Agir dans un monde incertain. Essai sur la démocratie technique.* Le Seuil, Paris, 2001.
27- Changeux J.-P. et Connes A.- *Matière à penser.* Odile Jacob, Paris, 2000.
28- Chateauraynaud F.- *Les sombres précurseurs.* Éd. EHESS. Paris, 1999.
29- Chomsky N.- *Le langage et la pensée,* 1968. Trad. Payot, Petite bibliothèque classique, Paris, 1970.
30- Christin A.-M. - Histoire de l'écriture. De l'idéogramme au multimédia (sous la direction de -), Flammarion, Paris, 2001.
31- Cohen-Tannoudji G.- Ferdinand Gonseth. Une philosophie à la hauteur du monde contemporain. *Académie Européenne Interdisciplinaire des Sciences,* Bulletin n°55. Paris, 2001.
32- Cohen-Tannoudji G. et Sacquin Y.- *Symétrie et brisure de symétrie.* EDP Sciences Paris, 1999.
33- Connes A.- À la recherche d'espaces conjugués *in Science et imaginaire.* Albin Michel, Paris, 1994 pp. 95-103.
34- Connes A.- La réalité mathématique archaïque. *La Recherche,* 332, p.109, juin 2000.
35- Connes A.- *Triangle de pensée,* Odile Jacob, Paris, 2000.
36- Cotard J.- *Études sur les maladies mentales.* J.-B. Baillière et Fils, 1891, Paris.
37- Damasio A. R., Damasio H.- Le Cerveau et le langage. *Pour la Science,* N°181, novembre 1992
38- Damasio A. R.- *L'erreur de Descartes. La raison des émotions.* Odile Jacob, Paris, 2001.
39- Dehaene S.- Qu'est-ce qu'un nombre ? *La Recherche,* n° 346, octobre 2001, 45-48.
40- Delahaye J-P.- Logique, informatique et paradoxes. Les hyperensembles. *Pour la Science,* diffusion Belin, Paris, 1995, 126-132.
41- Delahaye J.-P.- Le réalisme en mathématiques et en physique *in* Logique, informatique et paradoxes. *Pour la Science,* Diffusion Belin, Paris, 1995, pp.140-152.
42- Depraz N.- *La Conscience. Approches croisées des classiques aux sciences cognitives.* Armand Colin. Paris, 2001.
43-Descartes R.- *Discours de la méthode pour bien conduire sa raison et chercher la vérité dans les sciences (1637),* Paris, Jean Maire.
44- Descartes R.- *L'Homme* (1664). Paris, Charles Angst. Réimpression dans *Le Monde, l'Homme,* introduction de Annie Bitbol-Hespérides, textes établis et annotés par Annie Bitbol-Hespérides et Jean-Pierre Verdet, Paris, Le Seuil, 1996.
45- Donnadieu G.- Relations pathologiques entre religion et culture en Iran. *Défense,* n° 86, décembre 1999, pp. 10-13..
46- Donnadieu G.- L'Évolution dans la religion. AFSCET. Journées d'Andé, 8-9 juin 2002..
47- Dürckheim E.- *Les formes élémentaires de la vie religieuse.* PUF, Paris, 1990.
48- Duval R.- *Temps et vigilance.* J. Vrin, "Bibliothèque d'Histoire de la Philosophie", Paris, 1997.
49- Edelman G.M. et Toninoni G.- *Comment la matière devient conscience,* Odile Jacob, Paris, 2000.
50- Einstein A. et Infeld L.- *The Evolution of Physic,* 1938. Trad. française par Maurice Solovine: *L'Évolution des idées en physique des premiers concepts aux théories de la relativité et des quanta,* 1936, Champs, Flammarion, Paris, 1983.
51- Eliade M- *Images et symboles.* Essai sur le symbolisme magico-religieux. (Avant-propos de G. Dumézil), Gallimard, Paris, 1952.
52- Epelbaum C., Buferne R., Mises R., Quemada N.- Pathologies narcissiques anaclitiques, limites de l'enfance: de la psychopathologie à la nosographie. *Ann.Méd.Psych.,* 1994, I, 73-75.
53- Espagnat (d') B.- Traité de physique et de philosophie. *Fayard,* Paris, 2002.
54- Ey H.- *Traité des hallucinations.* Masson, Paris, 1973.
55- Falret J.-P.- *Des maladies mentales et des asiles d'aliénés, Leçons cliniques et considérations générales.* Paris, J.-B. Baillière, Paris, 1864.
56- Fattal M.- Pour un nouveau langage de la raison. *Convergences entre l'Orient et l'Occident.* Beauchesne, Paris, 1988, pp. 20-32.
57- Fayet P.- La Supersymétrie: une piste sérieuse *in* Le Mystère de la masse manquante, *La*

Recherche, N° 338, 29-31, janvier 2001.
58- Fernandez-Zoïla A.- *Psychopathologie du discours-délire. L'un sans l'autre.* L'Harmattan. Paris, 2000.
59- Flament D.- *Des couples algébriques.* I- L'Algèbre comme science du temps pur. (à paraître).
60- Forti M. et Honsell F.- Set theory with free construction principles, in *Annali Scuola Normale Superio-Pise Classe di Scienza* 10, Series IV, 493-522,1983.
61- Freedman A.- New ways of thinking for futur psychiatry, VIIIe Congrès Mondial de Psychiatrie. Athènes, 12-19 oct. 1989, *Excerpta Medica, Intern. Congress Series 899 (Abstracts)*.
62 Frege G.- *Les fondements de l'arithmétique. Recherche logico-mathématique sur le concept de nombre*. Traduction et introduction de Cl. Imbert. L'Ordre philosophique. Seuil, Paris, 1969.
63- Freud S.- *Die Traumüdeutung*, 1900, (*La science des rêves*, PUF, Paris, 1950).
64- Freud S.- *Zur Psychopathologie des Alltagslebens*, 1901 (*Psychopathologie de la vie quotidienne*, Payot, Paris, 1948).
65- Freud S.- *Introduction à la psychanalyse*, 1914/1917. Trad. franç. S. Jankélévitch. PUF, Paris, 1963.
66- Garnier M. et Delamare Y.- *Dictionnaire des termes techniques de médecine*. 20e édit., Maloine, Paris, 1978.
67- Gauchet M.- *Le désenchantement du monde*. Gallimard, 1985.
68- Gonseth F.- *La métaphysique et l'ouverture à l'expérience*, PUF, 1960, et l'Âge d'Homme, Lausanne, 1973.
69- Gonseth F.- *Le problème du temps. Essai sur la méthodologie de la recherche*. Éditions Le Griffon, Neuchâtel, 1964.
70- Gonseth F.- *Le référentiel, univers obligé de médiatisation*. L'Âge d'Homme. Lausanne,1975
71- Gonseth F.- *Mon itinéraire philosophique*. Édition de l'Aire, Vevey (Suisse), 1994.
72- Grize J.-B.- *Logique naturelle et communication*. P.U.F. Paris, 1996.
73- Grize J.-B.- Pensée logico-mathématique et sémiologie du langage *in* Houdé O. et Miéville D.: *Pensée logico-mathématique. Nouveaux objets interdisciplinaires*. P.U.F., 1993.
74- Grize J.-B.- Lectures, digressions, réactions. La méthode systémale. *Revue européenne des sciences sociales*, T.XXXIV, 1996, 106, 141-146.
75- Grize J.-B.- Lectures, digressions, réactions. Centenaire de la naissance de Jean Piaget. Esquisse pour un Tombeau. *Revue européenne des sciences sociales*, 1997, T. XXXV, n° 108, PP. 289-299.
76- Guberman S. et Andreewsky E. - From Language Pathology to Automatic Language Processing and Return. (on transdisciplinary approaches). Cynernetics and human knowing. *Cybernetics and systems*. Taylor and Francis, UK, USA, Basingstoke, UK,, Bristol U.S.A. vol. 3, n° 4, 1996, 41-53
77- Guberman S. et Rozentsveig W.-- "Algorithm for the recognition of handwritten text." *Automatikon Telemek handka,*, 1976, n°122-129 (in russian)
78- Guitart R.- *La pulsation mathématique*. L'Harmattan, 1999.
79- Guitart R.- *Évidence et étrangeté. Mathématique, psychanalyse, Descartes et Freud*. PUF. Paris, 2000.
80- Gunzig R.- Le Vide, univers du tout et du rien; Complexe, 1998, (Créer l'Univers à partir de rien. *La Recherche*, 2002, n°352, 87-89).
81- Hawking S.- *Is the End in Sight for Theoritical Physics ?* 1980. *Commencement du temps et fin de la physique ?* Traduit de l'anglais par Catherine Chevalley, Coll. Champs, Flammarion, Paris, 1992
82- Hawking S. et Penrose R.- *La Nature de l'espace et du temps*, Nrf, Gallimard, Paris, 1997.
83- Heisenberg W.- *Der Teil und das Ganze. Gespräche im Umkreis der Atomphysik*. R. Piper et Co. Verlag, Munich, 1969. Trad. française par P. Kessler: *La Partie et le tout. Le Monde de la physique atomique*. Albin Michel, Paris, 1972.

84- INSERM- "Confrontation entre Science et Vivant. Vous avez dit Vivant ?". *IA*, n°165, juin/juillet, 1999, p.14.

85- Janet P.- *L'Automatisme psychologique*. Félix Alcan, Paris, 1e édit. 1889. Réédition par la Société Pierre Janet avec le concours du C.N.R.S. et du Laboratoire de Psychologie pathologique de la Sorbonne. Paris, 1973 et 1989.

86- Janet P.- *Névroses et idées fixes*. Félix Alcan, Paris, 1898.

87- Janet P.- *Les Obsessions et la psychasthénie*. 2 vol. Félix Alcan, Paris, 1903.

88- Janet P.- *De l'angoisse à l'extase*. Études sur les croyances et les sentiments. Félix Alcan, Paris, 1926-1928. Réédition par la Société Pierre Janet avec le concours du CNRS et le Laboratoire de psychologie pathologique de la Sorbonne, Paris, 1975.

89- Kant E.- *Critique de la raison pure* (2e édit. 1787). Trad, française de Jules Bari revue par Archambault. Flammarion, Paris, 1976.

90- Kramer S. N. - *L'Histoire commence à Sumer*. Arthaud, Paris, 1975.

91- Kuhn T. S.- *The Structure of Scientific Revolutions*, The University of Chicago Press, Chicago, Illinois. U.S.A. 1962. Trad. française: *La structure des révolutions scientifiques*. Flammarion, Paris,1972

92- Kupiec J. J. et Sanigo P.- *Ni Dieu ni gène. Pour une théorie de l'hérédité*. Le Seuil, Paris, 2000.

93- Lacroix S. et Chatilla R.- Les nouveaux robots. S'orienter dans un monde inconnu. *La Recherche*, n° 350, 2002, 48-51.

94- Lalande A.- *Vocabulaire technique et critique de la philosophie*. PUF, Paris, 1968.

95- Lalouette C.- *Au Royaume d'Egypte*. Fayard, Paris, 1991.

96- Lanteri-Laura G.- Rencontres de l'épistémologie et de la psychiatrie avec son histoire. *Ann. Méd .Psychol.*. 2001, 5, 375-382.

97- Laplanche J. et Pontalis J.-B.- *Vocabulaire de la psychanalyse*. PUF, Paris, 1968.

98- Laplane D.- La pensée est-elle possible sans le langage ? *La Recherche*, n° 325, novembre 1999.

99- Leibniz G.W.- *Oeuvres*. Aubier-Montaigne, Paris, 1972.

100- Lecourt D.- *Dictionnaire d'histoire et de philosophie des sciences*. PUF, Paris, 1999.

101- Legrand P.- Des objets environnementaux à l'INRA et en général. *1e Conférence-Débat MCX-H.A. Simon*, Paris, 25 octobre 2001.

102- Le Lionnais F.- *Les grands courants de la pensée mathématique*. Coll. Histoire de la pensée, Hermann, Paris, 1998.

103- Le Moigne J.-L.- *La Théorie du système général. Théorie de la modélisation*, 4e édit. PUF, Paris, 1994

104- Marchais P.- *Glossaire de Psychiatrie*. Masson, Paris, 1970 (avec le concours du Comité d'Étude des Termes Médicaux Français).

105- Marchais P; - *Psychiatrie et Méthodologie*. Masson, Paris, 1970.

106- Marchais P. - *Introduction à la psychiatrie théorique*. Masson, Paris,1971.

107- Marchais P;- *Psychiatrie de synthèse*. Masson, Paris, 1973.

108- Marchais P.- *Métapsychiatrie*. Paris, Masson, 1974.

109- Marchais P.- Note sur les automatismes de calcul dans les états subconfusionnels. *Ann. Méd. Psych.*1975, I, 5, 738-741.

110- Marchais P.- *Magie et mythe en psychiatrie*. Masson, Paris, 1977

111- Marchais P. - De l'hallucination. *Ann. Méd. Psychol.*, 1978, I, 767-776.

112- Marchais P- *Les Processus psychopathologiques de l'adulte*, Privat, Toulouse, 1981.

113- Marchais P.- *Les Mouvances psychopathologiques. Essai de psychiatrie dynamique*. Érès, Toulouse, 1983.

114- Marchais P.-*Permanence et relativité du trouble mental* (avec la participation d'Axel Randrup). Privat, Toulouse, 1986.

115- Marchais P.- Pour une restructuration nosographique. *Ann. Méd. Psychol.* 1989, 147, 3, 365-369.

116- Marchais P.- *Le Phénomène moral. Approche psychiatrique et interdisciplinaire* (avec la participation d'Axel Randrup). Privat, Toulouse, 1989.

117- Marchais P.- Le nombre, les échelles et les critères diagnostiques. Problématique actuelle. *Ann. Méd. Psychol.*, 1995, 153, 10, 716-725.

文献

118- Marchais P.- *Le Nouvel esprit psychiatrique. Métamorphose et développement de la psychiatrie clinique* (avec la participation d'Axel Randrup). Frison-Roche, Paris, 1996.
119- Marchais P.- Métaphore, réseaux et complexité en psychiatrie. *Ann. Méd. Psychol.*, 1996, 154, 8-9, 552-556.
120- Marchais P.- L'image et les figures géométriques en psychiatrie. *Ann. Méd. Psych.* 1996, 154, 4, 266-271.
121- Marchais P.- Structuration du trouble mental et critères diagnostiques. À propos du syndrome de Clérambault. *Ann. Méd. Psychol.* 1996, 154, 2, 126-131.
122- Marchais P.- Des interrelations socio-psychiatriques. *Ann. Méd. Psychol.* 1996, 154, 10.
123- Marchais P.- Des modes de raisonnement en psychiatrie. Vers une nouvelle fonction logique. *Ann. Méd. Psychol.* 1997, 155, 4, 282-287.
124- Marchais P.- De la psychiatrie à la logique, de la logique à la psychiatrie, *in "Logique, discours et pensée. Mélanges offerts à Jean-Blaise Grize"*. Peter Lang, Zürich, Suisse, 1997, 409-444..
125- Marchais P. - La Psychiatrie interdisciplinaire *in La Lecture du Monde. Mélanges en hommage à Pélicier*. PUF, Paris, 1998, 65-68.
126- Marchais P.- Réflexions sur les fondements scientifiques actuels de nos connaissances en psychiatrie. *Ann. Méd. Psychol.* 1999, 157, 2, 87-99.
127- Marchais P.- Les dynamiques interactives des variations thymiques et les croyances religieuses (Rencontre avec l'Association franco-polonaise de Psychiatrie). *Ann. Méd. Psychol.* 1999, 157, 3, 168-172.
128- Marchais P.- Mobilité des croyances délirantes avec et sans troubles de l'humeur. (Rencontre avec l'Association du Congrès de Psychiatrie et de Neurologie de Langue Française, Biarritz, juin 1999). *Ann. Méd. Psychol.* 2000, I, 48-54
129- Marchais P.- *Le Processus de connaissance. Unité et déploiement des dynamiques psychiques. De la psychiatrie à l'interdisciplinarité* (avec la participation de J.-B. Grize). Frison-Roche, Paris, 2000.
130- Marchais P.- Le concept d'hypersystème en psychiatrie. *Ann. Méd. Psychol*, Paris, 2000, 5, 430-437..
131- Marchais P.- Adaptation du dualisme cartésien. Sa forme opératoire constructiviste. *Ann. Méd. Psychol.* 2000, 7, 581-589.
132- Marchais P.- De la transformation du symptôme en psychiatrie. Le dualisme opératoire et l'hallucination. *Ann. Méd. Psych.* 2001, 1, 43-53..
133- Marchais P.- Le Processus historique en psychiatrie. *Ann. Méd. Psychol.* 2001, 2, 95-110.
134- Marchais P.- De l'esprit et des modes de classification en psychiatrie. *Ann. Méd. Psych.* 2002, 160, 247-52.
135- Marchais P.- Le Rôle de la Société Médico-Psychologique dans l'évolution des connaissances en psychiatrie. *Ann.Méd.Psychol.* 2002, 160, 3, 247-252.
136- Marchais P.- L'Approche quadridimensionnelle des phénomènes psychiques et psychopathologiques. *Ann.Méd.Psychol.* 2002, 161, 4, 317-322.
137- Marchais P. et Grize J.-B.- Logique et analogie en psychiatrie. Leur "racine commune". *Ann. Méd. Psychol.* 1994, 152, 2, 85-94.
138- Marchais P. et Grize J.-B.- Langage et psychiatrie. *Ann. Méd. Psychol.* 1994, 6, 358-372.
139- Marchais P. et J.-B. Grize- Du raisonnement en psychiatrie. La logique de fonction. *Ann. Méd. Psychol.* 1997, 155, 5, 297-311.
140- Marchais P. et Grize J.-B.- Le concept de protologique dans les processus de pensée. *Ann. Méd. Psychol.* 2000, 3, 193-208..
141- Marchais P., Grize J.-B., et Randrup A.- Intuition et psychiatrie. *Ann. Méd. Psychol.* 153, 6, 369-384.
142- Marchais P. et Randrup A - Une institution originale de recherches inter-disciplinaires. *Ann. Méd. Psychol.*, 1993, 151, 7, 529-532.
143- Marchais P., Sørensen G. et Randrup A- Des processus d'autorégulation, d'adaptation et de défense. Étude interdisciplinaire. *Ann. Méd. Psychol.* 1993, 151, 6, 469-475
144- Maréchal I.A.- *Sciences et Imaginaire*. Albin Michel, Paris, 994.

145- Mises R. et Jeammet Ph.- La nosographie en psychiatrie de l'enfant et de l'adolescent. *Confrontations psychiatriques*, n°24, 1984.

146- Mises R.- Classification française des troubles mentaux de l'enfant et de l'adolescent. Présentation générale. *Neuropsychiatrie de l'enfance*, 1990, 38 (10-11), 523-539.

147- Mises R. et Quemada N.- *Classification Française des troubles mentaux de l'enfant et de l'adolescent, Classification Internationale des troubles mentaux et du comportement* (Chapitre V de la CIM 10-OMS). Ministère des Affaires Sociales et de l'Intégration. Flash Information, CTNERHI, diffusion PUF, Paris, 1993.

148- Mises R., Fortineau J., Jammet Ph., Lang J.L., Mazet Ph., Plantade A., Quemada N.- Classification française des troubles mentaux de l'enfant et de l'adolescent. *Flash Information*, Numéro spécial, CTNERHI, 1993.

149- Monier de Claire-Combe *"Nouvelle pratique d'arithmétique", complétée par des tables de logarithmes par Léon Persac, 1697.*

150- Morin E. - *La Méthode. La Connaissance de la Connaissance*, édit. du Seuil, Paris, 1992.

151- Nagel E., Newman J.R., Gödel K. et J.-Y. Girard- *Le Théorème de Gödel.*, édit. du Seuil, coll. Sciences, Paris, 1989.

152- Ohayon M.- *Intelligence artificielle et psychiatrie*. Congrès Psych. et Neurol. Langue Française, LXXXVIIe session. Montréal 1-9 juillet 1990, Masson, Paris, 1990.

153- Omnès R.- *Comprendre la mécanique quantique*. EDP Sciences, Paris, 2000.

154- Omnès R.- *Alors l'un devint deux. La question du réalisme en physique et en philosophie des mathématiques*. Flammarion, Paris, 2002.

155- Pascal B.- *Oeuvres complètes*. La Pléiade, Paris, 1954.

156- Pellegrin P - *Le retour de la forme. Bulletin d'histoire et d'épistémologie des sciences de la vie*. Paris, V, 2, 109-117

157- Penrose R.- *Shadows of the Mind. A Search to the Missing Science of Consciousness*, Oxford University Press, 1994. Trad. française par C. Jeanmougin: *Les Ombres de l'esprit. À la recherche d'une science de la conscience*. Interéditions, Paris,1995.

158- Piaget J.- *L'épistémologie génétique*. Coll. "Que Sais-Je" ? PUF, 5e édition, Paris, 1996

159- Picard E.- *Trois conférences faites à Clark University, 1899. Sur le développement depuis un siècle de quelques théories fondamentales dans l'analyse mathématique*. Gauthier-Villars, Paris, 1905.

160- Pinel Ph.- *Traité médico-philosophique sur l'aliénation mentale*, a) 1ère édit. Richard, Caille et Renier, an IX, 1801; b) 2e édit. J. Ant. Brosson, Paris, 1809.

161- Planck M.- *Wege zur Phyzikalischen Erkenntnis, 1934. Initiations à la physique*, Traduit de l'allemand par J. du Plessis de Grenédan, Flammarion, Coll. Champs, Paris, Nouvelle édition, 1993.

162- Platon- *La République*, livres VI et VII. Trad. française d'Émile Chambry. Les Belles Lettres, Paris, 1948.

163 - Platon- *Le Timée*. Trad. française d'Émile Chambry. Garnier-Flammarion, 1969.

164- Plotin- *Ennéades VI* (voir M. Fattal, *Logos et Image chez Plotin*, L'Harmattan, Paris, 1998, pp. 65-73).

165- Poincaré H.- *Science et Méthode*. Flammarion, Paris, 1908.

166- Popper K.- *La Connaissance objective*. Flammarion, coll. Champs, 1998.

167- Porot A.- *Manuel alphabétique de psychiatrie*. PUF, 7e édit; Paris, 1996.

168- Puig-Verges N.- Analyse multiaxiale des psychoses infanto-juvéniles. T. I. Autisme et psychoses précoces. *Les Carnets de l'Institut*. Édit. de l'Institut de Perfectionnement. Lausanne, 1992.

169- Pull C.B., Guelfi J.-D., Boyer P., Pull M.C.- *Les critères diagnostiques en psychiatrie: historique, état actuel et perspectives d'avenir*. Rapport de Psychiatrie. Congrès de Psychiatrie et de Neurologie de Langue Française, LXXXIVe session. Le Mans, 23-27 juin 1986. Masson, Paris, 1986.

170- Randrup A.- Collective and Egoless Consciousness. Significance for Philosophy of Science and for the Mind-Body Problem. *The International Journal of Transpersonal Studies*, Panigada Press,1999, Vol.18, 2, 133-137.

文献

171- Randrup A.- The Perennial Philosophy. XLIIe Annual Conférence of The International Society for the Systems Sciences, 1998, *http.//www.iss. org Publ. on CDrom ISBN 0-9664183-0-1*, eds Janet K.Allen and Jennifer Wilby.
172- Randrup A.- An Idealist Attitude to the Ontology of Consciousness, Nature, History, and Spiritual Beliefs, in *Ontology of Consciousness. A Modern Synthesis*. ed. H. Wautischer, Harvard University Press, Cambridge MA, USA. (à paraître).
173- Robin M.- *La Télédétection. Des satellites aux systèmes d'information géographiques*. Nathan, Paris, 1998.
174- Rosnay J. (de)- *L'Homme symbiotique*. Ed. Du Seuil, Paris, 1995.
175- Sabelli H.-C.- *Clinical Philosophy. A general Theory of Natural and Human Process*. The Peter and Maria Mc Cormick Forum for Clinical Philosophy. Rush-Presbyterian - S'Luke's Medical Center. Vol. I, Number 1, Sept. 1985, 1725 West Harrison, Chicago, Illinois, 60612, U.S.A.
176- Sachs M.- Le concept du temps en physique et en cosmologie. *La Recherche*, 86, 1976, 104-111.
177- Sans E.- *Schopenhauer*. Coll. Que sais-je ? PUF, Paris,, 1990.
178- Seidengart J.- Du phénomène au noumène chez Kant. Annales d'histoire et de philosophie du vivant. *Institut Synthélabo*. 1998, n°1.
179- Smolensky P.- On the Proper Treatment of Connexionnism. *Behaviour and Brain Sciences*, 11, 1988, p. 1-74.
180- Sokal A. et Bricmont J.- *Impostures intellectuelles*. Éd. Odile Jacob, Paris, 1997.
181- Spinoza B.- *Oeuvres*. Trad. française par Charles Appuhn, Garnier-Flammarion Paris, 1964.
182- Stern O. et Gerlach W.- Der Experimentelle Nachweis der Richtungsquantalung in *Magnetfeld, Zeitschrift für Physik*, vol..9, 349, 1922 (cité par Boudenot et Cohen-Tannoudji).
183- Szczeciniarz J.-J.- Le phénomène Hartogs. Histoire de Géométrie. *Séminaire de l'année 2000. CNRS. Fondation Maison des Sciences de l'homme*. Série Document de travail. pp. 39-58. Paris, 2001.
184- Theraulaz G., Bonabeau E. et Deneubourg J.-L.- Les insectes architectes ont-ils leur nid dans la tête ? Des algorithmes simples sont au coeur des processus de coordination. *La Recherche*, N°313, oct. 1998, 84-90..
185- Tritsch D., Chesnoy-Marchais D. et Feltz A.- *Physiologie du neurone*, Doin, Paris, 1998.
186- Troeltsch E.- *Protestantisme et modernité*. Gallimard, Paris, 1991.
187- Turnan A.- Le surprenant potentiel des cellules adultes, *in* Les défis des cellules souches, *La Recherche*. 2002, n° 352, 25-28.
188- U.N.E.S.C.O. - Rencontre Internationale sur le Futur de l'Homme au IIIe millénaire 2001.(" L'Odyssée de l'Espace"), Paris, 7-8 décembre 2001.
189- Vallée R.- Descartes et la cybernétique. *Alliage*, 1996, n° 28, pp. 43-46.
190- Vallée R.- La cybernétique et l'avenir de l'homme. *Revue Internationale de systémique*. 1995, Vol. 9, 4, 429-441.
191- Varela F. J.- *Cognitive Science. A cartography of Current Idéas*, 1988. Trad. française par P. Lavoie: *Invitation aux sciences cognitives*, Réédition, Éd. du Seuil, Paris, 1996
192- Varela F. J.- *Principles of Biological Autonomy*. Trad. française par P. Bourgine et P. Dumouchel: *Autonomie et connaissance. Essai sur le vivant*, Éd. du Seuil, Paris, 1989.
193- Vernant J.P.- *Mythe et pensée chez les Grecs. Études de psychologie historique*. T.II. F. Maspero, Paris,1974.
194- Vico G.- *La Science nouvelle. Principes d'une science nouvelle relative à la nature commune des nations*, 1744. Fayard, Paris, 2001.
195- Wagensberg J. - La beauté de l'intelligibilité. *La Recherche*, n° 334, septembre 2000, p. 107.
196- Zeki S.- Les images visuelles. *Pour la Science*. n°181, novembre 1992.

索引

[人名索引]

ア行

アーガンド　Argand　*39, 130*
アイレンベルク　Eilenberg　*176*
アインシュタイン　Einstein　*58, 83, 193, 233, 245*
アクゼル　Aczel　*171*
アケナトン　Akhénaton　*183*
アナクサゴラス　Anaxagore　*43*
アリストテレス　Aristote　*60, 63, 65, 68, 133, 173, 204, 245*
アリュニ　Alunni　*14*
アントニアディス I.　Antoniadis I.　*85*
アンリック F.　Enriques F.　*22*
インフェルト　Infeld　*193*
ヴァゲンスベルク　Wagensberg　*151*
ヴァレ R.　Vallée R.　*64, 244*
ヴァレラ　Varéla　*8, 40, 114, 117, 126, 238*
ウィグナー　Wigner　*212*
ヴィーコ G.　Vico G.　*42*
ウィトゲンシュタイン　Wittgenstein　*112*
ヴェルナン J.-P.　Vernant J.-P.　*44, 123*
ヴォデーヌ D.　Vaudène D.　*149*
ウォルフ　Wolff　*140*
エー H.　Ey H.　*139, 141*
エーデルマン　Edelman　*8, 20, 30, 33, 42, 62, 63, 80, 157, 249*
エーレスマン A.C.　Ehresmann A.C.　*176*
エスパニャ　Espagnat　*8, 113, 233, 244*
エリアーデ M.　Éliade M.　*44, 128, 230*
エルヴュー - レジェ D.　Hervieu-Léger D.　*230*
オアヨン M.　Ohayon M.　*144*
岡　Oka　*251*
オスワルト W.　Ostwald W.　*26*
オムネス　Omnès　*249*

カ行

カートウェイト N.　Cartwight N.　*249*
カイヨワ R.　Caillois R.　*226*
ガウス　Gauss　*39, 130*
カステラナ M.　Castellana M.　*22*
カパグラ　Capgras　*107*
ガリレオ　Galilée　*81*
カルタン　Cartan　*251*
カルダン　Cardan　*130*
カンディンスキー　Kandinsky　*54*
カント　Kant　*32, 83, 133, 245*
カントール　Cantor　*133*
カンパ J.　Campa J.　*240*
ギタール R.　Guitart R.　*15, 20, 37, 184, 210, 253*
クーン T.S.　Kuhn T.S.　*131, 213, 229*
グベルマン S.　Guberman S.　*165*
グラッセ・ピエール・ポール　Grassé Pierre Paul　*89*
クラマー S.N.　Kramer S.N.　*7*
クリスタン A.-M.　Christin A.-M.　*112*
グリゼ J.-B.　Grize J.-B.　*16, 21, 26, 60, 70, 73, 75, 90, 96, 105, 111, 113, 115, 123, 149, 171, 172, 197, 199, 211, 234, 237, 246*
クレランボー　de Clérambault　*190, 208*
グロテンディク　Grothendieck　*20*
グンジグ E.　Gunzig E.　*26*
ゲーデル　Gödel　*9, 12, 133, 196, 235*
ゲスキエ D.　Ghesquier D.　*26*
ケプラー　Kepler　*82*
ケマダ　Quemada　*156*
ゲル - マン　Gell-Mann　*212*
ゲルラッハ W.　Gerlach W.　*66*
コーエン - タヌジ　Cohen-Tannoudji　*66, 83*
コーシー　Cauchy　*39, 130*
ゴーシェ M.　Gauchet M.　*241*
コタール J.　Cotard J.　*140*
ゴドマン R.　Godement R.　*9*
コペルニクス　Copernic　*81*
ゴンセト F.　Gonseth F.　*14, 18, 131*
コンヌ A.　Connes A.　*9, 20, 233, 237*
コンフォード　Cornford　*123*

サ行

サン - イレール・ジェオフロイ　Saint-Hilaire Geoffroy　*42*
シェーンベルク　Schönberg　*54*
シェスノイ - マルシェ D.　Chesnoy - Marchais D.　*88*
ジャソン・モーリス　Jason Maurice　*15*
シャトーレイノー F.　Chateauraynaud F.　*230*
ジャネ P.　Janet P.　*51, 56, 102, 133, 144, 146, 153, 155, 208, 228*
シャピラ P.　Schapira P.　*176*
シャンジュー P.　Changeux P.　*237*
シュヴァリエ・ジョルジュ　Chevalier Georges　*15*
ショーペンハウエル　Schopenhauer　*9, 204, 228*
スターン O.　Stern O.　*66*
スチェシニアルツ　Szczeciniarz　*15, 251*
スピノザ　Spinoza　*92*
スモレンスキー　Smolensky　*238*
ゼキ　Zeki　*72*
セリーズ　Cerise　*51*

索引

セレ J.-P.　Serre J.-P.　251

タ行

ダマシオ　Damasio　63, 73
ツェルメロ　Zermelo　133, 166
デカルト　Descartes　37, 60, 62, 63, 64, 133, 245
デデキント　Dedekind　133
デュ・プティ-トゥアル　Du Petit Thouars　75
デュヴァル R.　Duval R.　80
デュルケーム　Dürckheim　230
テュルナン A.　Turnan A.　70
テラウラズ　Theraulaz　89, 91
ドエンヌ A.　Dehaene A.　124
ドナディユー　Donnadieu　230, 241
ドヌウブール　Deneubourg　89
トノニ　Tononi　20, 30, 33, 42, 62, 63, 80, 157, 249
ドラエ J.-P.　Delahaye J.-P.　94, 171
トレルチ E.　Troeltsch E.　230

ナ行

ニコレスキュ・バルサラブ　Nicolescu Basarab　174
ニッセン E.　Nyssen E.　26

ハ行

ハイゼンベルク・ウェルナー　Heisenberg Werner　37, 233
バイヤルジェ　Baillarger　139, 140, 141, 142, 144, 208
パヴロフ　Pavlov　51, 208
バシェ・モーリス　Bachet Maurice　15
バシュラール G.　Bachelard G.　44, 64, 65, 155, 158, 183, 184, 205, 220, 234
パスカル　Pascal　65
パドヴァニ・ポール　Paul Padovani　15
ハミルトン　Hamilton　9, 30, 39, 67
ハメロフ　Hameroff　88
バリュック H.　Baruk H.　215
ピアジェ J.　Piaget J.　10, 16, 103
ビーダー J.　Biéder J.　129
ビトボル M.　Bitbol M.　161
ピネル　Pinel　51, 79, 146, 150, 152, 153, 208
ピュイ-ヴェルジュ N.　Puig-Verges N.　156
ヒルベルト D.　Hilbert D.　9, 133, 216
ビルンバウム・ジャック　Birenbaum Jacques　15
ファッタル M.　Fattal M.　68
ファンブレメールシュ J.C.　Vanbremeersch J.C.　176
ブール　Boole　133
フェルナンデ-ゾイラ A.　Fernandez-Zoïla A.　105
フォルティ　Forti　171
フォン・ノイマン　von Neumann　8, 133, 166
プットマン　Putman　22
プティ G.　Petit G.　141
ブドノ　Boudenot　66, 83
プトレメー　Ptolémée　183
プラトン　Platon　11, 63, 165, 173, 244
フラマン D.　Flament D.　15
ブラン　Blanc　15, 126, 127
プランク・マックス　Planck Max　47
ブリカージュ P.　Bricage P.　73, 244
ブリソー　Brissaud　138
ブリュネ・ミシェル　Brunet Michel　19
ブルワー L.E.J.　Brouwer L.E.J.　106, 216
フレーゲ　Frege　68, 124, 125, 128, 133
フレンケル　Fraenkel　133, 166
フロイト S.　Freud S.　27, 30, 40, 51, 56, 75, 105, 132, 138, 146, 153, 155, 187, 208, 228
ブロイラー　Breuer　30
ブロック　Block　201
プロティノス　Plotin　63, 68
ペイルス C.S.　Peirce C.S　32, 112
ペノ　Peano　133
ベルクソン　Bergson　83
ペルグラン P.　Pellegrin P.　110
ベルナール-ワイル E.　Bernard-Weil E.　60
ペンローズ R.　Penrose R.　8, 61, 83, 88, 165, 233, 236, 238, 251
ポアンカレ H.　Poincaré H.　19, 40, 106, 204, 228
ホイヘンス C.　Huygens C.　82
ボーア N.　Bohr N.　37, 78
ホーキング　Hawking　167, 238, 251
ボールドウィン　Baldwin　9, 228
ポッパー K.　Popper K.　13, 15, 129, 209, 235
ホップフィールド　Hopfield　75
ボナボー　Bonabeau　89
ポロ　Porot　138
ホンセル　Honsell　171

マ行

マチュー・ジョルジュ　Mathieu Georges　27
マック・カロック　Mc Culloch　64
マック・レン　Mac Lane　176
マルシェ B.　Marchais B.　54
マルシェ P.　Marchais P.　240
ミゼス R.　Misès R.　129, 155, 156
メーヌ・ド・ビラン　Maine de Biran　228
メンデレフ　Mendeleîev　157
モラン E.　Morin E.　93, 94, 167
モラン・マルセル　Morin Marcel　15
モロー・ド・トゥール　Moreau de Tours　51, 146
モンドリアン P.　Mondrian P.　240

ヤ行

ユークリッド　Euclide　128, 133

ラ行

ライプニッツ　Leibniz　133, 245
ラグランジュ　Lagrange　26
ラッセル　Russell　106, 133, 216
ラプラン D.　Laplane D.　39
ラランド　Lalande　113
ラルエット C.　Lalouette C.　63
ランドラップ A.　Randrup A.　16, 205, 231, 237
リーマン　Riemann　39, 49, 128, 130, 133, 168
リュミネ J.-P.　Luminet J.-P.　251
ル・モワニュ J.-L.　Le Moigne J.-L.　42
ルグラン P.　Legrand P.　31
ルレー J.　Leray J.　251
レヴィ-ルブロン J.-M.　Lévy-Leblond J.-M.　58, 238
レスニウスキー　Lesniewski　171
ロスネ　Rosnay　244
ロバチェフスキー　Lobatchevski　128
ロベール　Robert　113
ロラン J.P.　Rolland J.P.　75

ワ行

ワショー　Washoe　221
ワリス　Wallis　130

[事項索引]

あ

アルゴリズム　Algorithme　103, 195
暗黒物質　Matière noire　237

い

イオニアの古代ギリシア人　Grèce antique ionienne　182
イオンチャンネル　Canaux ioniques　88
イコン的（思考）　Icônique (Pensée)　32
意識　Conscience　9, 30, 99, 212, 244, 245-246
異質同形　Homéomorphisme　9, 32, 93, 234, 253
「一」　"Un"　252
一元論　Monisme　127
一貫性　Cohérence　240
一般的精神機能の働き　Fonctionnement psychique général　251-252
意味　Sens　112, 239
意味作用　Signification　41, 109, 110, 111-127, 172, 250
イメージ　Image　79, 112, 183
色　Couleur　28, 72, 240

隠喩　Métaphore　66, 125, 217, 227

う

（大）宇宙　Univers　7, 18, 182, 231, 243, 254
　　空っぽの -　- vide　237
　　しわになった -　- chiffonné　251
宇宙　Cosmos　86
宇宙開闢説　Cosmogonie　7, 73, 182
宇宙生物学　Exobiologie　18, 213
宇宙的軸（活動の）　Axes universels (d'activité)　57, 80-87
　　時空 -　- spatio-temporels　85
宇宙旅行　Voyages cosmiques　232-233
宇宙論　Cosmologie　83, 110, 237, 238
　　-（定数）　- (que) (constante)　237
うつ病（の過程）　Dépression(s) (Processus de -)　35, 157
　　大 -　- majeure(s)　36
　　反応性 -　- réactionnelle　36
瓜二つの錯覚　Illusion des sosies　107
運動　Mouvement　28, 38, 125, 206, 250

え

永遠の哲学　Perennial Philosophy　8, 204
エジプト　Égypte　63, 182
エネルギー振動　Pulsations énergétiques　35-38
　　数学的 -　- mathématiques　37, 253
エネルギーの流れ　Flux énergétique　57, 60, 105-108, 198
エネルギー論　Énergétisme　25
遠隔探査　Télédétection　213
エントロピー　Entropie　14

お

オートポイエーシス　Autopoïèse　8, 114, 117
音　Sons　239, 240
音楽　Musique　54, 240

か

絵画　Peinture　54, 216, 240
下意識　Subconscient　56, 66, 228
解釈　Interprétation　113-114, 209-211
解体　Désintégration　76
概念　Concept(s)　62, 63
概念の基本形　Matrices conceptuelles　57
　　集合 -　- d'ensemble　165-177
　　創発 -　- émergentes　100-104
　　組織化（意味作用）-　- d'organisation (signification)　117-118
概念化（の）レベル　Niveau(x) (de) conceptualisation　156
　　意識 -　- conscience　249
　　現実 -　- réalité　174
　　思考 -　- pensée　179, 200, 233
　　準象徴的 -　- subsymbolique　126

索引

象徴的 - - symbolique 126
信念 - - croyance 102
精神的組織 - - organisation psychique 8, 13
　（第二）- - (deuxième) 200-233
　（第三）- - (troisième) 233-242
　認識 - - connaissance 180-184, 254
カオス（決定論的）Chaos (déterministe) 52, 60, 173
科学認識論 Épistémologie 173, 208
　発生論的 - - génétique 10
科学認識論的（手段）Épistémologique (levier) 10-11
　-（障害）- (s) (obstacles) 8, 9, 11, 13, 17, 44, 129-130
　-（切断）- (ruptures) 44, 208
核（機能の）Noyau (fonctionnel) 243, 249-251
学際性 Interdisciplinarité 50, 51, 205, 211 -227, 236
学際的（協会）Interdisciplinaire (s) (associations) 17
　-（視野）- (perspective) 88
学際的原理 Principes interdisciplinaires (de) 211-217
　全体性 - - globalité 211-213
　調和 - - harmonisation 214-217
　等質性 - - homogénéité 213
学際的（効果、歩み寄り）
Interdisciplinaires (effets, rapprochements) 236
学際的ポテンシャル Potentiel interdisciplinaire 168
　認識の操作的 - - opératoire de connaissance 33
覚醒 Réveil 140
覚醒 Veille 228
確率論 Probabilités 250
囲い込み（操作的）Clôture (opérationnelle) 40
化声（思考）Écho (de la pensée) 190
家族療法 Thérapies familiales 53
カタストロフィー理論 Théorie (s) des catastrophes 52, 173, 197, 208
　カオス - - chaos (du) 208
　カテゴリー - - catégories (des) 54, 176-177, 202
　システマル - - systémale 165
　システム的 - - Systémique 165
　集合 - - ensembles (des) 8, 109, 163, 165-171
　相対性 - - relativité (de la) 48, 52, 58, 208, 251
　超集合 - - hyperensembles (des) 171 -175
　認知 - - cognitive 165
　熱力学 - - thermodynamique 52, 208
　ひも - - cordes (des) 86

宇宙 - - cosmologique (s) 86
量子 - - quantique 12, 29, 52, 61, 66, 99, 174, 239, 251
形 Forme (s) 28, 66, 75, 76, 125, 158, 165
カタトニー Catatonie 35, 45
偏り（座標系の）Polarisation (du référentiel) 215
活性化 Activation 126
活性化要因 Activateurs (facteurs) 118, 127, 252
過程 Processus (de) 36, 160
　圧縮 - - condensation 40, 209
　置き換え - - déplacement 40, 209
　精神病理学的 - - psychopathologique 8, 155
　認識 - - connaissance 9, 13, 33, 179
　無意識 - - inconscients 40
　連結 - - concaténation 209
カテゴリー（数学的）（カテゴリー理論を参照のこと）Catégories (mathématiques) (voir-aussi théorie des-) 176, 187
環境（役割）Milieu (rôle) 103
還元主義 Réductionnisme 173, 231, 238
関手 Foncteur 176, 202
感じること Sentir 105
完全 Holomorphe 117, 175, 236, 244, 248
完全形 Holomorphismes 9, 20, 116, 199, 225, 254
完全性原理 Principe (de) complétude 60
　エネルギー保存 - - conservation d'énergie 60
　排中律 - - tiers-exclu 60
　不確定性 - - indétermination 61
　包中律 - - tiers inclus 61
　矛盾 - - contradiction 60
換喩 Métonymie 125

き

記憶痕跡 Traces mnésiques 99-100
幾何学 Géométrie (s) 29, 39, 49, 130, 168, 212, 250
　シンプレクティック - - symplectique 29, 212
　複素 - - complexes 116, 212, 250, 251
幾何学的（図表）Géométrique (graphe) 62
記号 Signe 13, 27, 41, 57, 97, 109, 114, 239
　-（の対象）- (objet du) 41, 90, 97, 114, 116, 124, 126, 253
記号内容 Signifié 112, 118, 239, 253
記号表現 Signifiant 112, 239
記号論 Sémiotique 239
基準論的 Critériologie 146, 163
基礎エネルギー Énergie fondatrice 244-246
　空 - - vide (du) 26, 237
　精神 - - psychique 25-56

機能　Fonction (s)　131-135, 156, 168, 186-190
　　　-（形成）　- (formation)　186
　　　-（役割）　- (rôle)　186
機能延長　Prolongements fonctionnels　231-233
気分高揚　Hyperthymie　36
狂気（概念）　Folie (concept)　45, 52, 79, 145, 146
　　　循環性 - 精神錯乱 - circulaire　152
狂人　Fou　52
強迫　Obsession　36, 43, 176
恐怖症 - 強迫観念　Phobie-obsession　125
恐怖症　Phobie (s)　43, 90, 119, 176, 196, 197
キラリティ　Chiralité　76
ギルガメシュ　Gilgamesh　7

く

空間 - 時間　Espace-temps　82-83, 82-87
空間性　Spatialité　82
空間的量子化　Quantification spatiale　66
具象　Concret　253
クラス　Classes　151, 152, 154, 157
クローン化　Clonage　78, 79

け

警戒　Vigilance　80, 228
経済　Économie　232
経済の世界化　Mondialisation économique　232
計算　Calcul　88, 232
形而上学　Métaphysique　251
　　　-（つながり）　- (lien)　205
芸術（抽象）　Art (abstrait)　240
芸術的（創造）　Artistiques (créations)　55, 235, 239-240
軽躁　Hypomanie　189, 190
形態化　Forme (mise en)　124, 126-177
系統発生　Phylogénie　116, 248
結晶体　Cristaux　226
決定論　Déterminisme　245
ゲノム　Génome　79
幻覚　Hallucination (s)　109, 139-145
研究対象　Objet d'étude　12
　　　記号の　- du signe　41, 90, 239, 25
言語　Langage　13, 32, 39, 63, 66, 72, 73, 111, 160, 165
　　　英数字的　- alpha-numérique　154
　　　形式的　- formel　210
　　　数学的（論理）- mathématique (et logico-)　73, 137, 161
　　　類推的　- analogique　210
　　　論理 - 論証的　logico-discursif　73, 161
現実（領域、世界）　Réel (champ, monde)　92, 149
現実 - バーチャル（移行）　Réel-virtuel (passage)　86, 93-97

現象　Phénomène　68
現象学　Phénoménologie　30, 48, 146, 163, 215
「厳密」科学　Sciences "dures"　206
　　　自然 -　- nature (de la)　20, 25, 39, 49, 53, 138, 219
　　　社会 -　- sociales　172
　　　精密 -　- exactes　39, 52, 172
　　　生命 -　- vie (de la)　25, 39, 50, 53, 172, 223
　　　人間 -　- humaines　8, 25, 39, 219, 222
　　　物理 -　- physiques　86

こ

語彙　Vocabulaire　125
恒常性（精神機能の）　Permanence (du fonctionnement psychique)　252-254
後成説（遺伝的）　Épigénétique (héritage)　73
　　　-（機構）　- (mécanisme)　116
後成説的　Épigénèse　73
構成単位　Module　47, 54
　　　- 三要素　- ternaire　22
構造解体　Déstructuration　46, 75
行動化　Enaction　126, 238
行動学　Comportementalisme　208
行動主義　Behaviourisme　146
興奮（過程）　Excitation (Processus)　36, 157, 189
項目　Item　125, 155
公理（集合論）　Axiome (s) (théorie des ensembles)　165
　　　反基礎の（超集合）-　- d'antifondation (hyperensembles)　172
コード化（情報の）　Codage (informatique)　155
古代　Antiquité　8
個体発生　Ontogénie　116
古典力学　Mécanique classique　250
　　　量子 -　- quantique　250
コネクショニズム　Connexionnisme　8, 125, 146
コミュニケーション　Communication　8, 13, 167, 170, 174
混合状態　États mixtes　36, 46
コンピュータ　Ordinateur　113, 195

さ

サイバネティクス　Cybernétique　8; 52, 146, 208, 244
細胞　Cellule　34, 72, 137, 213
　　　幹 -　- souche　70
作動 - 拮抗（行為）　Ago-antagoniste (conduite)　60, 61-63
　　　-（組み合せ）　- (couple)　73
　　　-（原理）　- (principe)　70
　　　-（構造）　- (structure)　201
作動 - 拮抗原理　Principe ago-antagoniste

281

索引

60
座標系 Référentiel 11
　-（意味作用）-（signification）119
　　時空 -　- spatio-temporel 85, 119, 225
　-（変化）-（changement de）164, 225
作用方法 Moyen d'action 247
作用領域 Champ d'action 38-39, 49, 57
　　意識野 - de conscience 245-246
　　クインテセンス（の）- - quintessence (de) 237
　　磁場 - magnétique 66
　　電磁場 - électromagnétique 27, 32
　　分析 - - d'analyse 21
三角測量 Triangulations 74
三元数 Triplets 67
算術 Arithmétique 39, 49
三分割 Tripartition 57, 72-75

し

詩 Poésie 183
視覚 Vision 28, 72
時間性 Temporalité 81
時間生物学 Chronobiologie 86
字句 Lettres 112
時空性 Spatio-temporalité 173, 215
思考実験 Expérience (s) de pensée 238
　　神秘的（病理学的）- - mystique (pathologique) 237
　　特殊な直観的 - - intuitive exceptionnelle 237
自己組織化 Auto-organisation 12, 13, 167, 170
自己調節 Autorégulation 8, 13, 37, 144, 167, 170, 188, 237, 242
システマル（方法）Systémale (méthode) 8, 166-171, 173-174
　-（障害の構造）-（structure des troubles）170
システム Système 206
システム理論 Systémique 8, 53, 146
自然地理 Géographie physique 213
シゾイド Schizoïdie 45
実存主義 Existentialisme 146, 208
実体論 Substantialisme 64
疾病単位 Entité (s) 36, 136, 153, 158, 206
疾病分類 Nosographie 173
自動症、自動現象 Automatisme (s) 29, 36, 208, 251, 254
　　観念 - - idéiques 8, 20
　　精神 -（症候群）- mental (Syndrome d') 190
磁場 Magnétique (champ) 66
シビオント Cybionte 244
シミュレーション Simulation 8
社会学 Sociologie 230
社会文化 Socioculture 241
宗教 Religion 230, 233, 241-242
宗教的（感情、体験）Religieux (sentiment, vécu) 241, 242
重力 Gravitation 237, 239
シュメール Sumer 7, 182
純粋時間 Temps pur 67
準同型 Morphismes 176
症候群 Syndrome 36, 152, 157, 158, 206
　（群島）-　-（de l'archipel）17, 123, 223
症状 Symptôme 130, 137, 153, 158, 173
象徴 Symbole 13, 66, 114
象徴的 Symbolique 173, 230
情動 Affectivité 8
情動的負荷 Charges affectives 102-104, 187
　　感情 - 情動 - - sensori-affectives 185
小児精神医学 Pédopsychiatrie 155
情報科学 Informatique 8, 20, 52, 72, 75, 146, 149
　-（ツール）-（outil）231-232
　　量子 - - quantique 63
初発論理 Protologique 53, 66, 75, 102-104, 135, 168, 179, 192-195, 199, 213, 252
自律神経叢 Plexus neurovégétatifs 176
シレプシス Syllepse 125
神経症 Névrose (s) 51
　　強迫 - - obsessionnelle 51, 153
　　恐怖 - - phobique 51, 153
　　不安 - - d'angoisse 51, 153
神経生理学 Neurophysiologiste 157
神経伝達物質 Neurotransmetteurs 88
神経発作 Crise de nerf 199
信仰 Croyance (s) 241, 249
　　妄想 - - délirante (s) 188-191
人工知能 Intelligence artificielle 8
神聖な秘儀 Hiérophanie 230
身体 - 本能 Somato-instinctivité 8
進展 Évolution 156-160
信頼性 Créditivité 66, 100-102, 135, 144, 168, 252
心理分析 Analyse psychologique 146
神話 Mythologies 243
神話化 Mythification 229

す

睡眠 Sommeil 140, 228
推論，論法 Raisonnement 161
　　循環 - - circulaire 98, 151
　　線形 - - linéaire 98, 151, 206
数 Nombre (s) 13, 29, 62, 124, 128, 165
　　虚 - - imaginaires 29, 62, 124, 130
　　実 - - réels 29, 62
　　整 - - entiers 39, 124, 182, 250
　　超越 - - transcendants 122, 124
　-（の遺伝）-（hérédité des）68
　　π（パイ）- - pie 122, 182
　　複素 - - complexes 39, 124, 182, 250
　　無理 - - irrationnels 124
　　有理 - - rationnels 124

282

数学　Mathématiques　*39, 48, 49, 51, 66, 68, 106, 116, 124, 165, 182, 184, 202, 204, 216, 250, 253*
　　- （集合論の）　- (d'ensembles)　*165-177*
　　- （の歴史）　- (histoire des)　*133, 216*
　　- （理論）　- (théories)　*22*
数値性　Numérosité　*124*
スーパー計算機　Calculateur prodige　*204*
進め方　Démarches　*160, 224-227*
　　思考　- pensée (de)　*13*
　　循環的　- circulaires　*48, 52, 97, 98, 146, 164*
　　線形的　- linéaires　*48, 146, 164*
　　類推的　- analogiques　*199, 226*
　　論理的　- logiques　*8, 173, 199, 226, 251*
スピン　Spin　*61, 132*

せ

精神医学（歴史）　Psychiatrie (histoire)　*206-211, 218*
　　学際的　- interdisciplinaire　*50, 53-56*
　　行動学的　- comportementaliste　*48, 216*
　　古典的　- classique　*215*
　　社会的　- sociale　*48, 215*
　　生物学的　- biologique　*48, 164, 172, 215*
　　専門分野の横断的 -
　　　- transdisciplinaires　*10, 52-53*
　　多数の専門分野にわたる -
　　　- pluridisciplinaire　*50, 51-52*
　　道徳 -　- morale　*48, 215*
　　反射学的　- réflexologique　*48, 215*
精神解離　Dissociation mentale　*36, 45*
精神錯乱　Confusion mentale　*35, 46, 75, 152*
精神疾患　Maladies mentales　*51, 142, 145-148*
精神衰弱　Psychasthénie　*107, 153*
精神性　Spiritualité　*194, 251*
精神的総合　Synthèse (s) mentale (s)　*8*
（精神的）表象　Représentations (mentales)　*8, 23, 79*
精神病　Psychose　*156*
　　慢性幻覚 -　- hallucinatoire chronique　*190*
精神病理学（方法）　Psychopathologique (voie)　*11, 146*
精神分析　Psychanalyse　*35, 41, 48, 138, 146, 163, 209-211, 215, 223*
精神薬理学　Psychopharmacologie　*146, 223*
生態系　Écosystème　*31, 235, 244*
聖なる　Sacré　*242*
生物学　Biologie　*32, 73, 117, 244*
生物精神的振動　Oscillations biopsychiques　*57, 87, 99, 104*

絶対　Absolu　*242*
セル・オートマトン　Automates cellulaires　*8, 88*
遷移　Transitions　*249*
　　個人的 -　- individuelles　*228*
　　集団的 -　- collectives　*228*
前向活動の結び目　Boucle d'antéroaction　*230*
前向遡及活動　Antérorétroaction　*191, 241*
全体論（観点）　Holiste (perspective)　*19*
専門分野の横断性　Transdisciplinarité　*50*

そ

躁うつ　Maniaco-dépressive　*36, 123, 189*
創作者　Créateur　*241*
操作者　Opérateurs　*34*
操作的安全保障　Sécurité opératoire　*165*
操作的戦略　Stratégie opératoire　*20, 162-164*
操作的二分割　Bipartition opératoire　*57-61, 63-72, 247*
想像　Imagination　*10, 182, 203, 232, 233, 238*
創造（エネルギー）　Créatrice (énergie)　*10*
創造活動　Activité créatrice　*27*
　　象徴 -　- symbolique　*62-63*
創造性　Créativité　*234, 235, 237, 239*
想像力　Imaginaire　*203, 233, 234, 238, 252*
相同性　Homologies　*58, 172, 215, 234, 252, 254*
創発　Émergence　*78-80, 99, 180, 248, 250, 252*
遡及活動　Rétroaction　*9, 115, 126, 192, 235*
遡及前向活動　Rétroantéroaction　*176*
素粒子　Particules　*61, 86, 110, 133, 245*
存在論的　Ontologique　*171, 201*

た

退行　Régression　*115, 253*
太古のモデル　Modèle archaïque　*7*
　　集合論 -　- d'ensemble　*248-249*
胎児　Foetus　*66*
対称性　Symétrie (s)　*29, 76-77, 241, 245, 246, 250*
　　- （破綻）　- (brisures de)　*77*
代数　Algèbre　*68, 212, 250*
　　ベクトル -　- vectorielle　*68*
代数的（公式）　Algébrique (s) (formes)　*62*
多形性急性錯乱　Bouffée délirante polymorphe　*46*
多数の専門分野　Pluridisciplinarité　*50*
他動調節　Hétérorégulation　*13, 37, 171, 175*
魂　Âme　*63*

ち

知　Savoir　*201*

283

索引

地形学　Topographie　76
「知的錯覚」　"Imposture intellectuelle"　164
知的実在論　Réalisme intellectuel　93
　　感性的　- sensible　93
　　間接的　- lointain　93, 95
痴呆　Démence (s)　152, 153
　　早発性 -　- précoce　45
抽象　Abstrait　253
抽象化　Abstraction (s)　13, 20, 27, 116, 136, 172, 181, 235, 239, 240, 241, 243, 249
超越性　Transcendance (s)　181, 202, 210, 222, 227, 233, 242, 249
　　自然の -　- naturelle (s)　19, 66, 115, 126, 235, 241, 249
　　自然を越える -　- supranaturelle　235, 249
　　超自然的 -　- surnaturelle　249
　　霊的 -　- spirituelle　246
彫刻　Sculpture　240
超集合　Hyperensemble (s)　171, 219
超対称性　Supersymétrie　237
調和　Harmonie　216, 235, 238, 240, 245
調和振動子　Oscillateurs harmoniques　31, 245, 253
直観　Intuition　125, 210
　　最初の -　- première　203
　　二次的 -　- seconde　204

つ

ツイスター　Twistors　251
ツール（精神的）　Outils (psychiques)　23, 57
つながり　Lien (s)　25, 41
　　エネルギー的 -　- énergétique (s)　42-49, 181
　　科学認識論的 -　- épistémologique　33-34, 44, 228
　　学際的 -　- interdisciplinaire (s)　49-56
　　情動 - 理性的 -　- affectivo-rationnel (s)　187-191

て

哲学　Philosophie　14, 51, 126, 204, 231
天体物理学　Astrophysique　251

と

同一行動生成刺激（質的側面）　Stigmergique (aspect qualitatif)　90-91
　-（機構）　- (mécanisme)　89-92
　-（量的側面）　- (aspect quantitatif)　89-90
「統一性」　"Unité"　7, 9, 160, 249
同一性　Identité　136
統計　Statistiques　146, 163, 165, 172, 208
同形性　Isomorphisme　9, 20, 93, 249
統合　Intégration　8, 13, 14, 19, 26, 117-118, 167, 170, 192, 197, 199, 236, 248, 254
　-（複雑性）　- (de la complexité)　200
統合失調症　Schizophrénie　45-46, 123, 152
動物行動学　Éthologie animale　89-92, 146
等方性　Isotropie　76
時計　Horloges　81

な

内在　Immanence　245

に

二元性　Dualité　65
二元論　Dualisme　57
　　操作的 -　- opératoire　65, 98
　　存在論的 -　- ontologique　63
　　デカルト的 -　- cartésien　62, 63-65, 205
二次元　Bidimensionnalité　119-120
二分法　Dichotomie　64
ニューロン　Neurones　88
人間中心主義　Anthropocentrisme　51, 146, 241
人間中心主義的（観点）　Anthropocentrique (perspective)　162, 245
認識（の源泉）　Connaissance (source de)　25
認識基盤の飛躍　Saut épistémique　202
認知主義　Cognitivisme　8, 125, 146

ね

ネットワーク　Réseaux　99, 163, 167, 185, 254
　（遡及前向活動）　- (rétroantéroactifs)　142
　（ホップフィールドの）　- (de Hopfield)　75

は

バーチャル（領域、世界）　Virtuel (champ, monde)　92, 93-97, 149
ハイパーシステム　Hypersystème　54, 109, 172-175, 200, 206, 208
破瓜病　Hébéphrénie　45
白痴　Idiotie　152, 153
波動　Onde (s)　61, 99
パラダイム　Paradigme　25, 131, 151, 152, 175
パラダイム（対）　Paradigmatiques (couples)　131, 152, 156
パラノイア性（人格）　Paranoïaque (personnalité)　130
反射学　Réflexologie　146, 208
反射性　Réflexivité　23, 40, 47, 116, 179, 227-229, 233, 253
反証可能性　Falsifiabilité　209
反精神医学　Antipsychiatrie　146

ひ

美　Esthétique　14, 52, 54, 106, 238, 239-240
光療法　Luminothérapie　188
被感動性　Émotivité　8
非決定論　Indéterminisme　245
非神聖化　Désacralisation　242
ヒステリー（転換）　Hystérique (conversion)　198
ビッグバン　Big-bang　18
表意文字　Idéogramme　79, 112
評価階層尺度　Échelle d'évaluation　153, 163
表記法　Écriture　79, 112
表現型　Phénotype　79
広場恐怖症　Agoraphobie　107, 115, 125

ふ

不安　Angoisse　109, 120, 138-139, 176, 194
不安　Anxiété　138-139, 176
フェロモン　Phéromone　89
フォトン　Photons　63, 66
不完全性（定理）　Incomplétude (théorème d')　12
複雑性　Complexité　109, 167-168, 200, 202
　　時空 -　- spatio-temporelle　83-84
不調和　Discordance　45
物理学　Physique (s)　25, 37, 46, 49, 51, 58, 77, 113-115, 132, 217, 226, 245
　　量子 -　- quantique　31, 49, 61, 87, 110, 212, 245
　　理論 -　- (s) (théories)　22
不変性　Invariant (s)　12, 218, 240
ブラックホール　Trou noir　110, 238
プラトン哲学の三位一体　Trilogie platonicienne　244
文化　Culture　230
分割　Partitions　57, 58-76
分子　Molécule　137
文法　Grammaire　66
分類法　Classifications　109, 148-160
　　基準論的 -　- critériologiques　153-155
　　古典的 -　- classiques　152-153
　　混合の -　- mixtes　155-156
　　集合論的 -　- ensemblistes　156-158
　　-（の機構）　- (mécanisme de)　158-160
　　-（の戦略）　- (stratégie de)　151-152
　　-（の領域）　- (aire de)　149
分裂言語症　Schizophasie　45

へ

「ベールで覆われた」現実　Réalité " voilée"　93, 233
ヘブライ人　Hébreux　182
変容（エネルギーの）　Transformations (énergétiques)　37

ほ

法則（科学認識論）　Loi (s) d'épistémologie　213, 220
　　学際的 -　- interdisciplinaire (s)　217-223, 235
　　構造化の -　- de structuration　219-222
　　再統一の -　- de réunification　222-223
　　自然の -　- de la nature　124
　　統合の -　- d'intégration　218-219
方法　Méthode　11
　　システマル -　- systémale　8, 11, 21, 53, 166-171, 173, 188
方法論的（理由）　Méthodologiques (raisons)　164
ホメオスタシス　Homéostasie　69, 195
本体　Noumène　68

ま

魔術　Magie　234
マニー　Manie　45, 146, 152, 153

み

ミトコンドリア　Mitochondries　27
民族精神医学　Ethnopsychiatrie　146

む

無意識　Inconscient　13, 32, 55, 56, 66, 210
　　個人的（フロイトの）-　- individuel (freudien)　231
　　集合的 -　- collectif　231
無感情症　Athymormie　45
無機質　Minéral　226
無形　Incorporel　45, 245

め

目覚め　Éveil　35, 36, 228
　　（半ば）-　- (semi-)　40
メタ数学　Métamathématique　184
メタ認識　Métaconnaissance　21, 23, 56, 59, 66, 174, 210, 227-233
メタモデル　Métamodèle　243, 249-252, 253
メランコリー　Mélancolie　35, 152, 153, 189

も

妄想　Délires　123, 197
　　科学 -　- scientiste　188
　　誇大 -　- grandeur (de)　189
　　嫉妬 -　- jalousie (de)　188
　　パラノイド -　- paranoïde　45
　　パラフレニー -　- paraphrénique　45
　　被害 -　- persécution (de)　152, 189, 190
　　否定 -　- négation (de)　84
妄想観念　Idées délirantes　188, 194
妄想の主題　Thématique délirante　189
目的論　Téléologie　28, 43, 122, 192

285

索引

門　Phylum（s）　57, 75, 78, 104, 106, 109, 114, 116, 181, 184, 187, 235, 239, 246
　　感覚 - 情動 -　- sensori-affectif　105
　　審美 -　- esthétique　106
　　知能 -　- intellectuel　105
　　理性 -　- rationnel　122, 193
　　倫理 -　- éthique　106

ゆ

唯心論　Spiritualisme　127
唯物論　Matérialisme　127
夢　Rêve　10, 35, 132, 209

よ

欲動　Pulsions　12, 38, 160, 209, 210, 240
四元数　Quaternion　67
四次元　Quadridimensionnalité　120-122, 206-209, 240, 247

り

リビドー　Libido　13
流動性　Mouvances　249
量子　Quantum　31, 58
量子（力学）　Quantique（mécanisme）　132
　-（ゲート）　-（s）（portes）　61
　-（真空）　-（vide）　245
倫理学　Éthique　14, 54, 204-205, 239, 241-242
倫理（的道）　Morale（voie）　106

る

類人猿　Anthropoïdes　19
類推　Analogie（s）　8, 199, 210, 224-225
　強い -　- forte　201, 224
　バランスのとれた -　- pondérée　213, 224-227
　弱い -　- faible　224

れ

霊感　Illumination spirituelle　237
「霊性」　"Spirituality"　204
霊的意識　Surconscience　235

ろ

ロボット　Robot　182
ロボット化　Robotisation　78
ロボット工学　Robotique　60
論理　Logique（s）　51, 75, 104-106, 199
　機能 -　- fonction（de）　104, 109, 134-136, 195, 199, 234, 252
　形式 -　- formelle　9, 12, 104, 173, 213, 235, 252
　自然 -　- naturelle　103, 252
　直観主義的 -　- intuitionniste　103
　ファジー -　- floue　8, 13, 53, 103, 147, 213
　ブール -　- booléenne　106
　類推 -　- analogique　235
論理主義　Logicisme　216

286

著者略歴

藤元　登四郎（ふじもと　としろう）

東京大学医学部卒業，精神科医
社団法人八日会理事長

訳書

「精神病理学と脳」「アンリ・エー　精神医学とは何か－反精神医学への反論」「アンリ・エー　統合失調症」（創造出版）
「小児精神医学の歴史」,「アンリ・エーと器質力動論」（そうろん社）

論文

Metabolic changes in the brain of patients with late-onset depression. Psychiatry Research：Neuroimaging 164（2008）48-57.

精 神 活 動
脳科学と新しい精神医学

ピエール・マルシェ 著　藤元登四郎 訳

2010 年 2 月 1 日第 1 版第 1 刷発行

発行者　山田禎一
発行所　社会福祉法人新樹会　創造出版
〒151-0053　東京都渋谷区代々木 1-37-4 長谷川ビル
電話 03-3299-7335　FAX 03-3299-7330
E-mail sozo9@gol.com　http://www.sozo-publishing.com
振替　00120-2-58108
印刷　モリモト印刷株式会社

乱丁・落丁本はお取り替えいたします。